OTTO BUCHINGER – DAS HEILFASTEN

Das Heilfasten

und seine Hilfsmethoden
als biologischer Weg

von

Dr. med. Otto Buchinger

22. Auflage

Mit einem Vorwort von
Dr. med. Otto Buchinger jun.
Bad Pyrmont

Hippokrates Verlag Stuttgart

CIP-Kurztitelaufnahme der Deutschen Bibliothek

Buchinger, Otto [senior]:

Das Heilfasten und seine Hilfsmethoden als biologischer Weg / von Otto Buchinger. Mit e. Vorw. von Otto Buchinger jun. – 22. Aufl. – Stuttgart: Hippokrates Verlag, 1992.

ISBN 3-7773-1050-6

1. Auflage 1935
14. Auflage 1970
15. u. 16. Auflage 1975
17. Auflage 1977
18. Auflage 1979
19. Auflage 1981
20. Auflage 1982
21. Auflage 1987
22. Auflage 1992

ISBN 3-7773-1050-6

Printed in Germany 1992 – Umschlag: Erwin Maier, Stuttgart
Bild auf dem Schutzumschlag: Arzt im Iatreion, römischer Sarkophag 3. Jahrhundert n. Chr. Hist. Bildarchiv L. Handke, Berneck/Fichtelgebirge. – Druckerei Sommer GmbH Gesellschaft Nachf. Leopold Zechnall, Stuttgart

INHALTSVERZEICHNIS

VORWORT ZUR 22. AUFLAGE

Im Anschluß an die 21. Auflage sei lediglich daran erinnert, daß eine Heilfastenklinik ihrem Sinne nach der Inbegriff eines Ortes vorbeugender Medizin und psychosomatischer Heilkunde ist und der Gesundheitsschulung dient. Der Arzt trägt hier mit an der Schwierigkeit unserer Zeit. Sie liegt darin, daß die hippokratisch-ethische Einstellung sich in der veränderten gesellschaftlichen Situation von Arzt und Patient wandelt. Man spricht zuviel von der Gesundheitspolitik, von dem Gesundheitsmarkt und rubriziert dabei den Arzt als Gesundheitsanbieter, der das – oft durch ungezügelte Konsumgewohnheiten – leidend gewordene Soma nach ausgehandeltem Tarif wieder in Ordnung zu bringen habe. Das entscheidende innere, geistige Wesen jeder Heilung, insbesondere durch das Fasten, geriete so in Gefahr, verloren zu gehen. Gesundheitslehrer von der Vorbildlichkeit und Glaubwürdigkeit des 1966 heimgegangenen Otto Buchinger sind selten. Möge uns die Erinnerung an ihn dienen, wie auch die dankbare Erinnerung an die freundschaftliche Begegnung mit vielen Kurpatienten und Mitarbeitern im Laufe der Jahre.

Bad Pyrmont, Winter 1991 *Otto Buchinger jun.*

AUS DEM VORWORT ZUR 21. AUFLAGE

Man nennt dieses Buch den Klassiker des Fastens und meint damit etwas Mustergültiges, Vorbildliches. Wie der römische Staatsmann *Aurus Gallius* (2. Jahrh. n. Chr.) die Bezeichnung »scriptor classicus« zum ersten Mal verwandte, so darf man die Charakterisierung seines »liber classicus« gewiß heute einem Autor zusprechen, der mit seinen Veröffentlichungen, seinem exemplarischen ärztlichen Wirken eine bedeutsame neue Seite des Buches der biologischen Therapie aufschlug und Schule machte im besten Sinne des Wortes. Der Inhalt bedarf keiner Änderung, ist nach wie vor gültig.

Zu seinen namhaften, erfolgreichen Schülern zählt *Heinz Fahrner*, Überlingen. In vorbildlicher Weise hat er die Fastenwirkungen und -indikationen wissenschaftlich dargelegt, sie in ihren physiologischen Vorgängen, in den Stoffwechsel-und Regulationszusammenhängen erläutert und die Umstände der sinnvollen psychovegetativen Gesamt-Steuerungseinflüsse beschrieben. Es freut mich besonders, daß *Heinz Fahrner*s maßgebliches Buch »Fasten als Therapie. Buchinger-Heilfasten; Pathophysiologie; Indikationen und Verläufe; Methode; Fastenphysiologie« vor einem Jahr im gleichen Verlag erschien wie *Otto Buchingers* Klassiker. Beide Bücher werden dem Gedanken und der Praxis des Heilfastens den Weg bahnen in einer Zeit, die sich in wachsendem Maße einer bionomischen, einer lebensgesetzlichen Medizin zuwendet.

Otto Buchinger war ein Arzt, dessen Persönlichkeit das Buch »Heilfasten« widerspiegelt in der Ganzheit seines Wesens und Wirkens, im Einklang der Medizin des Leiblichen mit dem Seelisch-Geistigen.

Friedrich Nietzsche (»Menschliches-Allzumenschliches«) sagt: ».. Es gibt jetzt keinen Beruf, der eine so hohe Steigerung zuließe wie der des Arztes . . . Die höchste geistige Ausbildung eines Arztes ist nicht erreicht, wenn er die besten, neuesten Methoden kennt, auf sie eingeübt ist und jene fliegenden Schlüsse von Wirkungen auf Ursachen zu machen versteht, derentwegen die Diagnostiker berühmt sind; er muß außerdem eine Bedeutsamkeit haben, die sich jedem Individuum anpaßt und ihm das Herz aus dem Leibe zieht . . . er muß die Geheimnisse einer Seele verstehen, ohne sie zu verraten . . .« In einer Ansprache (Bad Pyrmont, Mai 1959) sagte *Otto Buchinger*: »Shakespeare läßt seinen tiefsinnigen Prinzen Hamlet einmal sagen: ›Dies ist des Wohlstands und der Ruh Geschwür / das *innen* aufbricht, während sich von *außen* / kein Grund zum Tode . . .‹« Und er fährt fort: »Die Menschenmassen und Massenmenschen des relativen Wohlstands, vom Generaldirektor bis zum einfachen Fließbandarbeiter, sie leben *zu* gut! Ach nein: im vollen Sinne leben sie eigentlich zu schlecht! Masse und Üppigkeit senken die Lebenswerte! . . . Vierzig Jahre Naturheilverfahren und Fasten haben mich und schon maßgebliche Andere überzeugt, daß Hilfe und Rettung da sind. Wir stellen jetzt den Satz auf, der auf Transparenten und Fernsehschirmen erscheinen sollte: *Das mehrwöchige Heilfasten ist der bewährteste Weg zur Heilung chronischer Krankheiten, der königliche Heilweg.*« Ich füge hinzu: *es muß dann ein stationäres, ein sanatorisch geleitetes Heilfasten sein.*

Bad Pyrmont, Januar 1987 *Otto Buchinger jun.*

AUS DEM VORWORT ZUR 14. AUFLAGE

Es kam, vom Verleger mit Überzeugung gefördert, Ende 1935 auf die Tische der Buchhändler und der interessierten Ärzte – ein Unikum von Buch, das im medizinisch-therapeutischen Gewand ein Bekenntnis barg.

Inzwischen wäre die eine oder andere Einflechtung als Ergänzung des mittlerweile geradezu als klassisch anzusehenden Heilfastenbuches zu erwägen. Doch wir sprachen bereits darüber: dies Werk ist mehr als nur ein Sachbuch. Es auseinanderzubrechen hieße die eindrucksvolle Geschlossenheit anzutasten. Die medizinische Wissenschaft schreitet fort. Ich weise auf die Bad Pyrmonter Arbeiten »Das Verhalten des Herzens im Fasten«, »Fasten, Herdgeschehen und Homöopathie« und das Buch »Über geistige Vertiefung und religiöse Verwirklichung im Fasten« hin. Es ist im übrigen zweifellos besonders wichtig, die Aufmerksamkeit des Lesers auf die günstigen Erfahrungen des Fastens übergewichtiger Diabetiker zu lenken. Und nicht minder wichtig ist es, auf die gerade im Fasten manifest werdenden Nachteile durch das wie eine Mode grassierende Einnehmen von Saluretika hinzuweisen. Die so lange und lebhaft diskutierte Frage, wie man sich die Fastenwirkung vorstellen solle, scheint mir im wesentlichen zugunsten der Entspeicherungsthesis beantwortet zu sein; das oxydative Stoffwechselgleichgewicht läuft zum Vorteile einer (zumindest in der ersten Phase) starken Steigerung des Kohlenhydratabbaus über einen komplizierten Vorgang, den sog. Embden-Meyerhof-Weg, und den Zitratzyklus ab. Kranke, blockierte Gewebe werden zuerst erfaßt. Überflüssiges wie Fettgewebe wird in der Folge angegriffen und wichtige Eiweißkörper zuletzt. Mit dem längeren Abstand von der letzten Mahlzeit vermehrt sich die Verbrennung von freien Fettsäuren z. B. im Myocard bis auf 76 %. Bei längerem Fasten wird es wohl im gesamten Organismus sich mit dem Fettstoffwechsel ähnlich verhalten. Diese Ergebnisse sind ein wichtiger Beitrag zur Fastenforschung.

Bad Pyrmont, Frühjahr 1970 *Otto Buchinger jun.*

VORWORT ZUR ERSTEN AUFLAGE

> »Den höchsten Wert muß man in der ganzen Kunst darauf legen, daß man den Kranken gesund macht. Kann man ihn auf viele Arten gesund machen, so muß man die am wenigsten umständliche wählen. Denn nichts ist für einen Mann ehrenwerter, nichts der Kunst mehr entsprechend, als wenn er nicht darauf ausgeht, der großen Menge etwas vorzumachen.«
>
> (Corpus Hippocraticum)

Es ist gewiß etwas Richtiges in der gefühlsmäßigen Einschätzung, daß alles Konstruierte, Künstliche, Komplizierte in der Behandlung kranker Menschen schon als bedenklich gilt, und in der Beobachtung, daß der weise wie der unverbildete Mensch immer mehr Zutrauen hat zum Einfachen, klar Überblickbaren, dessen Folgerichtigkeit unmittelbar einleuchtet.

Die Arsenale unserer Heilkunst sind heute derart überlastet, die Untersuchungsmethoden und die Mittel der Krankenbehandlung derart vermehrt und ausgetüftelt, daß eine gewisse Universalität, die zur Zeit *Goethes* noch einigermaßen die Welt des gesamten Wissens und der Künste umfassen konnte, heute nicht einmal auf dem einzigen Gebiet der Heilkunde mehr möglich ist. Fachärzte überall! Nerven-, Magen-Darm-, Kinder-, Augen-, Hals-Nasen-Ohren-, Haut- und Sexual-, Lungen-, Frauen- und Stoffwechsel-Ärzte usw. Allein schon das Fach des Chirurgen zeigt uns, daß der eine mehr Gallenblasen-Spezialist, der andere mehr Gehirn-Operateur, der dritte mehr Orthopäde ist usw. Dazu kommt dann noch das Heer der Psychotherapeuten (nach *Coué*, nach *Freud*, nach *Jung*, nach *Adler* usw.). Und nicht zuletzt die Masse der sogenannten Gutachten-Ärzte, die allerdings weniger »behandeln«, als daß sie infolge ihrer »Feststellungen« oft mehr Krankheit in den Menschen »fest«stellen, als wir für gewöhnlich ahnen! Was allerdings nichts gegen die vielen ehrenwerten Schreib-Ärzte und gegen das leider notwendige Attest-Schreiben besagen soll.

Auf Grund 50jähriger Beobachtung am Krankenbett und in der Sprechstunde bin ich heute der Ansicht, daß die Heilmittel Luft, Licht, Wasser, Diät, Homöopathie, Gutzureden und Fasten fast alles zu leisten imstande sind, was nötig ist, um Menschen vor Krankheiten zu bewahren und sie von Krankheiten zu befreien.

Um billiger Kritik gleich die Waffe aus der Hand zu nehmen: alle Achtung vor der Unfall-Chirurgie, vor der Wohltat des Morphins, vor der Geburtshilfe und vor den sehr beträchtlichen Erleichterungen des Erkennens der Krankheit durch Röntgenplatten, Blutkörperchen-Senkung und Augenspiegel, um nur weniges zu nennen! Der obige Satz von den Naturheilmitteln[1] bleibt bestehen. Von allen natürlichen Heilmitteln aber hat mir doch bisher den größten Eindruck das Fasten[2] gemacht.

Ein berühmter Engländer, es kann aber auch der Ire *Bernhard Shaw* gewesen sein, antwortete einmal, nach dem »Hauptgrund« für seinen Vegetarismus gefragt, nur das eine Wort: »Myself!« Ja natürlich, das Beweismittel eigensten Erlebens wiegt eben schwerer, ist »lebendiger«, auch für andere, die von Errechnetem und Erlesenem kaum berührt werden.

Wie es so häufig im Leben der Fall ist: Auch ich bin durch eigenes, schweres Leiden erst zum Fasten gekommen. Nach einer lakunären Mandelentzündung gegen Ende des Krieges erkrankte ich an einem gefährlichen akuten Gelenkrheumatismus mit septischer Fieberkurve, der nach zwei Monaten in eine übel aussehende chronische Form überging, mit Muskelschwund, vergrößerter Leber und einer immer wiederkehrenden Gallenblasen-Entzündung. Die Prognose des ersten Wiesbadener Facharztes war einfach vernichtend, und ich schlich und hinkte einer recht traurigen Zukunft entgegen. Da versuchte ich denn, alle ordentlichen vorgeschriebenen Bahnen verlassend, das Äußerste. Auf den Rat eines Laien (!), eines befreundeten älteren Seeoffiziers, machte ich ein strenges Dreiwochen-Fasten durch, in Freiburg, bei *Gustav Riedlin,* dem Nestor der deutschen Fastenärzte.

Eine gewaltige Umstimmung trat ein. Die Glieder wurden frei. Aber die Gallenanfälle hörten immer noch nicht auf. Eine zweite Fastenkur von vier Wochen, in Dresden, bei *Siegfried Möller,* hatte den Erfolg, daß nach einer fünf Minuten dauernden, sehr heftigen Gallenkolik die alten Leberbeschwerden für immer aufhörten. Seitdem bin ich stets gesund und arbeitsfähig geblieben. Aber jedes zweite Jahr faste ich »meine« zwei bis drei Wochen.

Wenn dem Laien etwas geholfen hat, dann empfiehlt er es gern kritiklos aller Welt. Wenn aber dem zünftigen Arzte ein Mittel geholfen hat, das ihm überdies noch theoretisch einleuchtet, dann wendet er es nachprüfend an bei seinen Kranken, lernt dabei, vervollständigt seine ersten Beobachtungen und baut dann die Methode nach seiner Weise aus.

Seit dem Jahre 1919 habe ich die Fastenkur an 3 200 Fällen beobachtet und habe in einem so ausreichenden Maße Erfahrungen sammeln können, daß ich mich nunmehr verpflichtet fühle, diese wunderbare und einfache Kur zusammen mit ihren Hilfsmethoden — auch auf diese kommt es an! — eingehender zu schildern, damit in Laien- und besonders auch in Ärztekreisen endlich das Vorurteil gegen dieses überragende Heilmittel verschwinden möge, zum Wohle unseres deutschen Volkes und der ganzen Menschheit.

Das weitaus meiste an exakten Daten der Physiologie und Pathologie des »Hungerns« ist der Literatur entnommen. Es liegen da nämlich schon sehr wertvolle Arbeiten vor, und die wichtigsten Autoren sind: *Francis Benedict*[3], *Sergius Morgulis*[4], *Hans Günther*[5] und *Edouard Bertholet*[6]. Eine Erfahrung mit Fastenkuren hat keiner dieser großen Autoren. Erfahren sind dagegen *G. Riedlin, S. Möller, R. Kapferer* und *Fr. v. Segesser,* deren Schriften in späteren Kapiteln angegeben sind. —

Der Verfasser dieses Buches ist Praktiker, Therapeut, hat nur ein ganz kleines Laboratorium zur Verfügung und hat erst seit drei Jahren eine ärztliche Assistenz. Es fehlt weitaus an Zeit, etwa Stoffwechsel-Untersuchungen anzustellen, überhaupt das große Material wissenschaftlich auszuwerten[7]. Aber der Verfasser dieses Buches über das Fasten darf doch für sich in Anspruch nehmen, genügend praktische Erfahrungen gesammelt und auch stets aufmerksam beobachtet zu haben, dergestalt, daß er hieraus das Recht ableiten darf, die schon vorhandenen gelehrten und bereits experimentell genügend gestützten wissenschaftlichen Veröffentlichungen über Hungern und Fasten, besonders aber über die eigentliche Fastenkur, durch seine Erfahrungen noch zu ergänzen[8].

Dies Buch, ich weiß es, ist ein merkwürdiges Buch. Es ist der einmalige und, ich darf wohl auch sagen waghalsige Versuch eines Arztes, nicht nur seine therapeutischen Erfahrungen wiederzugeben, sondern auch »Gefühl und Schauen« *(Goethe)* als tragende Atmosphäre des ärztlichen Handelns aufzuzeichnen, Herzgedanken nicht zu verbergen, sofern sie am Erfolg teilzuhaben scheinen, also auch etwas zu bekennen und Zeugnis abzulegen vom eigenen Lebensfundament.

Dies Buch stellt also keine Normen auf, nichts Allgemeingültiges, sagt nicht, wie es etwa einer »machen muß«. Die Welt *jedes* Arztes, *seine* Welt ist die hohe Norm, aus der heraus Heil und Erfolg erblüht. Es genügt, am Schlusse dieses Buches zu wissen, daß das Heilfasten als Heilweg höchst beachtenswert ist und — daß eigentlich, nein: so *recht* eigentlich auch das *Beten* dazu gehört, oder, um es weniger einfach und weniger allgemeinverständlich auszudrücken, die Theurgie als vollbringende Komponente.

Im Mai 1935 *Otto Buchinger*

I. EINLEITUNG

GESCHICHTE DES HEILFASTENS

1. Allgemeines

Das Fasten ist so alt wie die Völker der Erde. Und soweit wir bis in das erste Dämmern der Geschichte der Völker blicken können, finden wir auch immer die zwei Formen des Fastens: *das eigentliche Heilfasten* und *das kultische oder religiöse Fasten*. Im tiefsten Grunde sind diese zwei ja dasselbe. Das religiöse wie das gesundheitliche Fasten gingen beim alten Kulturmenschen ineinander über, weil seine Medizin theurgisch war und weil seine Könige, Priester, Propheten, Eingeweihten und Adepten schon von jeher die Erfahrung gewannen, daß das strenge Fasten den Körper nicht nur von Krankheiten befreie, sondern auch, mit theurgischer Komponente, im gleichen Maße den »inneren Menschen« aus unerwünschten, quälenden und hemmenden Bindungen und Engen zu lösen vermöge. Zudem ist das Heilen des Körpers und das »Heil der Seele« derart deutlich voneinander abhängig und so sehr eins das andere bedingend, daß sowohl dem ungetrübten Blick des Naturkindes als auch dem geschulten Denken des modernen Psychotherapeuten diese Tatsache gar nicht entgehen konnte. Auch ist sicher die älteste Krankheit der Diätfehler im weitesten Sinn und das Fasten dessen älteste Heilung. Daß der Mensch sich sein Grab mit den Zähnen gräbt, diese Wahrheit ist ebenso Allgemeingut der Völker, wie die griechische Sophrosyne, die altdeutsche »Mâze«, die edle »Mäßigkeit« bei erwachten Völkern von jeher für eine ganz besondere Tugend erachtet wurde. So nannte *Sokrates* diejenigen sogar Barbaren, die mehr als zweimal am Tage glaubten essen zu müssen. Mäßigkeit erhält, Fasten heilt. Hat Unmäßigkeit erst Krankheit erzeugt, dann hilft nur Fasten.

2. Beispiele aus der Geschichte der Religion

Da die großen Religionsstifter und Gesetzgeber, die früher alle auch Hygieniker und Ärzte waren, der Klugheit und der jeweiligen Instinktsicherheit wohl nicht so ganz trauten, bauten sie das notwendige vorbeugende Fasten[1] einfach in die Ritualvorschriften ein, wie der Islam zum Beispiel die so bitter nötigen Waschungen und Beugungen[2]. Daß der Epigone, daß der faule Massenmensch es verstand, das alles im Laufe der Zeit bis zu leeren Formeln wieder abzubauen, verringert nicht die Hochachtung vor der tiefen biologischen Weisheit jener alten Führer. Die letzten Reste von »Fasten«[3] in den verschiedenen Religionsgemeinschaften muten heute nur noch wie Symbole an.

Fasten[4] wird unter der immer noch nicht gebrochenen Herrschaft des wissenschaftlichen Materialismus gerne mit dem Begriffe der Kasteiung und Askese in Verbindung gebracht. Die bei den alten Indern übliche Fastenperiode von 30 Tagen, das Fasten *Moses* auf dem Horeb von 40 Tagen, das Fasten *Jesu von* 40 Tagen werden für legendär gehalten. Und doch weiß jeder alte Fastenarzt, daß ein 40tägiges Fasten gar keine Ungeheuerlichkeit ist[5]. Ich glaube, daß die moderne Welt durch das Nichtwissen um dieses alte Fasten wirklich um einen hohen Wert ärmer ist. Die alten Arier fasteten gewöhnlich einen Tag in der Woche[6]. Die Spartaner und Perser gewöhnten ihre Jünglinge und Jungfrauen an ein allmählich verlängertes Fasten, um sie durch Entbehrungen zu größerer Kraft und Widerstandsfähigkeit zu erziehen. Es wird berichtet, daß die Normannen vor einer Schlacht gewohnheitsmäßig fasteten, um, wie sie sagten, »dem Tod einen reinen Körper und Geist zu bieten«[7]. Der große *Buddha* fastete selber lange und übte seine Jünger in langen Fastenperioden[8]. Die ägyptischen Pharaonen fasteten vor großen religiösen Festen mehrere Tage. Die Bewerber für die Isis- und Osiris-Mysterien mußten 7 Tage fasten, in manchen Fällen sogar 42 Tage. Ähnliches wurde bei den griechischen Eleusis-Mysterien gefordert. Der Aufzunehmende sollte 7–9 Tage streng fasten, ehe er zu den Zeremonien zugelassen wurde[9].

Wie sehr im Altertum das heilende und religiöse Fasten ineinanderklingen, ersehen wir daraus, daß der bekannte Arzt des späten Altertums, *Galenus* (131 n. Chr.), den Ausspruch tat: »Die Seele wird durch zuviel Blut und Fett erstickt und ist dann nicht fähig, göttliche und himmlische Dinge einzusehen und zu beurteilen«[10].

In Delphi konnte die *Pythia* erst nach einer Fastenreinigung von 24 Stunden das Orakel befragen[11].

Auch die Priester im alten Mexiko mußten sehr enthaltsam leben und hatten sich vor allen religiösen Festen eine mehr oder weniger ausgedehnte Fastenzeit aufzuerlegen *(Reville* nach *Bertholet).*

Sogar in der alten Edda, an höchst wichtiger Stelle, findet sich ein Zeugnis für die Heilkraft des Fastens:

Ich weiß, daß ich hing am windigen Baum
neun Nächte lang,
mit dem Ger verwundet, geweiht dem Odin,
ich selbst mir selbst,
an jenem Baum, da jedem fremd,
aus welcher Wurzel er wächst.
Sie spendeten mir nicht Speise noch Trank;
nieder neigt ich mich,
nahm auf die Stäbe, nahm sie stöhnend auf,
dann stürzte ich herab.
Zu wachsen begann ich und wohl zu gedeihn,
weise ward ich da;
Wort mich von Wort zu Wort führte,
Werk mich von Werk zu Werk führte.

Bei den ersten Christen, während der ersten Jahrhunderte unserer Zeitrechnung, war das Fasten in vollem und unvermindertem Gebrauch, und zwar das totale Fasten während 24 Stunden, von einem Abend bis zum anderen (»Jejunium a vespera ad vesperam«[12]). Dieses Fastenkönnen scheint etwas mit der Keim- und Stoßkraft einer Gruppe und der von ihr getragenen Idee zu tun zu haben. Das junge Christentum und der junge Islam verstanden es, tüchtig zu fasten. Und mächtig ging ihre Sonne auf. Zum mindesten aber schadete es nicht ihren Wanderungen. Ein voller Bauch studiert nicht gern, des Satten Sehnsucht schläft, der satte Wolf hat keine Angriffslust, er streift und schweift nicht. Die satte Schlange kann man fangen. Und der alte *Theophrastus* (390 v. Chr.) hat ganz recht: »Das viele Essen und besonders das Fleischessen unterdrücken die Vernunft, machen untüchtig zu scharfem Nachsinnen und erzeugen träge Gemüter, die zu jeder Dummheit und Torheit fähig sind« [13]. Das Fasten aber — doch lassen wir lieber einen der berühmtesten Kirchenväter reden, den heiligen *Johannes Chrysostomus:* »Das Fasten ist die Nahrung der Seele, es zügelt die Unmäßigkeit der Sprache und schließt die Lippen, es zähmt die Wollust und besänftigt das cholerische Temperament, es weckt das Urteil, macht den Körper geschmeidig, verjagt nächtliche Träumereien, heilt Kopfschmerzen und stärkt die Augen.«

Der heilige *Athanasius* (295–373) schreibt: »Wenn Leute zu dir kommen und sagen: Laß das häufige Fasten, damit du nicht zu schwach wirst, so glaube ihnen nicht und höre nicht auf sie! Denn durch sie spricht der böse Feind so zu dir. Denk an das, was in der Schrift steht (von *Daniel* und seinen drei Gefährten)! ... Siehst du also, wie das Fasten wirkt? Es heilt die Krankheiten, trocknet die überschüssigen Säfte im Körper aus, vertreibt die bösen Geister, verscheucht verkehrte Gedanken, gibt dem Geist größere Klarheit, macht das Herz rein, heiligt den Leib und führt schließlich den Menschen vor den Thron Gottes. Glaube nicht, ich hätte dies ohne Überlegung gesagt! Im Evangelium hast du dafür einen Beweis aus dem Munde des Heilandes. Als die Jünger fragten, wie die unreinen Geister ausgetrieben werden, antwortete der Herr: Diese Art wird nur ausgetrieben durch Gebet und Fasten. Wer also von einem unreinen Geist geplagt wird und, sobald er es merkt, sogleich dieses Heilmittel – das Fasten – anwendet, von dem wird der böse Geist sofort fliehen aus Furcht vor der Kraft des Fastens. Denn die bösen Geister haben große Freude an der Unmäßigkeit, an der Trunksucht und Bequemlichkeit. Eine große Kraft liegt im Fasten. Großes und Herrliches kommt dadurch zustande. Wie könnten sonst auch die Menschen so Erstaunliches leisten? Wie könnten durch sie Wunderzeichen geschehen? Wie könnte Gott durch sie Kranken die Gesundheit schenken, wenn nicht im Hinblick auf ihre geistlichen Übungen, ihre Demut und ihren tugendhaften Wandel? Das Fasten ist ja die Speise der Engel. Und wer sie genießt, kann jetzt schon zur Schar der Engel gezählt werden«.

Papst *Leo* der Große († 461) sagt: »Was kann wirksamer sein als das Fasten? Durch seine Übung kommen wir Gott näher, widerstehen wir dem Teufel und überwinden die lockenden Leidenschaften. Stets war das Fasten eine Nahrung für die Tugend. Aus der Enthaltsamkeit entsprießen keusche Gedanken, vernünftige Entschließungen und heilsame Ratschlüsse. Durch freiwillige Abtötungen stirbt das Fleisch den bösen Lüsten ab und der Geist erhält neue Kraft zur Übung der Tugend.«

Diese streng und oft fastenden alten Kirchenväter und Asketen scheinen übrigens trotz (?) Fasten und magerer Kost (Brot, Datteln, Salat und Wasser) oft recht hoch in die Jahre gekommen zu sein. Der Eremit *Paul* wurde so 115 Jahre, *St. Hieronymus* fast 100 Jahre und *St. Antonius* 105 Jahre alt. Und der besonders streng lebende und fastende *Arsenius*, der Erzieher des Kaisers *Arcadius*, soll 120 Jahre alt geworden sein (*Lessius* nach *Bertholet* S. 16). Die mohammedanischen Pilger müssen während der Einreise nach Mekka 3 Tage und auf der Rückreise noch einmal 7 Tage fasten. Es ist recht eindrucksvoll zu lesen, wie oft sich der Koran mit Fasten und Diät beschäftigt. Man könnte z.B. folgende Stelle über die Diät in großen Lettern über unsern Hotels und Schlemmlokalen anbringen: »Die Diät ist das Mittel erster Ordnung. Der Magen ist der Schlupfwinkel der Krankheit. Man bleibt niemals gesund, wenn man seinen Magen füllt. Man darf sich durch Essen und Trinken nicht verbrauchen. Zu viel Essen ist der Vater aller Übel, die Beherrschtheit ist die Mutter der Heilmittel.«

Heute noch steht das 40tägige Fasten in Ehren bei den Sufi[14]. *Mohammed* sagte einmal geradezu: »Fasten ist Gesundheit«.

Im alten Juda bestanden die frommen Sekten der Essener und der Nasiräer, die in einem gewissen Gegensatz zu ihrem gern Fleisch essenden Volke vegetarisch und alkoholenthaltsam lebten und strenges Fasten bis zu 40 Tagen übten. Es ist nicht ohne Reiz zu lesen, daß der starke *Simson*, einer der ihrigen, die »Säulen des Tempels der Philister« stürzte. Auch *Johannes der Täufer* war wohl ein Nasiräer.

3. Beispiele des Heilfastens aus der Geschichte

Auch der berühmte Mönch und Philosoph *Roger Bacon* (1214–1294) vertrat den Gedanken des methodischen Fastens. In seiner Abhandlung »De retardandis senectutis accidentibus« (»Über die Mittel, die Beschwerden des Greisenalters hinauszuzögern«) schreibt er: »Um der Ausdörrung und der Zersetzung, die das Alter notwendigerweise für die Lebenssäfte mit sich bringt, standzuhalten, muß man sich alle 2 oder 3 Jahre einer Selbsterneuerungsarbeit unterziehen, die in der Entledigung des Körpers von allen seinen verbrauchten Säften durch Diät (Fasten) und Abführmittel besteht.« (Nach *Bertholet*, a. a. O.) Interessant ist auch, daß hier das *vorbeugende* Fasten schon empfohlen wird. Das Fasten des sogenannten gesunden Menschen aus Gründen der Verfeinerung (Sensibilisierung), der Ertüchtigung, der vorbeugenden Abbuße durch Blutreinigung (Purgatio), der Umstimmung (Alteratio, Regeneratio) und der Lebensverlängerung ist noch wichtiger als das Fasten des Kranken. Es ist *die* Art des Fastens, um derentwillen dieses Buch geschrieben wird.

Der französische Arzt *Dr. Carton* berichtet von einer kombinierten Fastenmethode eines Paters *Bernhard von Malta* (1724), der große Heilerfolge hatte und Fastenkuren bis zu 25 und 30 Tagen ausführte. Dieser Pater individualisierte genau nach Temperament, beobachtete trefflich, ließ Luft und Licht einwirken und gab Klistiere und Getränke von kaltem Wasser (nach *Bertholet*). Als alter Laienpraktiker kommt er schon der Methode ganz nahe, die wir heute in Form einer modernen kombinierten Fastenkur kennen und ausüben. Man darf wohl glauben, daß er auch die während des Fastens so wichtige Seelenführung ausübte. Als Aufbaukost verordnete er Obst, Eigelb, Mehlspeisen (sicher Vollkorn!) und Käse. Für uns Moderne ist es merkwürdig, wie nachtwandlerisch sicher dieser alte Mönch schon die Vitamine A, B, C und D zu treffen versteht, auch ohne neuzeitliche Tierversuche.

Siegfried Möller berichtet von einem der besten Maler der Renaissance, *Alexandro Bonvicino,* der vor jeder neuen Arbeit betete und fastete, und *Bertholet* erzählt von dem Komponisten *Grétry,* den auch *Romain Rolland* besonders lobt und dessen Frische und feurige Melodien seine Zeitgenossen begeisterten. Auch *Grétry* nämlich war Faster und Beter[15].

In unserer Geschichte der Medizin finden sich schon recht frühe *ärztlich* verordnete Fastenkuren. *Hippokrates,* der Altmeister, ist zwar noch etwas skeptisch und warnt vor einem Fasten von 7 Tagen und länger; dagegen ist er mit kurzem Fasten einverstanden[16]. *Heraklit von Tarent* ist schon etwas zustimmender. Er ließ Fasten- und Eßtage wechseln und machte dazwischen auch von Brechmitteln Gebrauch. Ähnlich verfuhren *Thessalus von Tralles* und der Römer *Cornelius Celsus*[17].

Später übernahmen die Araber die Künste und Lehren der antiken Medizin. Der gelehrteste und berühmteste Arzt des Mittelalters, *Avicenna,* verordnete gelegentlich Fastenkuren bis zu 3 Wochen und mehr. *H. Günther,* Leipzig[18], nennt noch *Averroës* und seinen für die Fastenkur so bezeichnenden Spruch »Abstinentia est species evacuationis«, ferner *Baco von Verulam* und den Pariser Professor *Johannes Ferulius* (1497–1558), der in seinem Buch auch Fastenkuren empfiehlt. In der Renaissancezeit sehen wir, daß *Ulrich von Hutten* gegen seine Syphilis neben der Guajakholzkur auch starke Entziehungskuren verordnet erhält[19]. Er soll von *Paracelsus* behandelt worden sein. Der neapolitanische *Alfons Ferrus* verordnete vor der Guajakkur ein längeres Fasten. Nach ihm verträgt der Choleriker das Fasten am schlechtesten; besser kann der Sanguiniker fasten; am besten der Phlegmatiker *(Günther).* Diese Beobachtung des Neapolitaners zeigt übrigens, daß er viele Fastenkuren beobachtet haben muß. Seine durchaus richtige Beobachtung läßt sich nur aus langer Fastenpraxis erklären.

4. Das moderne Heilfasten und seine Vorkämpfer

Günther[20] zitiert dann aus der neueren Geschichte der Medizin als Befürworter der gelegentlichen Entziehungs-, Fasten- und Entfettungskuren *Thomas Sydenham* (1624–1689), *Boerhave* (1668–1738), *Astruc de Mont-*

pellier (1684–1766), den schon erwähnten Professor *Friedrich Hoffmann* aus Halle (1660–1742), einen geradezu begeisterten Freund des Fastens, ferner *Johann Brown* (1735–1788), *Broussais* (1772–1838) und unseren bedeutenden Landsmann *Wunderlich* (Leipzig), der 1848 in seinem therapeutischen Handbuch schrieb: »Mit Diät und Ruhe lassen sich die meisten überhaupt heilbaren Krankheiten kurieren.« Unter »Diät« verstand *Wunderlich* in erster Linie das Fasten. Also Fasten und Ruhe! Versteht man unter Ruhe vor allem das Beruhigen, Glätten, Stillen der Seele, so ist der Satz von *Wunderlich* geeignet, unter den zehn goldenen Worten der gesamten Heilkunst an erster Stelle zu stehen. Das Wirken *Wunderlichs* fällt noch medizinal-historisch in die Zeit der Humoral-Pathologie, die dem Gedanken der Fastenkur als einer Säftereinigung ja noch einigermaßen günstig war. Ungefähr zur selben Zeit steht im Lehrbuch der Physiologie des trefflichen Berner Professors *Valentin:* »Die Entziehung der Speisen ist in der Hand des Arztes eines der größten diätetischen Hilfsmittel, welche ihm zu Gebote stehen.« Für jeden modernen Arzt, der die Orgel der Fastenkur und ihrer Hilfsmethoden spielen kann, darf in dem Satze *Valentins* das Wort »diätetisch«, welches eine kleine Einschränkung bedeutet, ruhig wegfallen.

Das Zeitalter der aufkommenden Zellularpathologie *Virchows* und des nach *Liebig, Voit, Moleschott, Feuerbach, Büchner* immer mächtigeren medizinischen Materialismus brachte alle günstigen Stimmen über das Heilfasten zum Verstummen. Überall erhoben sich warnende Stimmen. Ja, man nährte sogar Fieberkranke »gut«. Der Franzose *Chossat* sprach von der Zwecklosigkeit (!) des Fastens bei Fieber. Und *Ricord* lehrte 1852, daß der Patient bei Lueskuren erst recht gut ernährt werden müsse. *Duriau* (1856) verbot nicht nur bei Fieber, sondern auch bei Rheuma (!) das Fasten (nach *Günther).* Im letzten Drittel des 19. Jahrhunderts waren die Fastenkuren ganz aus dem Heilschatz verschwunden. Mit Entsetzen erinnere ich mich noch der Bemühungen unseres lieben alten Hausarztes, mir, dem schwer fiebernden Jungen (von 7 Jahren), unter Drohungen und Versprechungen einen »Beef-Tea« (eine steife Fleischbrühe von Ochsenfleisch) mit Eiern beizubringen. Der Junge gab zwar schließlich nach, aber der klügere Magen warf voll Empörung die unbiologische Last wieder heraus. Ja, man achtete damals die Stimme der Natur und des Lebens recht wenig.

Gerade noch im 4. Jahrzehnt des 19. Jahrhunderts hatte der schwedische Professor *Osbeck* mit seiner starken Unterernährungskur (es war schon beinahe eine Fastenkur) so deutliche, große Erfolge, daß die schwedische Regierung ihm (in Anerkennung seiner Verdienste um die Menschheit durch Veröffentlichung seines Heilverfahrens) die Summe von 3000 Talern und eine Jahresrente von 500 Talern zubilligte. Dann aber war es mit einem Male aus mit Fasten- und Inanitionskuren. Von der Mitte des 19. Jahrhunderts ab herrschte die Stoffraffung, die Mast. Wie es möglich war, daß in einem ganzen Erdteil, ja fast in der ganzen zivilisierten Welt in ganz kurzer Zeit ein solcher Umschwung solide begründeter Überzeugungen eintreten konnte, danach frage man die Psychologie der Mode und der Massenbewegungen. Es ist nicht unsere Aufgabe, hier des näheren darauf einzugehen, so reizvoll es wäre, zu ergründen, warum Gutes, fest Erprobtes auf einmal nicht mehr gelten soll. Es ist beinahe wie auf dem Geldmarkt. Eine neue Währung kommt auf, die alten Taler verschwinden, sie gelten plötzlich nicht mehr. Gewiß hat das Wort des weisen Rabbi *Ben Akiba* fast unbedingte Geltung, daß alles schon einmal da war. Aber ich meine fast, daß ein solches Vorherrschen von Industrie-Patent-Mitteln wie heute, eine solche Nichtachtung aller biologischen Heilwege, eine solche Über- und Falschernährung bei gefährlicher industrieller »Veredelung« der Nahrungsmittel noch nie dagewesen ist und den alten Rabbi in Verlegenheit bringen würde. Daß die Medizin im 5. Jahrzehnt des 19. Jahrhunderts nicht ihren biologisch-priesterlichen, alten, wenn auch oft irrenden Landweg weiterging, sondern geblendet umschwenkte in die von Bogenlampen erhellte, von Maschinen durchbrauste Riesenhalle der modernen Industrie und Technik, unter Verachtung des alten Landweges, das ist ihre einzige, aber schwere Schuld, und das erklärt auch die bis heute noch so schroffe Absage an einen Heilweg wie den des Fastens, der vielleicht der älteste der Menschheitsgeschichte ist.

So ging es also bis in die achtziger Jahre des 19. Jahrhunderts. Da gelang zwei amerikanischen Ärzten die Wiederentdeckung des alten Heilfastens.

Dr. Tanner ist wohl der erste Arzt gewesen nach über drei Jahrzehnten der Ablehnung, der es wagte, für die therapeutische Gediegenheit der Fastenkur wieder einzutreten. Aber noch mehr! Dieser Arzt unterzog sich einem vierzigtägigen Fasten unter Aufsicht mehrerer Fachkollegen, um den Beweis der Möglichkeit und Gefahrlosigkeit eines längeren absoluten Fastens zu liefern. Damals berichteten alle möglichen Zeitungen Amerikas und Europas von diesem »Experiment«. Der Wichtigkeit halber, und weil das Zeugnis eines berühmten Wissenschaftlers unserem Berichte zugute kommen mag, soll hier einmal der bekannte deutsche Anthropologe Professor *Ranke* zu Worte kommen[21]. Er berichtet in seinem Werke »Der

Mensch« folgendermaßen: »Am 28. Juni 1880 begann *Dr. Tanner*, um die Zweifel wissenschaftlicher Autoritäten an der Möglichkeit einer 40tägigen Enthaltung von aller Nahrung, außer Wasser, zu beseitigen, seine berühmte Fastenprobe im United States Medical-College, unter Oberaufsicht des Rektors der genannten medizinischen Akademie, *Dr. Gumm*, den verschiedene, an der Anstalt wirkende Ärzte unterstützten. *Tanners* Körpergewicht betrug zu Anfang des großen Fastens 71,4 kg, mit einer wohl entwickelten Fettlage im Unterhautzellengewebe, sein Brustmaß betrug 1,016, sein Hüftmaß 0,991, seine Größe 1,60 m. Sein Puls war im Mittel 88, seine Temperatur 37° C. Am 28. Juni mittags 12 Uhr begann das Fasten. Während der ersten Woche machte sich *Tanner* täglich eine halbe Stunde Bewegung. Vom 25. Tage an stellte sich nach psychischer Alteration Übelkeit und Gallenbrechen ein. Er verfiel von da zusehends, erholte sich aber in der Folge wieder, als er sich entschloß, kohlensaures Wasser zu trinken. Abgesehen von einer in der letzten Zeit über ihn gekommenen erhöhten Reizbarkeit war *Tanner* fast immer in bester Laune. Feste Ausleerungen fehlten während der Beobachtungszeit ganz. An einem Sonntag ertönte das Signal, daß die 40tägige Fastenzeit überstanden sei. In der ersten Zeit nach dem Fasten lebte *Tanner* fast ausschließlich von pflanzlicher Nahrung, namentlich von Wassermelonen, erst nach und nach nahm er Fleischnahrung und Wein zu sich. Acht Tage reichten hin, den während der Hungerzeit eingetretenen Körperverlust wieder vollkommen zu ersetzen. Am Ende des ganzen Hungerversuchs wog *Tanner* noch 55,1 kg, er hatte also 16,3 kg an Gewicht abgenommen.«

In diesem Bericht sind zwei Punkte, auf die es sich lohnt einzugehen. Erstens die Einwirkung einer seelischen Aufregung auf den körperlichen Zustand, zweitens später die günstige Wirkung des (wahrscheinlich natürlichen) Mineralwassers. Was die beträchtlich erhöhte seelische Beeindruckbarkeit des fastenden Organismus anbetrifft, so machen wir ja davon methodischen Gebrauch, indem wir immer wieder während des Fastens versuchen, im positiven, aufbauenden, regenerativen Sinne einzuwirken. Wie bei *Tanner* das Negative, so wirkt das Positive umgestaltend und verändernd. Es ist, als ob der plastische Seelengrund des Fastenden gehorsamer geworden sei gegenüber dem Willen und der Vorstellung des Fasters. Das zweite ist die Wirkung des Mineralwassers. Das ist eine »biochemische« Heilung! Bei langem Fasten, währenddessen immer nur etwas weiches Trinkwasser genossen und durch den Harn ständig Kochsalz und andere Salze ausgeschieden werden, wirkt tatsächlich im Falle der Ermattung ein Glas salzreichen, harten Mineralwassers außerordentlich belebend. Ich verwende in der weiter unten geschilderten mittäglichen Gemüsebrühe, die zu den paar offiziellen Getränken des Tages gehört, welche Fastende erhalten, eine kleine Menge Meerwassers, denn dies ist doch geradezu ein mineralisches Universum, und seine Komponenten wirken vielleicht organotrop bzw. organelektiv. Daß *Dr. Tanner* schon in 8 Tagen sein altes Körpergewicht wiedererlangt hatte, zeigt eben, daß dieser erste kühne Pionier des neuzeitlichen Heilfastens die Gesetze des gesunden Wiederaufbaus noch nicht kannte, was auch aus der merkwürdigen Wahl von Fleisch und Wein hervorgeht. Am schwersten wiegt die Wasserdurchtränkung des aufbauenden Fastenorganismus. Und diese Wassermassen werden am raschesten unter Kochsalzwirkung aufgenommen, weshalb der moderne Fastenarzt für die ersten Aufbautage jedes Kochsalz verbietet und erst dann mit steigenden kleinen Mengen von Meersalz den physiologischen Chlor-Natrium-Bedarf deckt. *Dr. Tanner* aß wahrscheinlich mit Salz zubereitetes Fleisch schon am 3. und 4. Tag.

Der zweite amerikanische Arzt, der einem neuen Ansehen der Fastenkur die Wege bahnte, war *Dr. E. H. Dewey* aus Meadville in Pennsylvanien. Im Krankenhaus in Chattanooga war sein Vertrauen zur sogenannten Schulmedizin erschüttert worden. Ein großes Umdenken setzte ein in bezug auf Krankheit, Heilung und Heilmittel. In welchem Maße das geschah, ersehen wir aus seinen Worten: »Für das Publikum ist die Krankheit im allgemeinen einfach ein feindlicher Angriff und nicht das Schlußergebnis von vielleicht seit der Geburt verübten Vergehen gegen die Naturgesetze. Für die Allgemeinheit sind die Symptome nur Anzeichen der Zerstörung und nicht vielmehr sichtbare Anstrengungen des Organismus zur Wiederherstellung des Normalzustandes. Hierdurch kommt es, daß der Arzt, wenn er sich nicht ganz besonders mit der Bekämpfung der Symptome befaßt, immer einen mehr oder weniger starken Zweifel an seiner ernsten Pflichterfüllung bei seinen lieben Kranken heraufbeschwört.« »Dieser unverständige und blinde Glaube an Rezepte (zur Bekämpfung der Symptome! D. Verf.) ist bei den Gebildeten ebenso stark wie bei den Ungebildeten und hat mir immer größere Schwierigkeiten gemacht als die Behandlung der Kranken selbst[22].«

Wie es so häufig geht, ein einziger merkwürdig und wegweisend verlaufener Krankheitsfall brachte *Dewey* auf die Spur des methodischen Heilfastens. Ein junges, ohnedies schon lange an Dyspepsie leidendes Mädchen bekam Typhus und erbrach konsequent und hartnäckig jedes bißchen Nahrung bis auf etwas Wasser. *Dewey* wagte es nun, diesen Fall sich selbst zu überlassen und machte die Beobachtung, daß ohne »ärztliche Bemühung« sich das Allgemeinbefinden von Woche zu Woche besserte. Er schrieb: »Ich war darüber so erstaunt, daß ich sofort beschloß, es ruhig so fortgehen zu lassen und alles der Natur anheimzustellen. Und so ging es dann weiter bis ungefähr zum 35. Tage, an dem nicht der Sarg, sondern etwas zu essen bestellt wurde. Und damit war das Ende der Krankheit erreicht. Puls und Temperatur waren normal geworden, und die Zunge war so rein wie die eines Säuglings[23].« Dieses Mädchen ist vollkommen gesund geworden.

In der Folge ließ *Dewey* nicht nur bei akuten, sondern auch bei chronischen Krankheiten gründlich und methodisch fasten. Kuren von 3, 4 und 5 Wochen absoluten Fastens zeigten solche Heilerfolge, daß die Ärzteschaft und die Tagespresse in den Vereinigten Staaten ein großes Diskussionsthema hatten. Seitdem hat bis heute das Heilfasten in Amerika eine gewisse Volkstümlichkeit nicht wieder verloren[24], obschon die »offizielle« Medizin in der Neuen wie in der Alten Welt bis heute Sturm dagegen lief, da dieses biologische Heilkleinod eben nicht in die Schubladen der orthodoxen Registratur hineinpaßte.

Dewey hat einige Bücher hinterlassen, reich an der Erfahrung, die seine Gegner nicht hatten. Im Vorwort seines Hauptwerkes »Das heilende Fasten« schreibt er: »Dieses Buch ist die Geschichte, die sich im Geiste eines Arztes im Laufe seines Berufslebens abspielte. Nach einem Anfang in Unwissenheit und umgeben von Nebeln medizinischen Aberglaubens kommt der Verfasser schließlich zum Glauben, daß die Natur allein die Krankheit heilen könne. Die in diesem Buch dargestellte hygienische Methode ist einzigartig und revolutionär. Ihre praktische Anwendung dagegen ist ausreichend erprobt, ihr physiologischer Wert unbestreitbar. Jede Zeile dieses Werkes ist in der festen Überzeugung geschrieben, daß die den Körper unterwühlenden Arzneien und die übliche Krankenernährung berufsmäßige Praktiken barbarischer Zeiten sind, unwürdig des Zeitalters, in dem wir leben[25].« Unter den Schülern *Deweys* ragt durch Wissen und Können hervor die Ärztin Dr. *Linda Burfield Hazzard.* Sie veröffentlichte nach 14 Jahren einer sehr großen und erfolgreichen Praxis ein Buch »Fasting for the cure of disease«, das besonders viel in England gelesen und beachtet wurde.

Dr. Hazzard legte besonderen Wert auf gründliche Darmreinigung (Klistiere), allgemeine Massage, gewisse gymnastische Übungen, äußere Wasseranwendungen und vegetarische Kost als Nachkur-Diät und baute so *Deweys* Kur sehr geschickt weiter aus. Auch *Dr. Hazzard* stand wie ihr

Lehrer bis heute im Mittelpunkt begeisterter Lobpreisungen, aber auch heftiger Angriffe von seiten der Kollegen. Sie setzte sich schließlich energisch durch. Ihr Buch steht in Amerika und England in der Bibliothek fast jedes biologischen Arztes.

Ende der 80er Jahre des vorigen Jahrhunderts veröffentlichte der russische Staatsrat *Dr. von Seeland* auf Grund interessanter Hungerversuche mit Tauben und Hühnern[26] und eines aufschlußreichen Selbstversuchs einen Aufsatz im »Biologischen Zentralblatt«, der in die Worte ausklingt: »Als Resultat meiner Experimente und persönlichen Erfahrungen hat sich bei mir allmählich die Überzeugung festgesetzt, daß das Fasten nicht nur eine therapeutische, sondern vielleicht in höherem Grade eine hygienische und pädagogische Beachtung verdient.« *Von Seeland* vertritt hier schon eine Ansicht, zu der ich heute, nach einer Erfahrung von 38 Jahren mit über 30 000 Fastenkuren, ebenfalls gekommen bin. Das methodische Fasten (nicht etwa irgendeine törichte Unterernährung) ist in der Hand des erfahrenen Arztes ein volkserzieherischer und volkshygienischer Faktor ersten Ranges.

1901 veröffentlichte der deutsche Arzt *Dr. Adolf Mayer,* praktischer Arzt in Ehekirchen/Bayern, ein originelles und auf gründlicher Erfahrung beruhendes kleines Buch »Hungerkuren – Wunderkuren[27]«. Es lohnt sich, hier einige kurze Stellen aus dem Buch dieses ersten Deutschen zu zitieren, der über Heilfasten seit über 100 Jahren wieder eine größere Arbeit schrieb: »Auf den Flügeln des Weltgefühls, der Lust und Wonne gelangen wir im allgemeinen *nicht* wieder zu den verlorengegangenen höchsten Gütern, zur Genesung, nein, wir gelangen hierzu nur auf dem Wege der Buße, der Entsagung und der Beherrschung.«

Hier klingt interessanterweise wieder das Motiv von *Roger Bacon* und von *v. Seeland* an (vorbeugende Abbuße, hygienische und pädagogische Bedeutung des Fastens). Weiter sagt *Adolf Mayer:* «Ist aber das Wesen der Krankheit, welcher Art es sein wolle, ist der Sitz, wo er wolle – die rationellste Kulturmethode ist sicherlich eine ganz energische Durst- und Hungerkur.« Das ist gewiß etwas übertrieben ausgedrückt, aber die ganz außerordentliche Indikationsbreite des Heilfastens rechtfertigt tatsächlich in gewisser Weise diesen kühnen Ausspruch.

Zur Rechtfertigung der »Operation ohne Messer«, wie *Riedlin* das Fasten nennt, sagt *Mayer:* »Daß diese Methode etwas Eigenartiges, Absonderliches, widernatürlich Scheinendes hat, ist wahr, sie ist aber durchaus physiologisch ... Sie verliert ihren absonderlichen, ungewöhnlichen Schein, wenn

man an die äußerst qualvollen, beängstigenden Leiden denkt, welche es gibt und welche jedweder Methode eine Existenzberechtigung geben, die eine heilsame Wirkung hat, mag sie noch so exzessiv und ungewöhnlich scheinen.«
Adolf Mayers Worte verklangen. Er drang in Deutschland nicht durch mit seiner Meinung. Inzwischen (1911) veröffentlichte der Dresdener Arzt *Dr. Siegfried Möller* einen ersten, wirklich bahnbrechenden Aufsatz in seinem Buche »Wege zur körperlichen und geistigen Wiedergeburt[28]«. Aus seinem 1918 veröffentlichten Büchlein »Das Fasten als Heil- und Verjüngungsmittel[29]« zitiere ich folgende Worte, weil sie ebenfalls in die Richtung des Zweckes meines Buches weisen (Volkserziehung – Volkshygiene): »Wer etwa nur deshalb fastet, um nachher um so mehr in Speise und Trank sich wieder gütlich zu tun, und wer demzufolge auch schon während des Fastens sich in Gedanken diesen Schwelgereien hingibt, der hat den Zweck und den Sinn des Fastens nicht verstanden, der wird niemals sich vollkommene Gesundheit erringen können.«

Unterdessen war auch der französische Arzt Dr. *Guelpa*-Paris durch seine Heilerfolge und Veröffentlichungen sehr bekannt geworden. Die Fastenkur heißt heute noch in ganz Frankreich »La cure de Guelpa«, seine Bücher »Désintoxication organique«, »La Methode Guelpa« (1913) und »Comment rejeunir notre organisme et le renouveler[30]« wurden in ganz Europa gelesen. Nach *Guelpa* kommen vier Fünftel aller Krankheiten aus dem Darm, und zwar aus toxischen Stoffen, die sich bilden infolge zu reichlicher und unvernünftiger Ernährung. Diesem Leitgedanken gemäß ist auch seine Behandlung. Bezeichnend für die *Guelpa*-Methode ist der reichliche Gebrauch von Abführmitteln (meist Glaubersalz). Er gibt 3 – 5 Tage hintereinander jedesmal eine große Portion Natrium sulfuricum (40 g in 3/4 l warmen Wassers), dazu zur Ablöschung des Salzgeschmackes etwas Fruchtsaft. Es wird an diesen Tagen streng gefastet. Gegen den Durst gibt es Tee, dünnen Kaffee oder Selterswasser. Dann kommt eine Eßwoche, in der in mäßigen Mengen Salat, Obst und Gemüsesuppe gereicht wird. Der Eßwoche folgt ein erneutes salinisches Abführen, dann folgen 1 1/2 – 2 Eßwochen mit etwas Brot und Kartoffeln zur obengenannten Kost. In hartnäckigen Krankheitsfällen wird der letzte Turnus noch 1 – 2 mal wiederholt. Es läßt sich aber beim »bösesten Willen« nicht leugnen, daß *Guelpa* ganz erstaunliche Erfolge hatte, jedenfalls bessere als die fachwissenschaftlich geleiteten französischen Kliniken. Diabetes, Asthma, Bronchitis, Migräne, Rheuma aller Art, Ischias, Arthritiden, Fettleibigkeit, Magen-, Darm- und Leberleiden, chronische Stuhlverstopfung, Hautausschläge verschiedenster Art, Neurasthenie, Glaukom, Augenentzündungen verschiedener Art und leichte Fälle von Rauschgiftsucht werden unter den von *Guelpa* mit besonderem Erfolg behandelten Krankheiten genannt, eine Zusammenstellung, die wieder einmal die unerhörte Indikationsbreite dieser via regia unter den Heilmethoden beweist.

Ein Freund und Schüler *Guelpas, Dr. Jean Frumusan,* baute dessen Kur insofern noch aus, als er Mechanotherapie, Gymnastik und Bestrahlung mit der ganzen Strahlenskala von Infrarot bis Ultraviolett hinzufügte, bei sorgfältiger Individualisierung. Später kamen noch elektro-therapeutische Behandlungen verschiedenster Art dazu, und es läßt sich unschwer verstehen, daß bei der höchst gesteigerten Reaktionsbereitschaft Fastender die Erfolge dieser Hilfsmethoden bei kluger Anwendung größer als die der anderen Strahlen- und Elektro-Therapeuten waren.

Dr. V. Pauchet, Professor der Chirurgie in Amiens, benutzte Fastenperioden von nicht mehr als 7 Tagen, um seine Patienten in den vor und nach Operationen günstigsten Zustand zu versetzen. Seine Erfolge geben seiner Zielsetzung recht. Er schreibt: »Das Fasten gehört zu den wirksamsten therapeutischen Mitteln, die es gibt, ... wer sich ihm entzieht, begeht einen schweren Fehler[31].«

Der philosophische und gedankenreiche Arzt *Dr. P. Carton,* auf dessen Einsichten und Vorschläge *Bertholet* in seinem stattlichen Buche sich immer wieder bezieht, schätzt das kurze und rhythmische Fasten *Guelpas* mehr als das lange und kontinuierliche des Amerikaners *Dewey*[32]. Er faßt seine längeren Ausführungen über die Vorteile des Fastens folgendermaßen zusammen: »Die klinischen Erfolge des Fastens sind bemerkenswert. Die Heftigkeit der Intoxikationsstörungen (troubles d'intoxication) nimmt ab, Atmung und Kreislauf werden freier. Der von allerlei Stauungserscheinungen befreite Kranke (le malade décongestionné) fühlt sich leichter, atmet und geht leichter. Anstatt daß die Kräfte durch die Verdauungsarbeit mit Beschlag belegt sind, bleiben sie ganz und gar frei zur Erfüllung der Giftneutralisation. Da das Nervensystem entspannt und ausgeruht ist, kann der nunmehr weniger geängstigte und weniger kurzatmige Kranke von seiner ganzen Lebendigkeit Gebrauch machen[33].«

Nun schließt *Carton* seine von sehr guter Beobachtung zeugenden Ausführungen mit einem Wort, das wir uns wieder als dem Sinn unseres Buches entgegenkommend besonders merken wollen: »Und diese so fühlbare Besserung des physischen Zustandes erstreckt sich auch auf den Charakter, den Verstand und die Moral des Betreffenden.«

Auch in Deutschland war man jetzt rühriger in der Vertretung des Fastengedankens. Nachdem *Siegfried Möller* sowohl das rhythmische Fasten nach *Guelpa* wie auch das lange kontinuierliche Fasten mit gutem Erfolg ausgeübt hatte[34], trat der Freiburger Arzt *Dr. Gustav Riedlin* mit solcher Begeisterung und mit so guten Erfolgen und schriftstellerischer Gewandtheit für dieses lange und gründliche Heilfasten ein, daß man nach dem Muster der Franzosen (*Guelpa*-Kur) diese Kur in Deutschland heute die Riedlin-Kur nennen könnte. Seine kleinen Büchlein und Schriften: »Fastenkuren und Lebenskraft[35]«, »Fasten als Heilmittel[36]«, »Faste dich rein und iß dich gesund[37]« und »Die große Useputzete[38]« haben sich in unserem Vaterland einen großen Leserkreis, allerdings fast nur in Laienkreisen, erobert. Sie sind originell, temperamentvoll und sehr volkstümlich geschrieben. Fast zur gleichen Zeit wie *S. Möller* und schon vor *G. Riedlin* aber hat der verdienstvolle Leiter des Jungborn im Harz, *Rudolf Just,* neben der vegetarischen und der Rohkost-Idee auch das Heilfasten bekanntgemacht. Auch *Rudolf Just* gehört damit unter die deutschen Vorkämpfer für den Heilfasten-Gedanken.

Ein anderer deutscher Arzt, der die erheblichen Vorteile der Fastenkur gegenüber fast allen anderen Natur- und Unnatur-Kuren erkannte, war *Dr. R. Kapferer.* Seine kleine Schrift von 54 Seiten[39] ist ein sehr brauchbarer kurzer Überblick über die Begründung, die Wirkungsweise, die Methode und den Verlauf einer Fastenkur. Bezeichnend ist, daß *Kapferer* unter dem Eindruck des in der Praxis Erlebten und Erschauten für sein Büchlein einen Titel wählte, ähnlich wie Adolf Mayer: »Fastenkuren – Wunderkuren[40]«.

In der Reihe der deutschen Fastenärzte ist auch der Deutschschweizer *Dr. Friedrich von Segesser,* Leiter eines Sanatoriums in Degersheim/Schweiz, zu nennen. Er verbindet seine meist nur zwei Wochen langen Fastenkuren mit der Rickli-Methode, also mit gründlicher Anwendung von Luftbädern, Sonnenbädern, Gymnastik und Wasser. *Dr. von Segesser* hat ein recht gründliches und aufschlußreiches Buch über das Fasten geschrieben: »Die Hungerkuren. Physiologisches, Methodik, Erfolge, Mißerfolge. Wissenschaftliche Abhandlung über das Fasten für Ärzte und gebildete Laien[41]«. Das Buch umfaßt 146 Seiten und enthält auf etwa 70 Seiten eine Reihe von günstig und ungünstig (!) verlaufenen Fastenfällen, aus denen man mancherlei lernen kann. Eine zweite Schrift des Schweizer Arztes heißt: »Das Fasten als Heilmethode, gemeinfaßliche Abhandlung für Laien[42]«. Sie umfaßt nur 40 Seiten und ist, wie schon der Untertitel sagt, volkstümlich gehalten und gibt, ähnlich der Schrift *Kapferers,* einen guten und kurzen Überblick über das Wesen der Fastenkur[43].

Weiter ist noch *Dr. Nordwall* als deutscher Fastenarzt zu nennen, der im Sommer in Norderney, im Winter in Norden (Friesland) Fastenkuren macht. 1921 veröffentlichte er eine kleine Schrift: »Die Wiedergeburt des Fastens«, die in wenigen Seiten in geschickter Weise auf die Vorteile und immer wieder erstaunlichen Erfolge dieser einfachen und doch so tiefgreifenden Naturheilmethode hinweist[44]. Dr. *Nordwall* machte Fastenkuren bis zu 56 Tagen bei kontinuierlichem Fasten. Bei solchem langen Fasten ist, neben fabelhaften Umstimmungserfolgen, ein gelegentlicher letaler Ausgang leider nicht auszuschließen. Das lange Fasten ist eben *eine eingreifende Operation,* und die Patienten machen gelegentlich Fehler, wenn der Fastenleiter sie nicht sieht. So kam es, daß 1925 ein Fastender nach 45tägigem (!) Fasten starb, aber nicht infolge des Fastens oder eines Fehlers des Fastenleiters, sondern dadurch, daß er ohne Wissen des Arztes sehr heiße Seebäder nahm, ein Mittel, das in diesem Fastenstadium leicht Herzschwäche macht. Es kam damals zu einem großen Gerichtsprozeß, zu dem *Dr. Siegfried Möller,* Geheimrat Dr. *Schwerdt*-Gotha und der Verfasser als Sachverständige für Fastenkuren geladen waren und den *Siegfried Möller* in einer sehr interessanten Broschüre geschildert hat[45]. Bei der Fastenkur *hat* eben niemand zu sterben. Geschieht dies in schulgerechter Umgebung, dann kräht kein Hahn danach. Geschieht es aber in einem Fastensanatorium, dann rauscht der orthodoxe Blätterwald empört auf, und die Fanfare ruft zum Angriff, zum Ketzergericht. Es sei bei dieser Gelegenheit gesagt, daß das Risiko einer ärztlich geleiteten Fastenkur von 2–4 Wochen nicht riskanter ist als eine Badekur irgendwo. Ich erinnere mich mehrfacher Fastenfälle, bei denen die einen die Thermalbäder Nauheims wegen ihres Herzens nicht vertrugen, die anderen keine Fangopackungen aushielten. Alle aber fasteten wochenlang ohne Krisen, ja ohne Beschwerden.

Die Schulmedizin, unsere liebe alte Mutter, kennt das lange methodische Heilfasten bis heute noch kaum, zumindest nicht durch Erfahrung. Immerhin wird vom Vorhandensein dieser Methode doch schon Notiz genommen; und viele moderne Kliniken wenden heute das lange Heilfasten bereits an. Wenn nun sogar ein Mann wie *Brugsch* (nach *Wüscher*-Zürich)[46] das Heilfasten »das stärkste Behandlungsmittel in der Hand des Arztes, das durch nichts zu ersetzen ist«, nennt, dann staunt man allerdings, wie selten dieses »stärkste« Mittel vom zünftigen Arzt empfohlen und angewandt wird[47].

5. Zur Psychologie des Fastens

Dies Kapitel über die Geschichte des Heilfastens möchte ich nicht schließen, ohne ganz kurz noch auf die Psychologie des Fastens eingegangen zu sein. Schon öfters stießen wir ja in der Fastenliteratur auf Stellen, die ganz deutlich auf eine gewisse seelische Wirkung des Fastens hinwiesen. Jeder Fastende merkt, daß in seinem seelischen Gefüge, in den Abläufen der Funktionen seiner Psyche sich manches ändert. Die Aufnahmefähigkeit ist gesteigert. Die Phantasie ist lebendiger. Die Konzentration unverändert. Die Sinne sind schärfer. Aber darüber hinaus kommt es doch noch zu bemerkenswerten und bedeutsamen Umlagerungen. Im Jahre 1932 schrieb ich in einem Aufsatz darüber folgendes[48]: »Recht interessant und noch wenig erforscht ist die Psychologie des Fastens. Die Beobachtung von über 2500 Fastenkuren gibt uns das Recht zur Schilderung: Eine Art Lösung und Lockerung verkrampften seelischen Gefüges ist erkennbar, eine Klärung der Lage und eine höhere Feinfühligkeit. Das analytische Denken ist anfangs erschwert, die Intuition vertieft und erleichtert. Zu Anfang des Fastens erleben wir einen kurzen, aber deutlichen Pendelschlag der Gemütslage nach der depressiven Seite. Dann einen deutlichen Ausschlag nach dem Gegenteil, der manischen Seite: wir finden erleichterte Gedankenabläufe, erhöhte seelische Produktivität. Neben der stärkeren Sensibilisierung (Instinktverfeinerung) erfahren wir auch gelegentlich glatte Lösungen neurotischer Verkrustungen; der wahre Kern kommt heraus, es ist ein Zusichselberkommen. Der innere Ruhepunkt, das Meta-Zentrum (ein aus dem Schiffsbau genommener Vergleich) wird entdeckt, eben die innere Heimat[49].

Was für einen Sinn hatte wohl das lange Fasten der großen Menschheitsführer von *Buddha* und *Elias* bis *Gandhi* und all der Propheten, Könige, Priester und Gesalbten früherer Zeiten? Mit dem heute etwas trivialisierten Schlagwort Askese und seiner üblichen Erklärung wird jedenfalls der Sinn noch lange nicht erfaßt.

Zur Psychologie des Fastens gehört aber auch einiges Bedenkliche, Negative, gehören bestimmte Gefahren, denen der Arzt begegnen muß, und die er daher auch genau kennen soll. Der angedeutete manische Pendelausschlag der Gemütslage mit seiner Erleichterung der Assoziation und seiner Hebung des Selbstbewußtseins zeitigt gelegentlich auch Überschätzungen, Waghalsigkeiten, Rücksichtslosigkeiten, Machtgelüste und gelegentlich auch Übersensibilisierung bis zur Medialität, und zwar gerade bei Menschen, die mit einer gewissen Selbstunterschätzung kamen und dann nach dem Fasten ihren Minderwertigkeitskomplex überkompensierten. Diese Zeit ist also nicht ohne gewisse Versuchungen und Gefahren.

Es ist außerordentlich eindrucksvoll, wie sich die Psychologie des Fastens sogar in der bekannten Schilderung des Fastens *Jesu* widerspiegelt (Matth. 4). Wie das Gefühl der Macht und die Versuchung zum Mißbrauch erwacht, wie die erweckten magischen Kräfte zur Betätigung versucherisch drängen! Und wie dann schließlich nach innerem Ringen die Kräfte der Harmonie und des Ausgleichs kommen! »Da verließ ihn der Teufel, und siehe, da traten die Engel zu ihm und dienten ihm« (Matth. 4, 11).

Interessant ist auch für die Psychologie des Fastens eine Stelle aus dem 1700 Jahre alten Missale·Romanum der katholischen Kirche, in dem es heißt: »... Domine sancte, Pater omnipotens, aeterne Deus: Qui corporali jejunio vitia comprimis, mentem elevas, virtutem largiris et praemia: per Christum Dominum nostrum ...« Die Hauptstelle heißt frei und sinngemäß übersetzt: »Durch das leibliche Fasten unterdrückst du die Leidenschaften, erhebst den Geist und spendest in Fülle Tugend und Belohnungen ...[50].« »Macht euch die Erde untertan«, steht in der Heiligen Schrift. Die höchste Form der Erde ist aber unser Leib. Der Fastende wird in gewisser Beziehung Herr seines Leibes. Er gewinnt Macht über das Irdische, die Erde. Engelkräfte dienen ihm. Diesen höchsten Sinn des Fastens kennt heute noch der erleuchtete Osten, die Welt des *Buddha,* des *Brahma,* des *Tao.* –

II. PHYSIOLOGIE DES FASTENS

1. Allgemeiner Verlauf

Da unser Organismus auf die regelmäßige Zufuhr von Zellbaustoff und Betriebsstoff auf dem Wege über den Verdauungsschlauch angewiesen ist, stellt ein absichtliches wochenlanges bis mehrwöchiges Abstellen dieser Nahrungszufuhr einen Eingriff dar, der sich als stark und tief umgestaltender, lange nachhaltender Reizstoß auswirkt.

Vom Tage der völligen Nahrungsentziehung an (nur Wasser und ganz geringe Mengen von Obstsaft und Gemüsebrühe werden genommen) steht der Körper unter neuen Gesetzen, so etwa unter »Notverordnungen«. Er ist *nicht* »übel dran«. Denn die dem lebendigen Körper innewohnende Vis medicatrix naturae, die Vis formativa, der »Innere Arzt«, der Archaeus des *Paracelsus,* das Pflügersche Gesetz der Anpassung der Lebensvorgänge an den Hunger, sorgen merkwürdigerweise dafür, daß aus der Not eine Tugend wird.

Zuerst ist ja noch Nahrung da. Der Glykogen-Vorrat der Leber und andere im Blut kreisende, verfügungsbereite Nahrungsstoffe werden erst abgebaut und der Körperhaushalt etwa drei Tage lang notdürftig davon bestritten. Alle Stoffwechselvorgänge werden auf größte Sparsamkeit eingestellt. Nun kommt die »Autarkie«, das wirtschaftliche Kreisen in sich selbst. Der Körper wird vor die Notwendigkeit gestellt, zur Aufrechterhaltung seines Stickstoffgleichgewichtes irgendwelche Eiweißdepots angreifen zu müssen. Auf Grund reicher Erfahrung dürfen wir annehmen, daß zu diesem Zweck in erster Linie Gebilde zerstört und Stoffe abgebaut werden, die im Zellenstaat eine störende, kränkelnde Rolle spielen, also etwa pathologische Ausschwitzungen, alte Schwarten, Ablagerungen, Fremdstoffe, Eitriges, Schwaches, irgendwie Belastendes usw.[1]. Zwei Beobachtungen geben uns das Recht zu dieser Annahme. *Erstens* sind erfahrungsgemäß alle Krankheitsherde empfindlicher in der Reaktion auf unspezifische therapeutische Stöße und so auch dem eiweißgierigen Zugriff des Fastenblutes schutzloser ausgeliefert[2]. *Zweitens* zeigt die tägliche Erfahrung des Fastenarztes, daß es immer da weh tut, wo etwas »los« ist – und sich löst! Krankheitsstoffe, deren Ablagerung im erkrankten Gewebe wir annehmen dürfen, ruhen gewöhnlich wie verkapselt und verankert im Stützgewebe, im Mesenchym. Sie werden durch ständiges Einströmen von Nahrung in die Blutbahn in ihren Lagern festgehalten oder durch neue Einlagerungen noch verstärkt. Sobald nun der exogene Nährstoff-Transport im Blute aufhört, lösen sich die abgelagerten Krankheitsstoffe und werden vom spülenden, nagenden Fastenblut wegtransportiert, um über Leber, Darm und Nieren ausgeschieden zu werden. Bricht man das Fasten früher ab, ehe alles Krankhafte abgebaut ist (und das ist meistens der Fall), dann wird das augenblicklich im Blut noch kreisende Quantum von Schlackenstoffen gewissermaßen wieder in die alten Depots zurückgedrängt. Ob dieser Vorgang *genau* so ist, wie wir es uns denken, oder anders, jedenfalls würde es sehr gut die Erscheinungen des »Rückstoßes« beim Fastenbrechen erklären. Die neue Welle von Nährstoff, die wieder ins Blut einströmt, verdrängt die Krankheitsstoffe, nur leider nicht ganz zu den Ausscheide-Pforten hinaus, sondern zum Teil zurück in die Gewebe. Daß in günstigen Fällen nach dem Fastenbrechen die jeweils im Blut kreisenden Abbaustoffe offenbar auch gründlich und ganz ausgeschieden werden, ohne jeden Rückstoß, das erleben wir immer wieder. Der Harn ist dann nach dem Erkalten sehr dick und trüb von ausfallenden Uraten. Und der erste richtige Nahrungsstuhl stößt noch vor sich her transsudierte Sekretions-Reste, alte Darm-Ausscheidungen.

Besonders interessant und einleuchtend scheint mir *L. R. Grotes* Auffassung über das Wesen des Krankseins und über die Wirkung des Heilfastens: »Wir dürfen uns vorstellen, daß ein Übermaß an intermediären Produkten in der Zelle die eigentlich energiebefreienden fermentativen Vorgänge, die ja anaerob ablaufen, hindert, bei weiterem Anwachsen dieser Stoffe schließlich unmöglich macht.« Weiter sagt *Grote:* »Die tiefste Wirkung des Fastens liegt vermutlich in einer Enthemmung fermentativer Prozesse im anaeroben Anteil des Zellchemismus« (Forschungen und Fortschritte Nr. 35/36, 1943). Das springt einen doch an, wie jede neue und enthüllende Wahrheit und ist sicher mehr als eine geistvolle Hypothese. Es paßt durchaus zu der anschaulich praktischen humoralen Schlackentheorie der Vor-*Virchow*-Zeit und paßt auch gut zur heutigen (und ewig jungen) biologischen Richtung der Heilkunde.

Wir wissen heute um gewisse feinabgestimmte elektrische Ströme, unter denen die Funktion aller unserer Körperzellen verläuft. Wird nun durch Viel- und Fehlernährung Überschüssiges und Hemmendes eingebaut und die bioelektrische Konstante unserer Zellen entordnet, dann muß auch das fermentative Geschehen im Zellenchemismus gestört werden. Fasten entfernt hier sicher und schnell die Ursache des Krankseins. Cessante causa cessat effectus. *E. G. Schenk* spricht von »Zellmauserung«. Kein übler Begriff. Ebenso wie ich, beobachtete *Schenk* den wellenförmigen Verlauf des Gesamtbefindens während der Fastenzeit, erklärbar aus den jeweiligen Abbaumaßnahmen des Fasten-Metabolismus.

Immer aber zeigt die Erfahrung, daß Krankes schwindet, Gesundes bleibt, und daß sogar gewisse giftige Fremdstoffe, z. B. bestimmte Arzneien, wie Jod, Quecksilber, Kreosot, sehr bald auf der Zunge geschmeckt werden, eine jedem intelligenten Fastenden ohne weiteres auffallende Erscheinung. Wir dürfen weiter annehmen, daß die Vis medicatrix naturae in ihrer biologischen Weisheit nach dem Schädlichen, Krankhaften dann auch das Überflüssige abbaut, also etwa Fettmassen und hypertrophische Überschüsse auf den Eingeweiden, Drüsen und Muskeln selber. Der Organismus ist ja nun praktisch eingestellt auf einen Fett-Eiweiß-Haushalt. Der Mensch, auch der Vegetarier, wird notgedrungen zum Carnivoren, zum Fleischfresser. Daß daneben noch kleine, durch Synthese gebildete Glykogenmengen eine gewisse Rolle spielen, sei nur nebenbei erwähnt. Praktisch spielen sie aber kaum eine Rolle.

2. Das Blut

Das Blut des Fastenden erfährt jetzt eine mäßige Eindickung. Die Gerinnungsfähigkeit nimmt zu. Das Blut enthält viel mehr Fett (50 – 100 % mehr); die Alkalität nimmt ab, die Azidosis zu. Es kommt zu stärkerer Entwässerung und Kochsalzausschwemmung. Nach 6 – 8 Tagen, also durchschnittlich nach einer Woche, steigt der Alkali-Vorrat wieder an. Mit dem Tiefpunkt des Blutalkalivorrats fällt der Höhepunkt der Fastenbeschwerden zusammen (Schwindel, Kopfschmerzen, Benommenheit, Herzklopfen, Übelkeit usw.), um gewöhnlich mit zunehmendem Alkalivorrat auch in zunehmende Besserung überzugehen.

Die roten Blutkörperchen nehmen an Zahl zu, zum mindesten aber nicht ab, während die Leukozyten deutlich abnehmen, bis auf ein Drittel an 30 Fastentagen. Der Blutfarbstoff nimmt etwas ab *(Luciani* zit. nach *v. Segesser)*[3].

Langsam entleeren sich nun die Zellendepots. Die Zellen werden also kleiner. Die Körpertemperatur sinkt um 0,5 bis 1 °. Der Grundumsatz sinkt. Der Sauerstoff-Verbrauch wird geringer. Ebenso verkleinert sich natürlich die Kohlensäure-Ausscheidung. Bei längerem Fasten aber bleiben schließlich die Werte konstant. Langsamer wird nun die Atmung bei etwas verkleinerter Lungenkapazität. Der Wasserverlust des Körpers wird dadurch um ein Bestimmtes verringert, daß durch Zellenabbau und Wasserstoffoxydation etwas Wasser neu gebildet wird. Die Muskeln werden prozentual ärmer an Schwefel und Phosphor, reicher an Kalzium. In den Weichteilen nimmt das Kalium etwas ab, der Natriumgehalt etwas zu. Trotzdem bleibt aber während des ganzen Fastens in der Säftemasse das Mineralgleichgewicht ziemlich konstant. Der Blutzucker vermindert sich. Gewisse »Fastenkrisen« der früheren Fastenliteratur könnten wohl als Folgen der Überschreitung einer gewissen Toleranzgrenze von Hypoglykämie sich erklären lassen. Wir glauben, sie nur in den zwei ersten Jahren unserer Fastenpraxis erlebt zu haben. Ein tägliches Glas süßen Fruchtsaftes läßt diese akuten Schwächeanfälle nicht aufkommen. Der Harnstoffgehalt des Blutes steigt. Die Gesamtblutmenge bleibt im Verhältnis zum Körpergewicht und -umfang ziemlich unverändert. Bei genügender Flüssigkeitsaufnahme erfährt auch die Viskosität des Blutes keine Erhöhung [4].

Im Jahre 1940 wurden unter 1200 Fastenkuren viermal deutliche hypokalzämische Zustände beobachtet, ein Fall sogar mit tetanischen Anfällen. Unter Gaben von Epithelkörperpräparaten und Kalzium verschwanden die Erscheinungen prompt. Auffallend war überdies, daß auch bei noch anderen Fällen der Blutkalkspiegel in fatale Nähe von 7 mg % sank, und der positive Chvostek forderte des öfteren zur Feststellung des Kalziumspiegels auf. Mag auch in den früheren Jahren hier und da ein leichter hypokalzämischer Zustand übersehen worden sein, so war doch die Häufung 1940 immerhin auffallend, so daß man vielleicht die noch nicht erfolgte Anpassung an die Kriegsverhältnisse (Ernährung, Psyche usw.) verantwortlich machen kann. Trotz entsprechender Aufmerksamkeit kam es in den späteren Kriegsjahren nicht mehr zu deutlicher Feststellung von Kalkmangelfolgen.

Hier dürfte eine Stelle aus einer Arbeit von *Otto Buchinger jun.* (August 1950 im »Hippokrates«) von Interesse sein:

»Die ›Physiko-Chemische Medizin‹ (nach *Heinrich Schade*) gibt – unserer Ansicht nach – einen klaren Einblick in die regenerativen Stoffwechselvorgänge des Fastenden. Wir kennen die Ionen-Verhältnisse in ihrer besonderen Bedeutung, ebenso die Funktion der Alkalireserve. Die reinigende und wiederbelebende Wirkung des Fastens läßt sich vielleicht auch aus der Beseitigung der Mesenchym-Blockade erklären. Nach *Schade* besteht in unserem Organismus das »Dreikammersystem«. Diese drei »Kammern« werden durch die drei Gewebsgruppen Blut, Bindegewebe und Organ-

Zellprotoplasma repräsentiert. In welcher Richtung die Stoffwechselvorgänge auch verlaufen: stets müssen sie das Bindegewebe durchwandern. Den Depot-Funktionen des Bindegewebes entsprechend werden gerade hier leicht Schadensstoffe und ähnliches abgelagert. Der *Schade*sche Hinweis auf die wichtige Stellung des Bindegewebes erklärt uns auch die ernsten Gefahren für die Gesundheit, die aus einer »Bindegewebs-Verschlackung« entstehen können. Auch das Überwärmungsbad und die Massagebehandlung suchen die Bindegewebs-Entrümpelung durchzuführen. Bei der Massage im besonderen werden die Bindegewebseinlagerungen ins Blut und in die Lymphströmung »hineingepreßt«. Sie entfalten möglicherweise sogar eine Art Reizkörper-Allgemeinwirkung. Aber das Indikationsgebiet des Heilfastens ist umfangreicher und die Wirkung durchgreifender und nachhaltiger. Denn es wird dabei im ganzen Organismus ein Gefälle erzeugt, zu dessen gesundender Wirksamkeit auch die Massage beitragen kann. Im Fasten strebt der Organismus wahrscheinlich eine Wiederherstellung der normalen Eiweiß-Kolloiditätsverhältnisse an, die an allen Stellen (nicht zuletzt auch im Gefäßsystem) von entscheidender Bedeutung sind.«

3. Der Harn

Die Harnmenge sinkt. Fastende trinken merkwürdig wenig. Der Harn wird stark sauer, auch der sonst mehr alkalische der Vegetarier. Nach 10 Fastentagen ist die Harnstoffmenge auf die Hälfte gesunken und nimmt dann noch weiter ab, um nach 4 Wochen kaum noch ein Viertel zu betragen. Saure Phosphate, Beta-Oxybuttersäure und Azetessigsäure erscheinen in geringen Mengen im Urin. Hier und da auch etwas Azeton. Gegen stärkere Fastenazidosis wehrt sich der Körper durch Ammoniakbildung. Alle Ausscheidepforten werden vom fastenden Organismus in Anspruch genommen. Die Reste der Fett- und Kohlehydratverbrennung gehen durch die Lungenatmung heraus. Die Reste des Eiweiß-Abbaues verlassen den Körper durch die Nieren[5]. Die abgebauten Mineralien werden auch durch die Darmwände ausgeschieden. Was aber das Laboratorium nicht feststellen kann, das sind die mannigfachen Ekeldüfte, die den Körper des Fastenden durch den Atem und durch die Haut (Perspiratio) verlassen. Der Arthritiker, der Tertiär-Luetiker, der Asthmatiker, der Diabetiker usw., jeder hat seine merkbaren Sondergerüche, die sich vom dritten Fastentage an zu entspeichern pflegen[6].

4. Herz, Kreislauf, Blutdruck

Die Zahl der Pulsschläge nimmt ab, mitunter von 80 auf 50 pro Minute. Gerade bei starken Herzen finden wir oft ausgesprochene Bradykardie, bei schwachen Herzen dagegen eine Erhöhung der Pulszahl. Der Blutdruck sinkt. Bezeichnend für die ausgleichende Wirkung des Fastens ist übrigens die Tatsache, daß der Blutdruck bei unternormalen Werten zu steigen pflegt.

Interessant und für die Erklärung der Fastenwirkung aufschlußreich ist auch die wiederholte Beobachtung, daß Haut, Muskeln und nervöse Zentren während des Fastens stärker als sonst mit Blut versorgt werden *(E. F. Müller,* nach *Günther).* Überhaupt scheint die gesamte Zirkulation erleichtert zu sein, ein für Herz- und Gefäßkranke recht wichtiger Umstand! Merkwürdigerweise, wohl als Folge der besseren Innervierung und Blutversorgung, steigt auch oft während des Fastens, zum mindesten in den ersten 14 Tagen, die Muskelleistung und Arbeitskraft *(Benedict). L. R. Grote* vergleicht die Wirkung des Fastens auf den Kreislauf mit der Strophanthinwirkung.

5. Magen

Die Magensekretion geht im Fasten ruhig weiter, aber die Gesamtazidität und die freie Säure des Magensaftes sind verringert. Auch die Bauchspeicheldrüse arbeitet weiter, obschon dies Organ sich nicht unwesentlich verkleinert unter Abnahme des Inselapparates.

6. Leber

Die Leber als Zollstation und Wechselbank unseres ganzen Körper-Staatshaushaltes hat nach Verbrauch des Glykogens besonders mit dem Fettabbau zu tun. Sie hält die ständig abgebauten Fette stets verfügungsbereit und nimmt während der Fastenzeit trotz starker Tätigkeit allmählich an Umfang ab. Die Gallenabsonderung ist nach anfänglicher Zunahme geringer. Die Gallenblase selbst aber hat die Neigung, sich während des Fastens des öfteren kräftig zu kontrahieren unter Abstoßung von Schleim, Grieß und Steinen. Diese Reinigungsstöße wurden von uns immer und immer wieder beobachtet, und zwar an einer großen Reihe von Fällen. Das abgestoßene Material findet sich dann in den Darmentleerungen des

Fastenden. Die Bewegungen des gesamten Darmschlauches gehen im Fasten weiter. Trotzdem sind alle Verdauungssekrete, vom Mundspeichel bis zu den Darmabsonderungen, deutlich verringert. Wenn auch exakte experimentelle Nachweise noch fehlen, so nehmen wir auf Grund langjähriger Beobachtungen doch an, daß die große Aufsaugfläche des gesamten Intestinal-Tractus etwa vom dritten Fastentage ab praktisch umgeschaltet wird von Resorption auf Sekretion, nicht aber auf Sekretion des normalen Verdauungssekretes, sondern auf Absonderung einer uns zum Teil noch ganz unbekannten Reihe von Abbau-Materialien, Stoffwechsel-Trümmern und Schlackenstoffen. Die Beschaffenheit, das Aussehen, der Geruch der Darmabgänge scheinen dafür zu sprechen.

7. Knochen

Die Knochensubstanz wird beim Fasten offenbar geschont. Auffallend ist nämlich die sehr verringerte Kalkausscheidung während einer Hungerperiode. Das Knochenmark hingegen macht bei längerem und erschöpfendem Hungern (wie es ja kurmäßig kaum in Frage kommt) starke Veränderungen durch: das Fett schwindet,dafür tritt eine Mucoidsubstanz ein. Die Blutgefäße des Knocheninnern erweitern sich stark. Direkt nach der Hungerperiode setzt dann unter lebhafter Zellteilung eine lymphoide Veränderung dieser Mucoidsubstanz ein, unter Bildung neuer Marksubstanz.

Bei Hungertieren[7] beobachtet man vermehrte Zellteilungsvorgänge. Die Zellen verkleinern sich, weniger die Zellkerne, so daß also die Zellen im ganzen großkerniger erscheinen.

Wieviel Gewichtsverlust verträgt nun Tier und Mensch? Davon soll später die Rede sein. Hier soll nur gesagt werden, daß es offenbar keine starren, ja noch nicht einmal annähernde Prozentzahlen von Gewichtsabnahmen gibt, jenseits derer der Tod eintritt.

8. Innere Sekretion

Natürlich wird auch die innere Sekretion, der Hormonbetrieb, durch das Fasten verändert. Die Tätigkeit der Schilddrüse ist herabgesetzt. Ihre Zellen werden kleiner. Ebenso geht es den Nebenschilddrüsen[8] und der Thymusdrüse. Die Nebennieren verändern ihre Rinde und erfahren eine Größenzunahme. Bei längeren Hungerversuchen mit Tieren zeigte auch die Hypophyse Umgestaltungen (Vacuolenbildung) im Protoplasma. Auch die Tätigkeit der Geschlechtsdrüsen ist deutlich herabgesetzt. Die Menses sind verzögert. Die Ovula werden in sehr lange hungernden Organismen schließlich verbraucht. — Schilddrüse und Geschlechtsdrüsen, diese beiden den Grundumsatz hebenden Faktoren, werden während des Fastens in ihrer Funktion herabgeschraubt, wie zwei zehrende Flammen.

9. Der »innere Arzt«

Wie deutlich erkennt man an diesem Zeichen schon die Arbeit des inneren Arztes, des Archäus! Wie sorgsam geht überhaupt *alles* zu in einem fastenden Körper! Bei Tier-Hungerversuchen widerstehen z. B. die Hoden am längsten der nagenden, abbauenden Wirkung des langen Hungerns, die Zeugungsdrüsen also und – die Substanz des Zentralnervensystems! Wieder dieselbe zielbewußte Sorge der hohen Vis medicatrix! Die Kommandozentrale, der Regierungssitz unseres ganzen Zellstaates und der Garantiefond der Arterhaltung, beide werden selbst beim schwersten und längsten Hungern bis zuletzt erhalten, auf Kosten aller weniger wichtigen Organe, die *genau nach Maßgabe ihrer Bedeutung*[9] stufenweise eingeschmolzen werden. Und wenn wir dann noch hören, daß auch die weibliche Brustdrüse der stillenden Mutter sich noch lange wehrt gegen die Vertrocknung dieses Lebensquells, dann erfaßt uns tiefe Ehrfurcht vor dem Leben und seinem Nothelfer, dem Archäus.

Zwar heißt es »Fames exsiccat corpus« (Hunger trocknet den Körper aus), und das ist ganz richtig, soweit es sich auf den ganzen Körper bezieht[10]. Dennoch zeigen während des Fastens Knochen und Muskeln einen etwas höheren Wassergehalt.

10. Sensibilisierung

Von sonstigen Ergebnissen der Laboratoriums-Hungerversuche sind noch folgende Daten der Erwähnung wert, weil unser Heilfasten und seine Wirkung einiges Licht dadurch erhält.

Der Körper antwortet nach einem gründlichen Fasten viel stärker auf Gift- und Arzneireize. Auch Narkotika wirken stärker. Das Nervensystem ist im Fasten lipoidreicher, bietet also den narkotischen Giften mehr Angriffsflächen. Der Körper ist »sensibilisiert«. Trotzdem wird berichtet, daß gegen gewisse Alkaloide der hungernde Tierkörper mehr Widerstandskraft aufbringt, so z. B. gegen Chinin, Atropin und Nikotin (*Lewin* und *Roger*, zit. nach *Morgulis*). Auch wirkt das Fasten dem anaphylaktischen Schock entgegen (*Konstanzoff* nach *Morgulis*). *Roger* und *Josué* (nach *Morgulis*) berichten von einer erhöhten Widerstandskraft gegen das gefürchtete Bacterium coli (eine Beobachtung, die uns die günstige Fastenwirkung auf Patienten mit rezidivierenden Coli-Infektionen verständlich macht). Allerdings zeigt sich während sehr langen und erschöpfenden Hungerns bei Tieren eine Abnahme der Schutzwirkung des Blutes gegen Milzbrand u. a.

11. Fasten und Hunger [11]

Bei den meisten unserer physiologischen Feststellungen handelt es sich bis heute immer um Resultate von »Hunger«versuchen. Bis auf einen genau geprüften Fall am Menschen, dem Malteser *Levanzin*, waren es immer die armen Tiere, die man »hungern« ließ. Tiere können aber nicht *fasten*, sie können nur hungern! *Levanzin* dagegen *fastete*. Denn seine Nahrungsenthaltung geschah freiwillig. Sie betrug 31 Tage und war von der nötigen Pflege begleitet. Hunger ist Zwang, Not, Angst, Verzweiflung. Hunger ist von Seelenerregungen begleitet, die nach allem, was wir von psychophysischen Parallelen und Bedingtheiten wissen, die Funktionen und Zustände unserer Organe oft entscheidend beeinflussen.

Hier ein Beispiel aus dem Alltag:

»*Abbruch des Hungerstreiks in Ost-Oberschlesien.*

Breslau (L. A.)

Die 500 Arbeiter der ostoberschlesischen Zinkhütte haben den Hungerstreik abgebrochen. Es wurde ihnen mitgeteilt, daß für Dienstag die Generalversammlung der Pensionskasse festgesetzt worden ist, die weitere Beschlüsse fassen wird. Vier von den Streikenden wurden lebensgefährlich erkrankt in das Krankenhaus gebracht. Alle 500 Arbeiter waren durch das fast 60stündige Hungern so erschöpft, daß sie sich nicht mehr auf den Füßen fortbewegen konnten.« (*Witzenhäuser Kreisblatt vom 9. Mai 1935*)

Das war Hunger! Die streikenden Nichts-Esser standen in der Erwartung einer demonstrativ aufzuweisenden »schrecklichen Wirkung« ihres Verhaltens. Es genügen da, wie wir sehen, 3 Tage, um 500 kräftige Menschen zu »erledigen«.

Fast alles, was wir bis jetzt über die Physiologie des Hungers berichteten, beruhte also auf Laboratoriumsversuchen an Tieren und bedarf, weil es eben »Hungerversuche« sind, einer gewissen Korrektur [12]. Die Resultate all der fleißigen Arbeiten lassen sich daher leider nur sehr bedingt anwenden, wenn wir es wagen wollen, Schlüsse zu ziehen auf das methodisch-kurmäßige Fasten des Menschen.

Es ist wirklich recht eindrucksvoll, wenn man in dem sehr gewissenhaften, mit 38 eng gedruckten Seiten Literaturangaben versehenen Buch von *Sergius Morgulis* liest: »Bei dem einzigen Hungerversuch (richtiger: Fasten-Versuch! D. Verf.) am Menschen *(Levanzin)*, der bei genügend langer Dauer auch von einer Reihe von wissenschaftlichen Gesichtspunkten aus erforscht worden ist, gelang es nicht, irgendwelche bemerkenswerten physiologischen Veränderungen festzustellen. Ausgedehnte psycho-physische Bestimmungen, die an diesem Versuchsobjekt 31 Tage lang regelmäßig ausgeführt worden sind, führten zu den allgemeinen Ergebnissen, daß der Hunger weder auf die Muskelkraft noch auf die Nerventätigkeit eine dauernd schädigende Wirkung ausgeübt hatte. Hatte hier die Funktionstätigkeit durch den Hunger in keiner Weise gelitten, so ist sehr bemerkenswert, daß bei *Levanzin* während des Hungerns sogar eine wesentliche Verbesserung seiner Sehschärfe beobachtet wurde. Am Ende seiner einunddreißigtägigen Nahrungsenthaltung konnte *Levanzin* zweimal so weit sehen wie zu Beginn des Hungerns.« (Fastens! D. Verf.)

In dem so fleißigen und inhaltsreichen Werk von *Eugen Heun* »Das Fasten«, Seite 186, finde ich folgende tröstliche Stelle für den Fastenarzt und seinen Patienten über den Eiweißverlust während langen Fastens: »Die Beurteilung des Eiweißstoffwechsels während des Fastens bzw. Hungerns wird weiterhin vielleicht dadurch noch ermöglicht, daß nach *E. v. Skramlik* [13] jede Zelle ca. 1 Milliarde Eiweißmoleküle enthält, die bis zu 30% entbehrlich sind. Diese würden während des Hungerns abgebaut werden können, ohne daß die Existenz des Organismus ernstlich gefährdet wird. Man müßte also zwischen freiem (zirkulierendem) und fixem Eiweiß sowie innerhalb des letzteren noch zwischen einer entbehrlichen und einer nicht entbehrlichen Eiweißmenge unterscheiden. Während das freie (zirkulierende) Eiweiß in den ersten Fastentagen abgebaut wird, dürften die »entbehrlichen« 30% des Zelleiweißes weit über das therapeutisch angezeigte Fasten hinaus reichen und die Grenze für den prämortalen Eiweißzerfall angeben.«

Wieviel Hungerszeiten mag der Mensch seit Jahrtausenden durchgemacht und überstanden haben. Ja, den Hungernden (erst recht den Fastenden) schützt wahrhaftig schon das Vorsorgewerk des Schöpfers.

12. Gewichtsabnahme

Bezüglich der Gewichtsabnahme galt früher die Regel, daß der Tod eintritt, wenn 40% des anfänglichen Körpergewichts eingebüßt sind (*Chossat* nach *Morgulis* und *Günther*). Diese Zahl gilt, wie schon erwähnt, durchaus nicht unbedingt. Es sind bei günstigen Pflegebedingungen bei hungernden Säugetieren Gewichtsverluste von 60% und mehr festgestellt worden, ohne daß der Tod eintrat, vielmehr ein Wiederhochkommen bei Futter und Pflege. Herbivoren vertragen übrigens den Hunger schlechter als die Carnivoren (die Raubtiere). Letztere können merkwürdig lange hungern; und sie werden dabei immer aktiver und oft geradezu leistungsfähiger. Es ist wie eine biologische Anpassung an das schweifende, oft Zufällen und Hungerperioden ausgesetzte Leben des Raubtieres. Mit den frugivoren höheren Affen liegen m. W. noch keine Versuche vor. Auch würden solche Versuche in der Gefangenschaft wenig beweisen. Es ist durchaus anzunehmen, daß der Mensch im Fasten-Können jedem Säugetier überlegen ist. Verfasser fastete November-Dezember 1926 4 Wochen (28 Tage) ganz streng und nahm währenddessen genau 28 Pfund ab. Interessanterweise verteilte sich auf diese 4 Wochen die Gewichtsabnahme derart, daß in der ersten Woche pro Tag durchschnittlich 1 kg, in der zweiten Woche täglich 1 Pfd., in der dritten Woche täglich $^1/_2$ und in der vierten Woche je $^1/_4$ Pfd. abgenommen wurde. Weitere 2 Pfd. waren schon in den dem Fasten vorangehenden zwei Obsttagen verlorengegangen. Die starke Abnahme während der ersten Fastentage ist natürlich in erster Linie der starken Entwässerung zuzuschreiben.

13. Länge des Fastens und Hungerns

Wie lange ein Mensch fasten kann, also über das »Menschenmögliche«, dahin gehen die Meinungen ebenfalls auseinander. Überängstliche Einschätzungen wechseln mit geradezu phantastischen Berichten, die bis zu $^1/_4$-Jahr-Fasten gehen. *C. Mac Swiney*, der irische Patriot, der sich durch Nahrungsverweigerung tötete, starb am 73. Hungertage. Der Mann war aber als Gefangener wohl kaum in einem für stärkere Fastenresistenz notwendigen seelischen Gleichgewicht. *S. Möller* berichtet von einem seiner Patienten, den er 65 Tage[14] fasten ließ. Der Mann genas von einem schweren chronischen Leiden. Der amerikanische Fastenarzt *Dr. Dewey* gab zu Anfang dieses Jahrhunderts seinem deutschen Kollegen *S. Möller* einen Bericht über drei ungewöhnlich lange Fastenfälle aus seiner Praxis. In zwei Fällen wurde je 65 und in einem sogar 70 Tage gefastet. Sämtliche Fälle endeten erfolgreich. Fräulein *Dr. Hazzard,* die Schülerin von *Dr. Dewey,* beschreibt einen Fall von 75 Fastentagen, und *Dr. Carrington* (England) teilt uns mit, daß ein 45jähriger Amerikaner 79 Tage fastete, wodurch sich sein Gesundheitszustand in wunderbarer Weise hob. Den Vogel schießt aber der amerikanische Schriftsteller *Upton Sinclair* ab, der in einer das Heilfasten behandelnden Schrift von einem 90tägigen (!) Fasten eines beleibten New Yorker Hotelbesitzers erzählt *(S. Möller,* a. a. O., S. 95).

Aber »nach jenen Höhen wag' ich nicht zu streben, woher die holde Nachricht tönt« (Faust, 1. Teil[15]).

Einmal fehlen leider bei vielen der amerikanischen Fastenberichte genauere Angaben, was unter »Fasten« verstanden wurde. Und zweitens haben diese langen Fastenzeiten für uns ja nur theoretisches Interesse, da für das Heilfasten nach unserer Erfahrung ein- oder mehrfaches Fasten von 2, 3, selten einmal 4 Wochen Dauer völlig ausreicht. Zwar sahen wir bei *Nordwall* (Norden) auch sehr gut verlaufene Fastenfälle von über 50 Tagen, doch konnten uns die Resultate nicht von dem höheren Wert einer so langen Ausdehnung des Vollfastens überzeugen.

14. Das Fasten als Ausscheide-, Umstimmungs-, Umlagerungs-, Lösungs- und Entkrampfungskur

Zum Schlusse dieses Kapitels über die Physiologie des Fastens seien noch einige allgemeine und zusammenfassende Bemerkungen des Verfassers gestattet.

Der Verfasser hat über 30 000 fastende Menschen durch das Krankenhaus gehen sehen, das ihm als Kurheim diente, durch sein Sprechzimmer, wo jeder Fastende sich einmal täglich vorzustellen hatte und, ab 1936, durch die 6 Häuser seines nur Fastenkuren dienenden klinischen Sanatoriums. Gewiß haben die immer wiederholten Beobachtungen an diesen Fastenpatienten nicht den Exaktheitswert, den etwa die Aufzeichnungen von *Luciani* (betreffs *Succi*) oder von *Benedict* (betr. *Levanzin*) haben. Und doch sind diese Beobachtungen und Erfahrungen für den Verfasser selbst wichtiger als alle Buchveröffentlichungen. Sie dürfen auch von allen noch kommenden Fachärzten als brauchbar und hilfreich angenommen werden; denn sie stammen aus der Werkstatt des Praktikers und sind an Menschen gemacht.

Wenn man nun bei einem gesunden Menschen mit dessen Zustimmung und bei ausreichender Pflege aufhört, ihm weitere Nahrung zu geben, so werden beträchtliche Energiemengen »arbeitslos«, die vorher in der Verdauung und Assimilation gebunden waren. Sie stehen zur Verfügung. Der Abbau und die Umsetzung überflüssigen Körpermaterials stellen aber ganz offenbar eine geringere Arbeit dar als die Verarbeitung der von außen kommenden Stoffe. Denn wir beobachten nicht selten unter dem Fasten ein Wachsen der Leistungsfähigkeit des Muskels und des Nervenapparates, welches ganz überraschend wirkt[16]. Und wir können uns dieses Plus an Kräften nur aus dem Vorhandensein vorher gebundener und nunmehr freier Energien erklären. Nicht so beim Kranken! Hier werden die nun verfügbaren Kraftreserven sofort eingesetzt zu Ausbesserungen, zum Abbau kranken, schwachen Gewebes, zu Umsetzung (Leber) und Ausscheidung, also zu einer Mehrarbeit, die der gesunde Körper nicht hat. Oft ergibt sich auch jetzt noch ein Überschuß an Reservekräften, der sich in erstaunlichen Leistungen ausdrückt.

Mitunter sehen wir aber auch das Bild der größten Schonungsbedürftigkeit und Hinfälligkeit wie bei erschöpfenden akuten Krankheiten. –

Das Heilfasten ist im wesentlichen eine Ausscheidungskur[17], eine Reinigungskur der gesamten Körpergewebe und -säfte. Der gesamten! Der Satz des alten *Galen* hat wörtlich recht: »Abstinentia totum corpus *aequaliter* purgat«. Die Fastenkur bedeutet aber noch mehr. Ich schließe aus allen Erscheinungen und Wirkungen des längeren Fastens, daß alle Gewebe des Körpers sich straffen, daß sie fester und kürzer werden. Alles Gesenkte hebt sich, alles Lose rafft und strafft sich. Davon wird noch im einzelnen die Rede sein. Die vielerlei Derivate des Eiweiß-Abbaues im fastenden Körper wirken wahrscheinlich als Reiz auf das vegetative System und damit auch auf die Zirkulation. Diese »Proteinkörper-Therapie« arbeitet also mit körpereigenem Material. Ein großer Vorteil! Sie ist eine biologische Heilmethode im besten Sinne, eine Autoproteinkörper-Therapie unter höchster innerer Kontrolle, weit überlegen etwa dem plumpen exogenen Reizstoß einer Omnadinspritze.

An die Wirkung einer Eiweiß-Einspritzung werden wir auch erinnert durch das gelegentlich bei einem erfolgreichen Fasten auftretende urtikaria-ähnliche Exanthem. Wir beobachteten auch mehrfach schon Ausschläge, die einer Gürtelrose ähnelten und in wenigen Tagen wieder verschwanden.

Daß Wunden, falls starkes Heilfasten sich ermöglichen läßt, auffallend besser heilen, hat mir nicht nur der alte Geheimrat *Dr. Schwerth*-Gotha selbst erzählt, der im ersten Weltkrieg sogar Gelenkschüsse streng fasten ließ, und zwar mit bestem Heilerfolg. Ende 1935 schrieb mir noch ein anderer Chirurg (*Prof. Dr. H. v. Baeyer*-Düsseldorf), daß er 1908 bereits in den »Beiträgen zur klinischen Chirurgie« Band 58, Heft 1, Seite 106 und 107, in einem Aufsatz »Fremdkörper im Organismus« darlegte, »daß Hautwunden beim Hungertiere anscheinend schneller und glatter heilen als beim gut ernährten Tier«. Die populäre Meinung in Mediziner- und Laienkreisen sagt gerade das Gegenteil. Eine der vielen falschen Vorstellungen alten Aberglaubens.

Eine weitere Wirkung des Heilfastens ist die Wiederherstellung gestörter Zusammenarbeit zwischen den einzelnen Organ-Gruppen und -Systemen unseres Körpers, also eine Art Harmonisierung. Auch darauf soll noch zurückgekommen werden.

Obschon die vierte Hauptwirkung des Fastens nicht eigentlich zur Physiologie gehört, mag sie hier der Vollständigkeit wegen kurz genannt sein: Vorbereitung einer Lösung, Lockerung, Befreiung des seelischen Gefüges von gewissen schweren Bindungen, Verkrampfungen, Verengungen, die weit mehr, als die meisten ahnen, mitschuldig sind an schweren körperlichen Krankheiten.

III. DIE METHODE

1. Selbstfasten

Man fängt als Arzt und zukünftiger zünftiger Fastenleiter am besten damit an, daß man erst selbst einmal fastet. Sagen wir gleich drei Wochen. Dabei lernt man vielerlei (ganz abgesehen davon, daß man gesundheitlichen Nutzen hat). Erstens spürt man, wie es einem Fastenden zumute ist in den kritischen Umschaltetagen, dann in den Ausscheide- und Umlagerungswochen des tüchtigen Fastens und schließlich in den wiederum kritischen Tagen des Fastenbrechens und Aufbauens. Zweitens aber merkt man so auch am ehesten, was der Faster braucht, was er leicht vermißt und womit man da und dort helfen kann. Am besten ist es, man fastet mit einer Reihe anderer Kurgäste in irgendeiner Kuranstalt. Mag dann auch die *Methode* bei allen Fastern dieselbe sein, meinethalben auch mit solchen Hilfsmethoden wie Wasser, Luft, Sonne, Bewegung, Ruhe, Massage, Rödern, Homöopathie und geistiger Führung: jeder Fastende ist dennoch eine Welt für sich, erlebt die Zeit des Fastens anders, zeigt andere Erscheinungen, mitunter auch andere »Krisen«, je nach Anlage, Leiden und Schicksal, und lehrt uns, daß jeder wieder besondere Ansprüche stellt und besonders angesprochen sein will.

2. Die Jahreszeiten

Nun soll aber schon der durch eigenes Fasten Erfahrene anfragende Kurgäste beraten, etwa welche Jahreszeit für die Fastenkur am günstigsten sei. Nun, ich sage aus Erfahrung, daß jede Jahreszeit ihr Gutes hat und ihre Nachteile und daß man eigentlich den Anfragenden schon recht genau kennen muß, um bestimmt raten zu können.

So wird etwa der Vorfrühling und Frühling für Grübelnde, Feinfühlige, Ahnungsreiche und Nachdenkliche, für Theosophen etwa und geschulte Lebensreformer, immer besonders beliebt sein[1], und wer da irgend kann, wählt die Zeit der sich erneuernden Natur bei steigender Sonne, weil er da viel Beziehungsreiches findet und seiner Anlage nach gern bestimmte

Analogie-Schlüsse macht. Diese Mikrokosmen von Menschen fühlen sich als sehr lebendiges Rädchen eines Ganzen, in dessen Rhythmus und Ablauf sie stets zu bleiben suchen.

Und doch lobe ich mir wieder den schönen warmen Sommer für gründliche Faster und muß aus alter Erfahrung sagen, daß die warme Jahreszeit, die Jahresmitte, eine ganz besonders mütterliche Freundin des fastenden Kranken ist. Da sind stets die Fenster offen beim Schlafen, bei Vorträgen, bei Wind und Regen, da locken die Sonnenbäder, die Luftbäder, die Duschen, die Wasserplanschereien (gegen deren »Kälte« sonst jeder Faster besonders empfindlich ist), da ist das kurze Tauchbad im Freien gelegentlich gestattet, da liegt es sich so herrlich am Waldesrand und auf der Wiese, kurzum, die mütterliche Sommerzeit schenkt in reicher Fülle Erleichterungen des Fastens.

Und der Herbst? Er ist die besinnlichste der Jahreszeiten. Und reicher an Schönheit sogar als alle anderen, wenigstens für Künstler und Dichter-Menschen, die mehr Bedeutung und reife Tiefe als Glanz und Jugend suchen. Was aber hat das mit einer ärztlichen Abhandlung über das Fasten zu tun, fragt entsetzt der lesende Mediziner, und gar mit »Methode«? Abwarten, wir sind mitten drin, in der »Methode« nämlich. Der Fastenarzt, der nicht die Landschaft zu Hilfe nimmt, *seine* Landschaft, in der er wurzelt, der nicht die süße, schwere und lösende Wehmut des Herbstes, die mit der Landschaft Sinfonien spielt, recht stark wirken läßt auf seine im Fasten stark aufgeschlossenen Menschen, der wird zu einem *großen* Erfolg *nie* kommen. Ich möchte einmal eine »Fastenkur-Anstalt« mitten in der größten Stadt sehen, eingeklebt in eine schnurgerade Straße, mit kleinem oder keinem Vorgarten, mit allem »Komfort«, mit aller Technik, mit gut ventilierten Zimmern, woran die vier Jahreszeiten machtlos vorbeigehen, wo Sturm, Gewitter, Mond, Wolkenzug, Regen, Schneefall, abgefangen von hundert Kulissen und Schirmen, kaum merkbar und bedeutungslos werden – »nichts von dem weiten, wirklichen Geschehen, das sich um dich, du Werdender, bewegt, geschieht in ihnen« *(Rilke)* –, ein solches Haus mit Fastenden möchte ich sehen, das, herausgehoben aus dem lebendigen Leben der Landschaft, dem Fastenden die Gnade einer Herbstkur schenken könnte!

Und nun der Winter? Die armen Faster, mit ihren knappen »Kalorien« aus ihrem sparsamen Zellenstaat! Und die kurzen Tage! Aber das ist alles halb so schlimm. Korpulenten und allen, die unter Wärme mehr als unter Kälte leiden, rate ich sogar ganz besonders zu, im Winter zu fasten. Was die Kälte anbetrifft, gegen diese kann man sich viel eher wehren als gegen

Wärme. Mantel und wasserdichte Stiefel gestatten manch schöne Wanderung, auch bei Schneewetter, Heizung sorgt für nötige Wärme, desgleichen der warme Pfefferminztee (da sind wir also schon mitten drin in der »Methode«), und da die Zahl der Kurgäste im Winter immer kleiner ist, schließt sich ein kleiner Kreis enger zusammen. Abends, um die Lampe geschart, wenn alle guten Geister wachen (Heil-Atmosphäre!) und draußen der Sturm heult, als belagerten die Dämonen der Hölle das Haus, da fühlt man sich merkwürdig geborgen, kommt eher zu sich selber als in den Jahreszeiten mit mehr »Außendienst« und Ablenkung und erfährt oft eine Art Heilung und Heilgewißheit, die dem »Sommerfrischler« mitunter versagt bleibt. Ich kenne Fastende, die nur im Winter »ihre Kur« machen, obwohl sie im Sommer vorteilhafter reisen könnten, eben weil der Winter (Dezember bis Februar) so viel beglückende Heimlichkeiten in sich birgt.

Es ist schon mehrfach die Frage erörtert worden, ob denn das Heilfasten unbedingt in einem Sanatorium absolviert werden müsse, ob man also einen Leidenden nicht auch zuhause in der Pflege seiner Familie fasten lassen könne. Auf Grund nunmehr 30jähriger Erfahrung kann ich zu diesem Vorschlag nur ein sehr bedingtes Ja sagen. Die Begründung meiner Bedenken steht fast auf jeder Seite meines Buches. Hier möge in gedrängter Kürze nur folgendes gesagt sein: Fasten erfordert in den weitaus meisten Fällen Lösung aus den Alltagsbindungen, bestimmte Atmosphäre und Stille und eine darauf eingestellte Umgebung. Fasten ist eben – ich muß es immer wiederholen – keine rein medizinische Angelegenheit. Darum ist übrigens auch eine »Fastenkur« mitten in einer Klinik eine Unmöglichkeit. Als Ausnahme für ein ambulantes Fasten, für ein Fasten zuhause käme nur in Betracht: Ein ungewöhnlich gut unterrichteter und vernünftiger Patient in einer geeigneten Wohnung und in einer Umgebung von Menschen, die sämtlich darauf eingestellt und »Mitverschworene« sind. Das gab es aber von jeher nicht oft und gibt es auch heute noch selten. Deshalb ist das ambulante Fasten mit einem zu großen Risiko verbunden und bleibt ein Experiment, dessen Mißlingen nur geeignet ist, die Via regia, die »königliche Kur« in unverdienten Mißkredit zu bringen[2].

3. Die Aufnahme

Habe ich den Rat erteilt, man möge zum Fasten kommen, die Jahreszeit passe, dann wird das Zimmer gewählt. (Wenn man noch in der Lage ist zu wählen. Das geht ebenfalls im Winter besser als im Sommer.) Aussicht,

Farbe der Tapete, Bilder an der Wand, ein guter Spruch, nichts ist ohne Belang, nichts ist ohne Beziehung. Endlich kommt der Gast. Nachdem er sich etwas ausgeruht hat, wird er gleich gewogen. Die Waage spielt eine ganz besonders wichtige Rolle in einem Fasten-Sanatorium. Man gibt Anweisung: Immer in derselben Kleidung wird möglichst täglich gewogen. Kommt einer abends an, bekommt er durchschnittlich nur etwas Obst, vielleicht Äpfel. Mitunter ist noch eine richtige Abendmahlzeit, falls nicht sofort untersucht wird, besser, da jede Diätkost schon bald den Befund ändert. Ausnahmen werden je nach der Krankheit des Zugereisten gemacht, etwa bei Magengeschwür oder ähnlichen Leiden. Bei der nun folgenden Aufnahme-Untersuchung wäre besonders der Zustand des Herzens zu beachten und der Blutdruck. Wenn die meisten Zugereisten auch ärztlich überwiesen sind oder ihre Krankengeschichte als Brief oder im Gedächtnis mitbringen (es ging ja auch meist eine Korrespondenz voraus), so muß doch erst noch einmal festgestellt werden, ob das Leiden oder der Zustand des Kranken nicht etwa unter eine Gegen-Indikation fällt (Basedow, Hysterie, Lungentuberkulose, Krebs usw.). Auch bei dieser Gelegenheit muß wieder einmal darauf hingewiesen werden, daß Anwärter für die Fastenkur, denen ihr Hausarzt schon einige Monate alle möglichen Arten von »Halbfasten« (Rohkost, Milchtage, Morgenfasten usw.) verschrieben hat, gewärtig sein müssen, daß infolge einer gewissen monatelangen Reizstoß-Verzettelung die große Operation, der Fastenstoß (»ins Herz des Feindes«) eine etwas geringere Erfolgsaussicht hat. Eine bessere Aussicht auf vollen Erfolg haben dagegen alle diejenigen, welche voll Kraft und Saft (selbst wenn es *»schlechte Säfte«* sind) und mit einem genügenden »Depot« an das Magnum Opus des Fastens herantreten.

4. Der Kurplan

Nach der Aufnahme-Untersuchung wird ein Kurplan angelegt mit Gewichts-Tabelle. Die Anzahl der Fastentage, die man dem Neuen unter allen Umständen zutrauen darf, wird mit Tinte eingezeichnet, die anderen mit Bleistift. Es ist auch dem erfahrenen Prognostiker ganz unmöglich, ohne schlechtes Glücksspieler-Gewissen zu sagen: »Ihr Fasten wird in 14 Tagen abgelaufen sein.« Schon wie ein Organismus auf die erste Umstellung (drei Tage) antwortet, können wir nicht mit Sicherheit ermessen. Vielleicht ist ja nach promptem und starkem Ausscheiden und mit tüchtiger Entwässerung und Entsalzung des Körpers das Fasten schon am zehnten Tage zu Ende, vielleicht ist aber auch der Kranke bzw. sein Zellenstaat so »zurückhaltend«, und die Abnahme erfolgt so langsam (bei gutem Befinden), daß wir erst in 25 Tagen die Kur für beendet erklären können. Oder bald nach der Umschaltung des Verdauungstraktus erfolgen derartige Rückvergiftungs-Reizstöße (Erbrechen, Schweiße, Durchfälle, Ohnmachten), daß wir nach fünf Tagen das Fasten für diesmal beenden oder zu einer anderen Fastenform (Obst-, Rohkost-, Milchfasten) übergehen müssen.

Zeigt der Untersuchte deutliche Hinweise auf ein Konstitutionsmittel, so wird dies sofort auf der Gewichtstabelle mit einem Zeichen vermerkt. Wie ein mit großer Pause angeschlagener starker Glockenton klingt dann der alle zwei Tage gegebene Arzneireiz der Hochpotenz in einem durch Fasten hochgradig reizempfindlich gemachten Körper. Dazwischen spielt die Melodie der tiefer potenzierten Steuerungsmittel. Oft sind diese und auch das Konstitutionsmittel gar nicht nötig. Das Fasten schafft meistens alles. Sodann folgen Belehrungen. Einfacherweise durch ein gedrucktes Blatt, auf dem alles steht, was während des Fastens zu beachten ist (Zeiteinteilung, Hausordnung), und durch Empfehlung einer Lektion über die Fastenkur, die sich der Neuling in einer darauf eingerichteten Buchhandlung holt. Alles aber, was außerhalb des allgemeingültigen Schemas verläuft, also das *seinem* Fall Entsprechende, wird ihm sofort gesagt bzw. aufgeschrieben.

5. Die Obsttage

Die zwei ersten Tage sind beim typischen Fasten und in den meisten Fällen sogenannte Obst-Tage. Äpfel, Apfelsinen, Backpflaumen und Feigen sind in beliebiger Menge erlaubt. Es ist in 38 Jahren noch nicht einmal vorgekommen, daß einer sich darin übernommen hätte. Es ist sehr bezeichnend: An Kuchen oder Heringssalat oder Gänsebraten kann sich ein Mensch überessen, kaum aber jemals an Orangen und Äpfeln, selbst wenn er der größte Liebhaber dieser Nahrung ist. Getränke braucht der Obstfaster gar keine oder höchstens einen Schluck Wasser nach einer Trocken-Obstmahlzeit. Aus welchem Grund dieses Vorfasten mit Obst gemacht wird? Ich empfehle, es den Gästen kurz zu erklären: Das letzte, was den Darm vor dem eigentlichen Fasten verläßt, sollen Obstreste sein. Wir wissen, daß noch lange Zeit der Darm, in erster Linie der Dickdarm, letzte Reste früherer Mahlzeiten in Ecken und Taschen zurückhalten kann. Bei der im Fasten veränderten Darmflora faulen diese Reste gelegentlich. Wenn Cerealienreste faulen, so können gärige Durchfälle das Fasten stören, faulen Eiweißreste (Fleisch!), so zeigen sich Übelkeit, Kopfschmerzen, Fieber, Indikanurie. Es ist daher ein altbewährter Brauch, daß wir dem Fastenanfänger vorher 1 bis 2 Obsttage verordnen. Während dieser zwei Obsttage nimmt übrigens der Fastende schon erheblich bei starker Harnflut ab. Es ist nicht ratsam, diese Obsttage zu Hause zu verbringen. Denn binnen 24 Stunden ändert sich unter Obstfasten die ganze Lage: das Gewicht, der Blutdruck, die Atmung, der Puls und der Gesamteindruck. Und so wird der die Aufnahme vornehmende Arzt leicht irregeführt zum Schaden des Patienten. Nein, ich sage immer: »in seiner Sünden Maienblüte« *(Hamlet)* komme der Fastenkurgast zu uns! Die starke Entwässerung der ersten zwei Tage ist ja doch schon ein so gründlicher »Stoß«, daß er ihn unter dem wachenden Auge des Arztes abzumachen hat. Am meisten nehmen natürlich die »Gepökelten« ab, wie der alte Fastenarzt *Gustav Riedlin* die Bierrestaurant-Esser mit ihrer oft versalzenen Kost wegen der Kochsalzanreicherung ihres Körpers nennt. Gerade, während wir diese Zeilen schreiben, fastet hier ein solcher Schlemmer, der in sieben Tagen 22 Pfd. abgenommen hat, was allerdings selbst für »Gepökelte« eine ungewöhnlich starke Abnahme darstellt[3]. Natürlich ist hier das meiste: Wasser! Wasser und Salz!

6. Das Glaubersalz

Nach den Obsttagen, also am dritten Tag, gibt es dann am Vormittag eine tüchtige Portion Glaubersalz (Natrium sulfuricum), 40 Gramm aufgelöst in 750 Gramm warmen Wassers, von der Temperatur etwa des Karlsbader Kochbrunnens. Das soll der Faster etwa in einer Viertelstunde ausgetrunken haben; den unangenehmen Nachgeschmack beseitigt ein Schluck Himbeerwasser.

Ein Abführmittel ist nötig, um recht gründlich und rasch den Säftestrom nach dem Darm zu lenken.

Weshalb wir gerade Glaubersalz wählen? Weil es unter allen Darmentleerungsmitteln noch das relativ harmloseste zu sein scheint und doch wirksam genug ist. Bei ganz unüberwindlicher Abneigung gegen Glaubersalz (Erbrechen!) greifen wir zum Sennestee (der schon nicht ganz so harmlos ist und oft Bauchgrimmen macht) oder zum Rizinusöl.

Es erfolgen bald gewöhnlich 4–7 gründliche, schließlich nur noch wäßrige Entleerungen. Der aufgeregte Darm schaltet praktisch auf Sekretion um. Starker Durst stellt sich ein (auch durch die Na-Wirkung). Man stillt ihn am besten mit warmem Pfefferminztee. Dieser Tee hat nebenbei noch eine die aufgewühlten Eingeweidenerven beruhigende Wirkung.

Der bekannte französische Fastenarzt *Dr. Guelpa* (Paris) macht einen erheblich stärkeren Gebrauch von dem vortrefflichen Glaubersalz. Seine Glauber- und Fastentage unterbricht dieser Arzt, wie schon erwähnt, immer brüsk durch Eßtage, nach denen dann sofort wieder einige Glaubertage folgen. So ließ er z. B. einen 48jährigen, schwer gichtkranken Maler auf seine Weise (also mit eingeschobenen Eßtagen) in fünf Monaten 80 Tage fasten und traktierte ihn während dieser Zeit mit 70 (!) starken Glaubersalz-Portionen. Der Maler wurde aber auch gesund, nachdem sein Gewicht von 87 auf 60 kg gesunken war. Die Bücher und Broschüren des französischen Kollegen haben in Frankreich im ersten Jahrzehnt dieses Jahrhunderts einen so großen Eindruck gemacht, daß sie einige Zeit das Tagesgespräch, den beliebten Gesprächsstoff in den Pariser Salons und Theater-Foyers bildeten. Daß die französische Schulmedizin die Fastenkur nicht einfach in ihr klinisches Arsenal einbaute, läßt sich psychologisch nur aus dem starken Ressentiment erklären, das der meteorgleich aufschießende Ruhm der *Guelpa*-Kur und ihres kämpferischen Vertreters in der medizinischen Orthodoxie weckte. Wenn auch zweifellos diese abundante Glaubersalz-Überschüttung *Guelpas* mit ihren Unterbrechungen ihre schönen Erfolge haben mag: alles, was ich je über *Guelpa* und seine Kur hörte, konnte mich dennoch nicht davon überzeugen, daß sie dem kontinuierlichen Fasten irgendwie überlegen sei. Und wenn manche erfahrungsarmen und ängstlichen Gemüter die richtige Fastenkur eine »Pferdekur« zu benennen lieben, nun, gegen die Methode *Guelpa*[4] ist unsere Fastenkur wahrhaft zahm, milde und menschlich.

Sollte einmal, was selten vorkommt, das Glaubersalz nicht genügend wirken, so kann man ohne Bedenken ein zweites, ja ein drittes Mal die Glaubersalz-Dosis geben, oder (bei Gegenindikationen) man verzichtet dann auf jedes Purgativ und beschränkt sich auf Darmeinläufe. Bei sehr empfindlichen und zarten Menschen, bei denen sich ein brüsker, stoßähnlicher Anfang, wie die Glauberdosis ihn einleitet, verbietet, wählt man das »einschleichende« Verfahren, d. h., man läßt nach einem dritten Obsttag noch 1 – 2 Tage mit kleiner werdenden Mahlzeiten saftigen Obstes folgen (Apfelsinen, vielleicht mit einer Feige), um so ganz allmählich ins richtige Vollfasten überzugehen. Wir möchten aber gleich darauf aufmerksam machen, daß das ruckartig rasche Einschalten des Transsudationsstromes nach dem Darmtraktus vor dem milden einschleichenden Verfahren den Vorteil voraus hat, daß bestehende rheumatische, neuralgische und Migränebeschwerden oder ähnliche Plagen mitunter fast schlagartig verschwinden und durch die hoffnungsvolle Stimmung und Euphorie dann eine gute Brücke geschlagen wird hinüber ins dürre Land des Fastens, denn die »Wüstenwanderung« beginnt ja nun, und man braucht Mut. Beim einschleichenden Verfahren fehlt das. Die bestehenden Beschwerden klingen dann erst allmählich ab. Und das Gutzureden seitens des Fastenleiters muß nun über die manchmal wochenlang etwas lästige Umschaltzeit hinweghelfen [5]. Wenn gelegentlich der »Sturm und Drang« des Purgativs nicht recht aufhören will oder gar noch Erbrechen einsetzt (bei gewissen Leberleiden z. B.), dann handelt der Fastenleiter so, als wäre er zu einem gründlichen Fall von akutem Darmkatarrh oder Brechdurchfall gerufen worden. Er ordnet also an: Bettruhe, einen *»heißen Deckel«* auf den Bauch, etwas warmen Kamillen- oder Pfefferminztee als Getränk, eine Wärmflasche an die Füße und – das möglichst entsprechende Simile-Mittel des Meisters *Samuel Hahnemann.* »Abwarten und Tee trinken!« Dies gemütlich beruhigende Wort stammt aus der Zeit der Wiener »Nihilisten«, *Dietl* und *Skoda.* Mir scheint, da fehlt noch das Wörtlein »Gutzureden«. Dann haben wir ein wunderbares Kleeblatt: Die heilende Zeit, ein harmloses, beruhigendes Getränk und dazu das gütige, aufrichtende Wort des Arztes; diese drei vermögen schon gar viel in Fällen von Angst, Ungeduld und Mutlosigkeit. Wir haben jedenfalls in 38 Jahren noch nicht festgestellt, daß die stürmisch aufgeregte See, daß der Sturm des revoltierenden Bauchsympathikus unstillbar gewesen wäre.

7. Die Mittagspackung

Für die drei ersten Fastentage, die Tage der Umschaltung des Verdauungsschlauches von Resorption auf Sekretion, gibt man den Rat, keine größeren Wanderungen zu machen, also in der Nähe des Kurheims zu bleiben, auch (stundenweise mindestens) auf dem Sofa ruhig zu liegen. Mit dem zweiten Vollfastentag setzen dann auch die »Packungen« ein. Täglich zwei Stunden, bei uns aus praktischen Gründen mittags von 12 bis 2 Uhr, bekommt der Fastende eine Prießnitz-Packung von etwa 20 cm Breite in der Höhe der Leber. An die Füße und auf die Lebergegend kommt eine Wärmflasche, die für gründliche reaktive Erwärmung sorgt.

Nach dieser Mittagspackung der Leber fühlt sich der Fastende gewöhnlich recht müde, schwer und etwas depressiv. Wir erklären uns diese Wirkung so: Infolge der durch die Teilpackung hervorgerufenen stärkeren Blutfülle der großen Zollstation und Wechselbank Leber wird dies Organ zu einer erhöhten Tätigkeit angefacht. Infolgedessen kreist gar bald auch mehr Abbaumaterial im Blut. Diese Stoffwechselschlacken belasten natürlich das Herz, die Muskeln und die nervöse Zentrale. Daher kommt dann auch die sonderbare Müdigkeit mit Herzklopfen und Eingenommenheit des Kopfes. Tief atmen (mit guter Ausatmung), Recken und Strecken und ein munteres Wort, ein selbstgesprochenes auch, bessern schnell die Lage. Nehmen wir nun einmal an, der Fastende hat sich nach der Leberpackung angezogen und hat sich, weil er in seiner Müdigkeit das Bedürfnis fühlt, auf den Diwan gelegt. Da klopft es. Ein Mitfaster, der sich nach der Pakkung erheblich besser fühlt als der Liegende, will seinen Leidensgenossen zu einem Spaziergang abholen. Dieser ruft »herein«, springt höflich auf und steht im Augenblick in seiner ganzen Länge da. Schon aber wankt und stürzt er, und hätte ihn der Mitfaster nicht schnell aufgefangen, er hätte längelang auf dem Boden gelegen. Was ist passiert? Die Blutsäule kann sich während des Fastens infolge der veränderten Gefäßspannung nicht rasch genug der plötzlichen Lageveränderung anpassen. Daher wird das Gehirn für kurze Zeit »blutleer«, und das Bewußtsein schwindet. Eine richtige Ohnmacht ist da. Man bettet den Ohnmächtigen wieder auf sein Lager, Füße hoch, Kopf tiefer, und rasch ist das Bewußtsein wiedergekehrt. Keine Arznei, weder als Einspritzung noch durch den Mund ist nötig. Eine Tasse schwarzen Tees mit einem Teelöffel Bienenhonig läßt die Lebensgeister rasch wieder wach werden, und noch nicht einmal der Spaziergang braucht dann aufgegeben zu werden. Bewegung in freier Luft ist beim Fasten (besondere Fälle ausgenommen) ganz besonders nötig und wohltuend. Wer sich bewegt, atmet intensiver. Wer tiefer atmet, erhält mehr Sauerstoff. Sauerstoff ist Bedingung jeder Oxydation. Und jeder Abbau von Krankheitsstoffen ist nun einmal mit Oxydation verbunden, ebenso auch die notwendige Ausscheidung der Restschlacken, kurzum, der bewegungsfrohe Wanderer fastet immer erfolgreicher als der im Bett Liegende oder der Stubenhocker.

8. Der Spaziergang

Wie lange soll man während des Fastens täglich spazierengehen? Soll man auch Berge besteigen? Das läßt sich nur von Fall zu Fall bestimmen. Im

Durchschnitt wird von rüstigen Fastern ein Weg von 7 km vormittags und ein solcher von 10 km nachmittags spazierengehend zurückgelegt. Daß es Faster gibt, die täglich ihre 25 km wandern, weiß ich und erlebe es immer wieder. Aber das geschieht trotz meines Abratens und ohne meine Verantwortung. Die meisten Faster sind schon durch ihr Leiden vor solchen Versuchungen bewahrt (Asthma, Gicht, Korpulenz, usw.). Und gar manche müssen ja notgedrungen die meiste Zeit des Tages auf dem Liegestuhl, in Decken gehüllt, verbringen. Aber selbst diese sollen, wenn irgend möglich, ihre Glieder täglich etwas bewegen und wäre es nur so, daß sie einmal vormittags und einmal nachmittags im Kurheimgarten kurz auf und ab gehen. Will ein Fastender unbedingt Hügel und Berge besteigen, so bekommt er den Rat: Erstens alle 20 Steigschritte eine Herzerholungspause machen, zweitens nicht sprechen! Nie sieht es der erfahrene Fastenleiter gern, daß Gruppen von Fastern etwa in flottem Tempo dahingehen und dabei »angeregte Unterhaltung« pflegen. Das ermüdet den schwerer Fastenden, erschöpft ihn, lenkt ihn ab von der rechten Atmung und der Beachtung seiner individuellen Kräfteschonung.

9. Der Abend

Wenn der Tag sich neigt, gibt es ein harmloses Kurgetränk, abwechselnd einmal Süßmost von Zitrone, Brombeere, Himbeere, Kirsche u. a. Vom 5. Fastentag ab ist täglich der Saft einer Orange erlaubt, gut als Vitamin-Anregung, ebenso wie der geringe Zuckergehalt der Fruchtlimonade erfahrungsgemäß der Fastenazidosis entgegenwirkt, dergestalt, daß Azeton in solchen Fällen selten oder nie im Urin zu finden ist, selbst in Spuren nicht[6].

Wenn es dunkelt, findet sich die kleine Fastengemeinde im großen Wohnraum des Kurheims zusammen, wo der »Vortrag« stattfindet. Was diese Vorträge gerade für Fastende bedeuten sollen, und wie sie inhaltlich und in der Form gehalten werden, davon soll in einem anderen Kapitel die Rede sein.

10. Die Nacht und der Schlaf

Gegen 10 Uhr sollte ein Fastender zu Bett gehen. Aber selbst da gilt es, sich vor starrem Schematisieren zu hüten. Während der Durchschnittsfaster wohl sehr aufgeschlossen für Eindrücke und Anregungen ist, aber während des eigentlichen Fastens nichts schaffen, nichts gestalten mag, ist etwa ein Drittel der Fastenden merkwürdigerweise besonders aufgelegt zum Lesen oder Schreiben oder gar zu schöpferischen Arbeiten (schriftstellerisch, künstlerisch, dichtend, malend). Der Schlaf will aber diesen unruhigen Geistern beim Fasten oft nicht so bald kommen. Die Gedanken sind wach. Es drängt zum Schaffen. Man gestattet in diesen Fällen einmal das Wachen und Arbeiten bis um Mitternacht und darüber hinaus. Ein Kunstmaler von Bedeutung hatte während seines Fastens eine solche Arbeitslust, fast ein Arbeitsfieber, eine solche Fülle beglückender, fruchtbarer Ideen, daß ihm bei drei Fastenkuren auch jedesmal die besten Werke gelangen. Gewiß waren bei diesem Schaffen nicht alle gesundheitlichen Belange gesichert. Aber wer mag das tanzende, schwingende, beseligende Moment künstlerischen Schaffens auf die Sanatoriumswaage stellen und es ängstlich pedantisch abwägen? Das Risiko wurde also getragen und die Kur gelang trotzdem. Trotzdem? Vielleicht gerade deshalb! Das Gewicht solcher »Unwägbarkeiten« gibt gar oft größeren Ausschlag als das Gegengewicht ärztlich überdachter Kurdiktate. Wie oft flammt im Fastenzimmer in später Nacht noch einmal das Licht auf, um nach Stunden erst wieder zu verlöschen! Laßt sie immerhin lesen, schreiben, planen und dichten! Die Geschichte und die Psychologie des Fastens haben uns ja gezeigt, daß der schaffende, formende Seelengrund durch nichts stärker bewegt wird als eben durch das Fasten[7].

Und Schlafmittel? – Das Sündenregister der Barbitursäure-Präparate (als »Schlaf«-Mittel) regiert der Widersacher, der Herr der »Gegenschöpfung«. Bei aller Achtung vor der Wohltat der Opiate und Barbiturate in loco exacto – et raro: Der nervöse Schlafgestörte stört den Doktor. Wie ein Feind!

Ein altes Mediziner-Verslein scheint heute vergessen zu sein:

Willst du dich vom »Feinde« lösen,
Gib ihm Barbitur zum Dösen.
»Herrlich, daß es so 'was gibt!« –
Ja, so machst du dich beliebt. –

Genug, in einer ehrlichen biologischen Praxis ist das bequeme Hypnotikum und Sedativ so überaus selten wie die Strophanthinspritze beim fetten Stenokardiker. Die häufigen Spritzen des billigen Triumphs weichen Schritt für Schritt der werdenden Meisterung der biologischen Heilkunst. Weiter!

Nun bleibt nur noch übrig zu versichern, daß etwa die Hälfte der Faster einen leidlichen oder sogar tiefen, gesunden Schlaf hat, der zu ärztlicher Kritik keinen Anlaß gibt.

11. Das Morgen-Klistier

Jeden zweiten Tag gibt es frühmorgens das »Klistier«; in selteneren Fällen wird der Darm täglich gereinigt. Über Nacht haben sich allerlei auszuscheidende Schlackenreste im unteren Dickdarm-Abschnitt angesammelt. Gewiß würde nach einiger Zeit, wenigstens nach einigen Tagen, dieses angesammelte Schlackenmaterial in den meisten Fällen von selbst herausbefördert werden. Aber dann nicht ohne »kritische« Zustände vor und während der Entleerung. In Kalkutta erzählte mir im Jahre 1904 ein englischer Arzt von den 30 bis 40 Tage fastenden Sanyassis, die regungslos, an einem Baum gelehnt, auf einer Matte sitzen, neben sich den Krug Wasser, der ihnen täglich von einem befreundeten Wesen gereicht wird; alle 3 – 4 Tage aber verschwindet der fastende Asket im Gebüsch, um notgedrungen den Darm zu reinigen. Etwas Kolik, Durchfall, leichter Schweiß, etwas Übelkeit, manchmal Erbrechen begleiten den Vorgang der Reinigung. Das habe ich in einigen Fällen, wo das Klistier einmal abgelehnt wurde oder nicht genügend wirkte, selbst erlebt. Man wird dabei wieder einmal an den Sinn, an die besondere Bedeutung etwa eines »Brechdurchfalls« erinnert und belehrt, daß die Erscheinung, das Symptomenbild, einfach Reinigung ist, »Katarrh«, »Katharsis«, und nicht die Krankheit selbst. Diese steht hinter den Kulissen als Ur-Sache, als tiefere Wirklichkeit, als primum movens. So ist's ja überhaupt mit den meisten »Krankheiten«.

Das Klistierwasser, dem ich aus Gründen einer gewissen Isotonie, um das Aufsaugen durch die Darmwände zu verhindern, etwa 6 pro Mille Glaubersalz zusetzen lasse, soll nur 2 – 3 Minuten im Darm verbleiben. Bei dem in stark vorgebeugter Haltung oder in Knieellbogenlage empfangenen Darmeinlauf von einem Liter werden fast immer ausreichende Strecken des Dickdarms bespült. Nur in seltenen Fällen ist es nötig, das Wasser durch Bauchmassage hin und her zu kneten. Nur selten konnte ich mich während eines einfachen Fastens von der Notwendigkeit hoher Darmeinläufe oder gar der Suda- und Gymnakolon-Bäder überzeugen. Etwas mehr Vertrauen zum Inneren Arzt! Die Angst vor »wandständigen« alten Kotresten der Dickdarmhaustren, vor den »Verkrustungen« (!) der Darmwände scheint mir übertrieben. Mehr Ehrfurcht vor der hohen Vis medicatrix! Nach der großen Umschaltung, die etwa drei Tage braucht, strömt es, sickert es ja aus allen Darmwandabschnitten, auch aus den Dickdarm-Buchten. Immer lebendiger wird ja nun die Darmschleimhaut[8]. Ihr widersteht kein altes »Anhängsel«. Die aus den Wänden in das Darmlumen diffundierende

Flüssigkeit ist das beste biologische Darm-Spülungsmittel, besser als jedes Klistier. Und selbst wenn einmal in recht seltenen Fällen unter Sturm und Drang eine leichte »Colitis« eine gewisse Menge Schleim und geringe Mengen alter Fäkalmassen herausbefördert, und selbst wenn etwas Schweiß auf der Stirn steht und leichte Übelkeit das große Reinemachen begleitet, wer wagt zu sagen, daß diese natürliche, von Wehen begleitete Reinigung an Gründlichkeit und Gesundungswert vom Klistier oder gar von der 20-Liter-Irrigation übertroffen wird?

Das Wasser kommt bei dem Morgenklistier des Fasters meist in 2 bis 3 »Schüssen« wieder hervor. Zuerst geht nur Wasser ab mit geringen Beimengungen, fast hell, dann kommt hell-bräunlich-gelbgrünlich gefärbtes Wasser mit etwas Schleim, Bröckeln und häutigen Fetzen, und schließlich kommt oft noch ein kleiner Schuß einer jauchigen, stuhlähnlichen Masse.

Schwierigkeiten entstehen mitunter bei Hämorrhoidal-Leiden. Meist genügt Schonung. Eine wesentliche Störung des Fastenverlaufes ergab sich dabei nicht. Der Rest ist – Homöopathie.

Nach dem Einlauf und der gründlichen Entleerung ruht der Fastende sich etwa 20 Minuten aus. Vor dem Morgenspaziergang wird dann eine Tasse warmen Kräutertees getrunken und die Morgenpost gelesen. Der Spaziergang soll vormittags nicht zu lange ausgedehnt werden; denn es geht jetzt zum »Rödern«. Dies Rödern soll mit den anderen Hilfsmethoden in einem späteren Kapitel gewürdigt und begründet werden. Hier nur so viel: Auch der »knickebeinigste« Faster reckt und strafft sich nach der Anwendung der Röder-Methode. Es geht wie ein Ruck durch den Körper. Krisen werden hintangehalten. Müdigkeit schwindet. Hoffnung grünt wieder.

12. Die Morgen-Beratung

Natürlich ist es ja nicht das 3malige Rödern wöchentlich allein, sondern auch eine ganz kurze, zwar scharf zielende, aber ganz natürliche und gar nicht »aufgemachte« Morgenaussprache, die oft anknüpft an eine irgendwie kennzeichnende Bemerkung des Fastenden über eine Stelle des gestrigen Abendvortrages oder an eine Klage. Diese kurze Korrektur kann in fünf Minuten vorgenommen werden. Aber das gehört schon zu unserem Kapitel über »Führung«. –

Kommt der Faster nun mit »aufgezogenem Uhrwerk« (wir brauchen solche Ausdrücke besonders gern; sie deuten gar nicht übel für den fastenden

Laien auf das eigentliche Wesen der sogenannten Röder-Methode), kommt er mit frischem Mut in sein Stübchen zurück, so erwartet ihn die Gemüsebrühe und dann die Leberpackung.

So schließt sich der Ring des Tages. So rollen die Stunden intensivster Gewebsreinigung ohne irgendwelche Qual und Quälerei. So wirkt, während der Mensch arbeitet, liest, wandert, meditiert, schläft, das Paternoster-Werk der Ausscheidung und Umstimmung.

13. Warme Bäder

Während der ganzen Fastenkur pflege man die Haut, dieses mächtige Atmungs-, Immunisierungs- und Ausscheidungsorgan. Ein bis zweimal in der Woche sorgt ein warmes Bad, oft mit einem med. Extrakt, für die notwendige Hautreinigung. Vor Bädern über 37° C ist zu warnen. Bäder über 41° C bedeuten schon gar eine direkte Gefahr für den Fastenden. Daß manche behaupten, sie da und dort ungestraft genommen zu haben während eines mehrwöchigen Fastens, ist kein Gegenbeweis. Der einzige, uns genau bekannte Fall des »Fastentodes« eines leidlich gesunden Mannes in den besten Jahren ist ursächlich verknüpft mit heißen Bädern. Der Mann fastete 45 Tage (!) und nahm ohne Wissen des Fastenarztes heiße Seebäder nach japanischer Art (also 43 und mehr Grad Celsius). Er starb an »Herzschwäche«. Die Schuld traf weder die Kur noch den Leiter.

Nach jedem warmen Bad pflegt man der Ruhe, etwa eine halbe Stunde. Am Badetag unterbleibt die Leberpackung. Es hat sich in 38 Jahren nicht selten gezeigt, daß Bad und Packung an einem Tag von Übel ist. Mattigkeit und stärkeres Herzklopfen sind die Folge. Der Durchschnittsfaster hat dann einen gestörten, unbehaglichen Nachmittag und meist auch einen gestörten Schlaf.

14. Die Hautpflege

Einmal am Tag, je nach Gutdünken und Gewohnheit frühmorgens nach der dem Einlauf folgenden Ruhe oder vor dem Zubettgehen abends, empfehle ich dem Faster im gut gewärmten Zimmer eine trockene oder nasse Hautanregung, und zwar am Badetag die trockene, sonst aber die nasse. Die trockene: Man bürste mit einer mittelscharfen Bürste die Haut vom Kopf bis zu den Füßen ab. Die Striche mögen stets von der Peripherie zur Mitte, von Händen und Füßen aus nach dem Herzen zu geführt werden. Drei Minuten genügen. Die nasse Hautanregung: Stubenwarmes Wasser mit Schwamm oder Waschlappen rasch über den ganzen Körper verteilen, dann mit scharfem Frottierhandtuch alles trockenreiben! Nicht zu hastig, nicht dabei so sehr anstrengen, daß das beim Fasten leicht erregbare Herz in eine Frequenz von 120 und höher gejagt wird! Immer gemütlich! Ein Liedchen dabei pfeifen oder summen, was sich mit gutem Ausatmen so fein verbinden läßt! Dieses tägliche Bürsten oder Frottieren ist ein sehr bekömmliches Exerzieren der Hautkapillaren. Das Hautorgan dankt es uns durch ungestörten Fortgang der Entgiftung (Entgasung) und durch größere Frische im Allgemeinbefinden.

15. Die Mundpflege

Vom dritten Tage ab etwa sieht man an der grau bis weiß bis gelblich belegten Zunge des Fasters das Maß und die Art der Ausscheidungen des Darmtraktus. Ein je nach der Lage des Falles abscheulicher Geruch stört den Faster und seine Umgebung. Die Zähne zeigen oft einen widerlichen, schmierigen Belag. Und die Lippen sind mitunter trocken und aufgerissen wie im Fieber. Also auch Mundpflege! Man nimmt sie eigentlich am praktischsten dann erst vor, wenn der Arzt bei der Morgenvisite schon Zunge, Lippe und Zähne gesehen hat. Zweimal, das heißt vormittags und abends, Zähne putzen! Die Zunge mit kantigem Stäbchen oder mit der Zahnbürste etwas abschaben. Die Lippen mit einer neutralen Salbe einfetten (ich empfehle ein Gemisch von Lanolin und Bienenwachs). Außerdem mehrfach täglich ein Mundbad nehmen: Drei Tropfen Arnikatinktur und etwas Zitronensaft in drei Schluck Wasser, damit dreimal den Mund lange und gründlich ausspülen, indem das Wasser durch die Zähne gezogen und hin und her bewegt wird. Nichts davon hinunterschlucken! Vor Gesprächen und geselligem Beisammensein ein ganz kleines Stückchen Zitrone (mit Schale) in den Mund stecken, so wie der Seemann seinen Priem trägt, oder eines der sehr kleinen Fiederblättchen der Gartenraute (Ruta graveolens) auf die Zunge legen. Sofort ist der üble Mundgeruch weg. Nicht kauen oder gar schlucken! Die stark kampferig schmeckende, scharf würzige Raute hat arzneiliche Wirkung, was jeder Homöopath weiß, und es könnten bei Mißbrauch dieses sonst harmlosen kleinen Hilfsmittels leicht Ruta-Arzneibilder herauskommen, die man im »Stauffer[9]« nachlesen mag.

16. Sonnen- und Luftbad

Zur Hautpflege gehören natürlich auch Sonnenbäder und Luftbäder, besonders im Hochsommer. Aber sofort möchte ich aus langjähriger Erfahrung heraus warnen, ehe ich die großen, bekannten Vorzüge der Sonnenbäder preise. Das Zuviel im Alltag des Fastenden ist oft schlimmer als das Zuwenig. Ein Sonnenbad bedeutet einen gar mächtigen Reiz und eine gewaltige Anregung des ohnehin schon stark aufgepeitschten Stoffwechsels des fastenden Menschen. Man verschreibe Sonnenbäder individuell, wie eine starke Arznei. Und man versäume nicht, am Eingang des Sonnenbades eine kurze Vorschrift mit Warnungen anbringen zu lassen und im abendlichen »Vortrag« (der ja nichts anderes ist als eine kollektiv-therapeutische Notwendigkeit) über die Handhabung des Sonnenbades zu sprechen.

Ein anderes ist es mit dem Luftbad, das natürlich mit dem Sonnenbad verbunden werden kann. Die Verbindung beider stört zwar das Dosieren, das rechte Abmessen. Aber vernünftigen, instinktsicheren und wohlunterrichteten Fastern kann man schon viel überlassen, was man anderen verbieten muß.

17. Arzt und Patient

Die alte Sache: Des Feldherrn Glück oder Unglück hängt ab von der richtigen Einschätzung der »feindlichen Kräfte«. Und der Patient ist der nach dem Evangelium zu liebende »Feind« des Arztes. Ein steter Kampf, ein stetes Überlisten, ein stetes Messen der Kräfte zwischen Arzt und Patient gibt tatsächlich ein gewisses Recht für manche etwas verblüffenden Vergleiche. *Goethe*, der Universale, Weisheitgesättigte, der sich gern über seinen Leibarzt Dr. *Vogel* lustig machte, hat einmal ähnliches gesagt: Der Arzt müsse wie ein Diplomat mit immer neuem Kniff und Pfiff oder wie einer, der eine Festung erobern wolle, auf den Kranken »losgehen«, und nur »en tant«, als er das könne, sei er ein guter Arzt. Das war zwar von dem großen Alten in plänkelnder Diskussion gesagt, bedeutet aber tatsächlich viel mehr als ein spöttisches Bonmot. Es ist ein Scheinwerferblitz in die fechterische Situation Arzt-Patient. In jedem Kranken ruft ein Leidender um Hilfe, lauert uns aber auch ein Bejaher, ein »Vertreter« der Krankheit auf wie ein Fechter mit gezücktem Degen. Zweien gilt unser ärztliches Mühen, dem Leidenden unsere Sorge, dem zu liebenden Feinde unsere Waffe und Fechter-Vorsicht. Die bekannten »Flüchtlinge in die Krankheit«

geben das deutlichste Bild. Sie sind eindeutigere und stärkere Feinde und können manchen Arzt »zur Strecke« bringen.

18. Die Massage

1951: Bis vor wenigen Jahren tat ich der Massage von Fasten-Patienten zu wenig Ehre an. Wohl stehe ich auch heute noch auf dem Standpunkt, mit der Massage bei verdächtigen Venen, fraglichen Phlebitiden, nahen Entzündungsherden usw. recht vorsichtig zu sein, d. h. die Massage zu *vermeiden*. Aber der Wert einer fach- und sachgemäßen Lokal- oder Ganz-Massage bei schwerbeweglichen, gestauten Menschen mit schlechtem Kreislauf – das habe ich gerade während der letzten zwei Jahre erlebt – ist doch recht erheblich. Massage ist ja mehr Kunst als Wissenschaft. Glückliche Hände, feines Gefühl und angepaßte maßvolle Dosierung vermögen ganz offenbar den Lymphstrom und die Kapillarität des Schlacken-Depot-Organes Mesenchym auf eine Weise zu fördern, die ganz sicher in beträchtlichem Maße der entschlackenden Wirkung des Fastens zugute kommt.

19. Die Pflege der Atmung

Im Zusammenhang mit Gymnastik und Fasten mag hier auch von der richtigen Atmung die Rede sein. Wieviel Atmungssysteme, wieviel »Schulen« und »Lehrer« gibt es da! Wieviel Okkultes, Mystisches, Dunkles lagert sich um das zweifellos vorhandene Geheimnis der Atmung! Die Inder benutzten bekanntlich den Atem zu den sogenannten Yoga-Übungen (Hatha-Yoga). *L. Schmitt*-München hat ein umfangreiches Buch geschrieben über »Das hohe Lied vom Atem«. Fast jede theosophische, okkultistische, lebensreformerische Sekte hat ihre Auffassung vom «Wunder des Atems«. Es ist da beinah so wie im Märchen: Da hat derjenige, der das richtige Wort ausspricht, den Bann gebrochen, das Werk getan, die Macht erhalten. Und hier: Wer »seinen« richtigen Atem wiederfindet, seinen Rhythmus, die rechte Schwingung seines Odems, der ihn in Beziehung setzt zum Weltodem, zu Prana, zum allgegenwärtigen kosmischen Nährstrom, dem schenkt sich die Welt, der bricht durch zu voller Gesundheit und Glück. Der lebendige Atem, der »Odem«, der schöpferische, der Gottesatem, der auch im Menschen seit Erschaffung Adams vorhanden ist, das verlorene Paradies des rechten Atems – so klingt und singt es und will uns oft ganz merkwürdig fesseln und packen. Denn fraglos hat es mit dem Atem eine sonderbare und wurderbare Bewandtnis. Lächeln darüber ist billig und banausisch. Und wer viel Zeit hat und sich tiefer versenken kann in die alte Lehre vom Atem und in die Lehren der verschiedenen theosophischen Schulen, der erfährt, daß dem Kulturmenschen nicht nur »sein richtiger Atem« längst verlorenging, sondern noch so vieles andere, was man alles nicht ohne einiges Recht als »verlorenes Paradies« bezeichnen könnte. Und auf die Gefahr hin, von vielen klugen Köpfen nun selber belächelt zu werden, möchte ich diese große innere Harmonie einfach die Gotteskindschaft nennen. Die läßt sich allerdings – für den Europäer jedenfalls – nie mit den Yoga-Praktiken und Atemübungen einer östlichen Schule erzwingen. Wer es dennoch versucht auf diesem »linken Pfade«, der verfällt gar oft in seelischen Krampf, in die Neurose oder in psychische Spaltungen, die ihn ins Nervensanatorium führen oder ins Irrenhaus, wo dann oft vergeblich die verlorene Einheit wieder gesucht wird. Aber was hat das alles mit unserem so einfachen logisch-biologischen und so gar nicht wunderbaren Fasten zu tun? Nun, es war doch gut, daß wir einmal kurz an das »Geheimnis« vom Atem rührten, denn dies beschäftigt sehr viele kluge und noch viel mehr verworrene Menschen. Und gerade diese letzteren drängen sich häufig zur Fastenkur, weil sie irgendwo gehört haben, daß gerade das Fasten im Verein mit dem Yoga-Atem erwünschte Ergebnisse einer bestimmten »Entwicklung« verspricht.

Wir aber suchen einfach den physiologischen, natürlichen und gesunden Atem dem Zwecke des Heilfastens dienstbar zu machen. Gewiß ging auch der «verloren». Das Naturkind, etwa der Indianer der bolivianischen Berge oder der Watussi der ostafrikanischen Steppe, die haben ihn noch, den lang ausströmenden, freien, gelösten Atem des gesunden, unverbildeten Menschen. Das europäische Schulkind verliert ihn bereits. Und kein Fußballsport und keine Militärausbildung[10] bringen ihn wieder zurück.

Weil nun der »Natur«-Atem verlorenging, muß eben »die Kunst« des Atmens helfen. Gibt es die? Und ist sie zuverlässig? Trägt sie der Anatomie und Physiologie ausreichend Rechnung? Über den Atem und die Atemtechnik, -gymnastik usw. ist schon recht vieles geschrieben worden. Mir ist das kleine Büchlein von *Leo Kofler* »Die Kunst des Atmens«[11] immer besonders zustatten gekommen, weil es mir obige Fragen zu bejahen scheint. Die Übungen *Koflers* sind klar und einfach und logisch. Die bekannte Atemschule *Schlaffhorst-Andersen*[12] baut sich auf den einfachen Regeln

Koflers auf. Diese Schule scheint noch die beste in Deutschland zu sein. Sie nimmt den Gesang zu Hilfe, um einen gesunden, freien und starken Atem zu erzielen, der dem Naturatem entsprechen soll. Das Singen steht im Mittelpunkt ihrer ganzen Methodik. Aber selbst bei dieser doch recht vernünftigen Atemschule wird noch mit der Atemschulung so ein klein wenig »schwarze Magie« getrieben, nicht ex officio gewiß und nicht bewußt, aber von manchen Schülern, die mitunter eigene Wege gehen, und denen es dann geht wie dem Zauberlehrling *Goethes*. Anscheinend verführt die Beschäftigung mit dem Atem und jeder Kult des »Odems« leicht zum Überschreiten einer gewissen rationalen Grenze.

Wir legen beim Fasten Wert auf eine nicht schnappende, nicht verkrampfte Einatmung und auf eine »strömende« längere, recht ergiebige Ausatmung. Eine Faustregel wird den Fastern mit auf den Weg gegeben, so ungefähr: Beim behaglichen Gehen: Vier Schritte lang einatmen, sieben Schritte ausatmen. Der Fastende bekommt dann gelegentlich etwas gesagt über die Rolle des Zwerchfells bei der Atmung und über die Bedeutung der Rhythmisierung des Atems für seine Kur und seine spätere Gesundheit. Das ist alles, was beim Fasten an »Atemschulung« nötig ist. Wird mehr verlangt, dann verweise ich auf die Schule *Schlaffhorst-Andersen*. Besonders »faule Atmer« müssen allerdings vor dem Einschlafen etwas üben, um den rechten Rhythmus mit in den Schlaf zu nehmen. Auf Grund mancher Beobachtung bin ich der Ansicht, daß gewisse Fälle von stärkerer Morgenmüdigkeit einfach auf Kohlensäure-Vergiftung beruhen. Beobachtet man diese Menschen beim Einschlafen, so kann man bemerken, wie der Atem immer oberflächlicher wird. Oft scheint er ganz zu stocken, dann folgt ein tiefer Atemzug, oft von einem Herumwerfen des Körpers begleitet. Und das Spiel beginnt von neuem. Diesem Unfug läßt sich durch ein ernstliches Sich-in-den-Schlaf-Atmen steuern. Allerdings gelingt die Korrektur nur dann, wenn die Übungen wochenlang und monatelang durchgeführt werden.

20. Besuche? Abgeschiedenheit, Stille!

Oft erhalten unsere Fastenden Besuche von besorgten oder sie bewundernden Freunden und Verwandten, oder es kommen zwei Eheleute zusammen oder zwei Freunde oder Geschwister oder Verlobte, um gemeinsam die Stationen der Pilgerfahrt des Fastens zurückzulegen. Dies alles kann sich wohl auch einmal recht günstig auswirken, insofern, als einer den anderen pflegt und stützt und ihm gut zuredet. Und ich sah schon Fälle, wo ich mir sagen mußte, daß ohne die verstehende Assistenz des begleitenden Verwandten oder Freundes der Arzt die Kur mit dem schwierigen Kranken kaum hätte durchführen können.

Sollten wir aber ein summarisches Urteil darüber abgeben, wie sich Verwandten-Besuche oder Begleitungen mitfastender, nahestehender Menschen kurmäßig meistens auswirken, so wäre dieses Urteil eher ablehnend als billigend. Einmal auf Grund der nüchternen Erfahrungen von 38 Jahren und zweitens aus grundsätzlichen Erwägungen heraus. Fasten ist nämlich seinem ganzen Wesen nach eigentlich eine Sache der Einsamkeit, eine Angelegenheit besinnlicher, seelisch-körperlicher Reinigung, einer gewissen Abbuße, die sich am besten in körperlicher und seelischer »Abgeschiedenheit« vollzieht. Allerdings nur dann, wenn wir darauf aus sind, das beste und stärkste aus den wartenden und werbenden Möglichkeiten dieser merkwürdigen Kur herauszuholen. Wie gerne beziehe ich mich auf Weisheiten und tiefe Einsichten der heiligen Bücher aller Völker, in denen immer wieder das Fasten eine so große Rolle spielt! Forschen wir nun einmal in dem uns Nächstliegenden, unserer lieben gewohnten Bibel, nach und prüfen wir, wie und wo unser größter Fastenmeister sein Fasten einleitete und durchführte, so finden wir in der lapidaren, edlen Kürze der Bibel gleich etwas über die Stelle, wo man fasten soll. Man soll nämlich »in die Wüste gehen«. »εἰς τὴν ἔρημον« (Matthäus 4, 1 und Lukas 4, 1). Das griechische Wort bedeutet auch Stille, Abgeschiedenheit, Einsamkeit. In dieser Abgeschiedenheit aber treffen wir fast alle großen fastenden Führer der Menschheit. Sogar ein Wort über die Führung [13] ist dort gesagt, etwas über die letzte Instanz der Leitung eines vorbildlichen Fastens, nämlich »ἀνήχθη ὑπὸ τοῦ πνευματος«, also ist etwas von einer Führung »durch den Geist« gesagt, durch die höchste Autorität, den höchsten »Vorgesetzten« des Archäus, unseres »Inneren Arztes«. Das sind zeitlose Worte. Sie gelten für alle Ewigkeit. Wo je gefastet werden soll und wann jemals die großen Möglichkeiten eines Heilfastens erschöpft werden sollen, immer gilt das Urbeispiel dieses großen religiösen Fastens.

Sobald ein Mensch fastet, wird er Individuum im besten und stärksten Sinne, kommen ihm die individuellen Lösungen, die nur für ihn und nur für sein Ziel und Werk gelten, mag letzteres höher oder niedriger sein. Jede ungeschickte Anlehnung, jeder unnötige Gedankenaustausch, der immer auch ein Kraft-Austausch ist, nimmt ihm ein Stück seiner Originalität. Auf diese Ursprünglichkeit seines gesundheitlichen und geistigen Wesens kommt es aber gerade an. Der Faster wird »unsozial«, wirkt »unsozial«.[14] Die individuellen Eigenarten seines Reinigungsprozesses vom Mundgeruch bis zu den kritischen Schwankungen seiner Stimmung zeigen die sich enthüllenden Stufen seiner karmischen Entwicklung sowohl wie seines körperlichen Schicksals. Da will nämlich auf Grund eines Gegebenen, Schicksalmäßigen, Ererbten etwas Neues werden, das noch nicht ist. Im Felsblock schläft schon ein Marmorkunstwerk. Der Meister aber setzt, geführt vom Geist, den Meißel an. Im Leben der Nationen ist es heute ein schöner Brauch, in feierlichen Augenblicken und Lagen »eine Minute der Stille« einzuschalten. Die Fastenzeit aber soll eine Ewigkeitsminute der Stille in unserem gehetzten Leben sein. Der kranke Mensch, der Entstellte, der Schwache, Ungesunde soll im Kraftfeld der Stille mit dem tiefsten Kräftestrom verbunden werden.

Was soll ich weiter sagen? Ich weiß wohl, es ist ein merkwürdiges Thema für ein ärztliches Buch. Und doch würde etwas grundlegend Wichtiges fehlen, ließe ich es aus, bewogen durch die Angst vor dem Eindruck, den das scheinbar Abwegige dieser Gedanken auf den ärztlichen Leser macht, der das »Heilfasten« und seine Hilfsmethoden kennenlernen möchte. So merkwürdig es klingt, aber: Eine Hilfsmethode wie diese »Stimme der Stille« kann zur Hauptmethode werden. *Saul* geht aus, um seines Vaters Eselinnen zu suchen und findet »auch« ein Königreich. Ja, er findet unter Umständen die »Eselinnen«, die er suchte, gerade *nicht,* sondern »nur« das Königreich. Schwärmerei? Auch der Menschensohn »schwärmte« nicht, und der *Buddha,* der nüchternste aller fastenden und lehrenden Meister, schwärmte erst recht nicht.

Aus all dem heraus wäre eigentlich ein starkes, tiefes »Kollektiv-Fasten« etwas Unmögliches. Eine Menschengruppe in seelischer Verbundenheit könnte nur dann zu gleicher Zeit fasten, wenn eine stark tragende, geistige Atmosphäre geschaffen würde, die die individuellen Auswirkungen jedes einzelnen nicht hinderte und doch alle Menschen nähernd und nährend umschlösse. Sonst wüchsen möglicherweise unter der lösenden Wirkung des Fastens allerlei böse Instinkte, Merkwürdigkeiten und Dämonien, die das Ganze und den einzelnen gefährden könnten. Es würde sogar ein »Hungern« daraus, und wie ein trüber Schatten zeigte sich uns dann in der Andeutung die Hölle einer »Hungersnot«.

Noch bedenklicher als der mitfastende, kranke Verwandte oder Freund wirkt gelegentlich der gesunde, aus dem Alltagsleben in die Fastenstille »zu Besuch« kommende Verwandte oder Freund. Verausgabung in Zwiegesprächen, Störung eines neu gewonnenen Rhythmus des Wechselspiels der Drüsen und Organe, Lockerung eines sich im Fasten gründenden neuen Fundaments, alles das könnte die Folge sein eines ungeschickten Einbruches der »Welt« in die klösterliche Stille eines rechten Fastens. Ich wiederhole, das *kann* die Folge sein, wenn der Besuch ein »Einbruch« und wenn er ungeschickt ist. (Das ist leider häufig so.) Aber ich möchte diesen kleinen Abschnitt nicht schließen, ohne wieder auf den Segen hinzuweisen, den der rechte Partner, der rechte »Besuch« (seltener!), der rechte Mitpilger schon bedeutet hat. Und so schließt sich der Kreis der Betrachtungen. Bestehen bleibt: die Köstlichkeit der Einsamkeit beim Fasten, die Gefahr der Zwei- und Mehrsamkeit und die seltene Gabe eines Freundes, mit dem man sich »vor der Welt verschließen« und mit dem man »genießen« kann, »was vom Menschen nicht gewußt oder nicht bedacht, durch das Labyrinth der Brust wandelt in der Nacht«.

21. Das Fastenbrechen

Wie der Fastenbeginn wuchtiger, schwieriger und bedeutsamer ist als das eigentliche Fasten, so ist auch das Fastenbrechen (breakfast, déjeuner) ein kritischer Augenblick, sind die drei ersten Tage des »Aufbauens« kritische Tage erster Ordnung. Das Fasten macht den Patienten bekanntlich zum Subjekt, nicht nur zum Objekt einer Kur. Das hebt des Kranken Wertbewußtsein und gibt ihm Siegerfreude. Das Fastenbrechen aber und die gefahrumlauerten drei ersten Eßtage zeigen erst, ob das »Subjekt« ein starkes oder ein schwaches ist. »Every fool can fast, but only a wise man can break the fast[15]«, sagte mir ein gescheiter Engländer, der etwas vom Fasten verstand.

22. Das Ausgefastetsein

Woran sieht nun der Fastenleiter, daß das Fasten beendet werden darf und soll? Nun, die weitaus meisten Fastenkuren werden sicher vor ihrem biologischen Abschluß unterbrochen. Wer da warten will, bis die belegte Zunge sich gereinigt hat, bis der übelriechende Atem rein wird, bis das Klistierwasser fast rein abfließt, und bis ein wild-elementarer Hunger sich einstellt, der kann lange warten, wird merkwürdigen Zufällen begegnen und wird wahrscheinlich am Ende merken, daß das »biologische Ausfasten« eine gedankliche Konstruktion ist, ein Wunschgedanke: »so könnte es etwa aussehen, wenn ...«, aber ich will mich bescheiden mit dem Geständnis, daß mir ein »rein gefasteter Mensch« noch nie begegnet ist und daß mir das »natürliche« Fastenbrechen noch nicht zu Gesicht gekommen ist. Die längste Fastenkur leitete ich im Mai-Juni 1932 bei einer sehr kräftigen, etwas korpulenten Frau von 40 Jahren. Sie fastete 40 Tage. Ihr Rheuma heilte. Aber vom »Ausgefastetsein« war keine Rede. Sie fühlte sich wohl bis zum letzten planmäßigen Tage (dem 20. Tage) und wollte gern weiter fasten bis zum »natürlichen Schluß« des Fastens. Da es sich um einen blühend gesunden Menschen handelte, gab ich ihrer Bitte nach, und wir warteten nun auf die Zeichen der »totalen Reinigung«, die in so manchen volkstümlichen Schriften über Fastenkuren die Neugierde und den Fanatismus erregen. Diese Zeichen stellten sich nicht ein. Immer kamen noch gallige Ausscheidungen durch den Darm, immer noch bestand Mundgeruch und die Zunge war belegt.

Man mache sich nur einmal klar, daß doch auch bei einem Fasten, das bis zum Hungern fortgesetzt wird, wo also schließlich der Organismus seine eigenen gesunden Organe einzuschmelzen beginnt, »Ausscheidungen« da sein müssen, und daß es *krankhafte* Ausscheidungen sein müssen, da doch jetzt ein ganz krankhafter Zustand besteht, und daß die Zunge, der Indikator der Sekretionen des Tractus intestinalis, noch sehr lange, bis tief in die Zeit der pathologischen Inanition hinein belegt sein muß. Auch ich glaube beobachtet zu haben, daß die Zunge in bestimmten Fällen etwas reiner wird und daß sich Hunger einstellt. Dürfen wir daraus immer schließen, daß jetzt die Krankheitsstoffe abgebaut und ausgeschieden seien und daß jetzt das Stadium der »pathologischen Inanition«, das Hungern, beginne? Vielleicht, ich weiß es nicht genau. »῾Ο καιρὸς ὀξύς«, sagt *Hippokrates*. »Der rechte Augenblick steht auf des Messers Schneide.« Ich weiß nur, daß man nicht immer so lange warten *darf* und daß der rechte Augenblick, den konkreten Umständen entsprechend, meistens früher für den verantwortlichen Fastenleiter kommt[16].

Das Fasten wurde also selbst in diesem unserem 40-Tage-Falle »zu früh« unterbrochen. Aber das Rheuma war natürlich längst geheilt. Ich möchte durchaus nicht leugnen, daß es vielleicht ein totales Ausfasten gibt. Vielleicht! Ich kenne es nicht. Aber ich möchte leugnen, daß es notwendig und ratsam ist. Ein Fasten von 2–3, höchstens 4 Wochen ist nicht riskanter als jede andere gründliche Badekur, ein längeres Fasten dagegen schließt denn doch Gefahren ein, die durch zweimaliges kürzeres Fasten, etwa am Anfang und Ende eines Jahres, sich vermeiden lassen.

23. Die Technik des Fastenbrechens

Die Technik des Fastenbrechens ist einfach. Um die Mittagszeit gebe man einen guten Apfel. Dieser Apfel soll pedantisch durchgekaut werden. Oft ist es dem Fastenbrecher gar nicht möglich, einen ganzen Apfel auf einmal zu verzehren. Nun wird gewartet bis zum Abend. Ist der Apfel gut bekommen, dann gibt es am Abend einen kleinen Teller einer Kartoffelsuppe mit zarten Gemüsestückchen und Kräutern. Ganz ohne Kochsalz muß die Suppe und müssen die Speisen der nächsten Aufbauzeit hergestellt sein. Der stark entwässerte Organismus des Fastenden verträgt im Aufbau nichts schlechter als Kochsalz. Verstößt man gegen das Kochsalzverbot und füllen sich infolgedessen bei starkem Gewebsdurst rasch die Zellen des Körpers und die Interzellularräume, brüsk aufquellend, gar zu schnell mit Wasser, so können einige bange Tage mit bleierner Müdigkeit, Ödemen und beinahe Anurie den Sünder belehren, daß man nicht ungestraft ein wichtiges Fastenbrech-Verbot außer acht läßt. Nach der ersten eigentlichen Mahlzeit, der Gemüse-Kartoffel-Suppe, legt sich der Fastenbrecher am besten 1–2 Stunden ins Bett oder auf den Diwan, mit einem »heißen Deckel« auf der Magengegend, ruhend und meditierend, wobei auch ein behaglich gesprochenes Coué-Mantram nichts schadet. Über die Kost der nächsten Tage sind die Ansichten der Fastenärzte etwas verschieden. Ich pflege den Fastenbrechenden folgende Ermahnung mit auf den Weg der drei Rückschaltungstage zu geben: Vorsicht! Langsam, wenig und sorgfältig einspeichelnd essen! Bewußte, also konzentrierte Mundverdauung! Die Mundhöhle ist die erste und sehr wichtige Etappe des Verdauungsweges. Tischunterhaltung ist streng verboten (im Sanatorium hängt ein darauf bezüglicher Wandspruch). Sehen und Fühlen gewissermaßen in die Zungenspitze verlegen! Jedes Körnchen, Blättchen, Flöckchen »erleben«, abtasten, durchschmecken, atomisieren, verflüssigen! Diese Gewohnheit recht lange beibehalten, die Gewohnheit recht beschaulichen Essens. Die ganze Eßkultur auf diese neue Basis stellen, also: Ein wirklicher und sehr verfeinerter, ein echter »Genießer« werden! Immer fein, edel und still bei der Ernährung, die ja auch immer eine Näherung ist, eine Angleichung, eine Lebendigmachung toten Stoffes.

Hat man die Fastenbrecher gründlich belehrt, und ist die erste kleine Suppenmahlzeit gut verdaut worden, dann muß man dem wieder eingeschalteten Verdauungsmotor schon etwas Substantielleres zumuten als Haferschleim, Zwieback, Ei und ähnliche Baby-Kost[17]. Von diesen »Blockade-Brechern« wird noch später die Rede sein.

Eine besondere Aufbaudiät brauchen natürlich die zu spastischer Verstopfung neigenden, leptosomen, mageren, neurotischen Typen mit deutlicher Neigung zu Magen- und Duodenal-Geschwüren. Man wird diese etwa mit einer »Form II« aufbauen lassen (Haferschleim, Vollreis mit ungezuckertem Apfelkompott oder eingeweichten Backpflaumen, etwas Buttermilch, Gelbei, rohe Tomaten passiert, dann zarte Gemüse mit Kartoffelpüree usw.).

Merkwürdigerweise vertrug ein Teil dieser besonderen Fastergruppe auch die »Blockadebrecher« (rohes Sauerkraut und überhaupt Rohkost) recht gut.

Die Erfahrung lehrt eben immer wieder, daß es nichts »Unlogischeres« gibt, als solche Fälle von »Magendarmkatarrh«. Der im Fasten seelisch gelöste Mensch dieser Gruppe ist »geheilt«. Den anderen plagt sein neurotischer Rest. Man sei darum sehr vorsichtig im Aufbau. Das dämonische Theater einer echten Intestinal-Neurose spielt auch dem Erfahrensten gelegentlich einen Streich.

24. Störungen der ersten Aufbautage

Eine rechte Plage und immerhin ernst zu nehmen ist die dem Fasten leicht folgende Stuhlverstopfung, die immer dann einzutreten pflegt, wenn es der Aufbaukost an Zellstoff mangelt. Davon soll noch später die Rede sein. Weiter ist dafür zu sorgen, daß recht bald ein leicht assimilierbarer *Kalk* die beim Aufbau stärker in Anspruch genommene Herzaktion stützt. Auch darauf kommen wir gleich zu sprechen.

Drittens hat der Fastenbrecher bis zum ersten normalen Stuhlgang etwas Ruhe zu halten. Spaziergänge werden jetzt eingeschränkt. Nach jeder Mahlzeit wird eine Stunde auf dem Diwan gelegen.

25. Schwierigkeiten der ersten Aufbautage

Machen wir uns einmal die Physiologie des Fastenbrechens in großen, allgemeinen Zügen klar, so leuchtet es ein, daß der wochenlang auf Ausscheidung umgestellte Verdauungstraktus nun wieder praktisch zurückgeschaltet wird auf Absorption. All die freien, früher in der Verdauung gebundenen Energien standen in der letzten guten, glatten Fastenperiode dem Organismus zu freier Verfügung. Abbau-Arbeit und heilende Korrekturen waren immer weniger nötig, was der Fastende (der normale, leicht

Fastende!) an der merkwürdigen Frische und Lustigkeit, an der Klarheit des Denkens und der Schärfe der Sinne (besonders der Augen) merkte. Nun wird auf einmal wieder der große wichtige Hilfsmotor der Verdauung und Assimilation eingeschaltet. Innerhalb von 24 Stunden versinkt das »Paradies«[18] des unbeschwerten Fastenzustandes. Müdigkeit, Völlegefühl im Epigastrium, Blähungen[19], Arbeitsunlust und Schwere in allen Gliedern bilden die Hauptplagen der 2—3 Rückschaltetage. Man spricht hier von Rückstoß-Erscheinungen. Alte Schmerzen tauchen kurz auf, um dann allerdings meist nach wenigen Tagen schon wieder zu verschwinden. Wir dürfen annehmen, daß diese kurzen, akuten Beschwerden durch das Zurückströmen der in der Säftemasse noch befindlichen Abbaureste in die alten Depots verursacht werden. In etwas selteneren Fällen merkt der Fastenbrecher nichts von einer Beeinträchtigung des Allgemeinbefindens. Das sind oft Patienten, die weniger leicht fasteten, Hungergefühle nie los wurden und anscheinend nie eine richtige Umstellung des Tractus intestinalis erreicht hatten.

Nach *Gutzeit* soll plötzliche Zufuhr tierischen Eiweißes nach dem Fasten (Fleisch? wieviel?) kollapsartige Zustände zur Folge haben (»Med. Welt« vom 13. 8. 1938). Diese ließen sich vielleicht vermeiden mit Arsenicum C 30 und — Rödern! Man kann aber wirklich ohne Bedenken etwas Buttermilch oder saure Milch vom zweiten Aufbautage ab geben, natürlich in der ersten Aufbauwoche nie größere Mengen. Ich kann mich übrigens keines solchen kollapsähnlichen Zustandes erinnern.

Die erste Forderung, die sich auf den Zellstoff als den mechanisch »bürstenden« Darmreiz bezieht, wird dadurch erfüllt, daß schon am ersten richtigen Eßtage dem Fastenbrecher (dem nicht komplizierten Fall) eine kleine Portion rohen Sauerkrautes mit einer mehligen Pellkartoffel gestattet wird. Das mit Zucker statt mit Salz eingemachte rohe Sauerkraut bekommt fast immer gut, dient zusammen mit der Kartoffel als Basen - (Erdalkalien-) Lieferant[20] und bewegt den Darm.

Der zweiten Forderung bezüglich des Kalkes wird genügt durch das Frühstück: Eine Tasse Sauermilch oder Joghurt mit zwei Feigen. Sowohl das Milchserum wie auch die Feige ist reich an leicht aufnehmbarem Kalk. Außerdem dienen auch diese zwei ebenso wie der Sauerkohl als »Blockadebrecher«. Nun kommen noch an die Reihe: Kartoffelbrei (von Pellkartoffeln) mit zartem Gemüse, Salate, Rohgemüse-Salate, Knäckebrot, etwas Butter, gelegentlich ein Ei, und jeden Morgen drei Tage lang Feigen und Sauermilch oder Buttermilch. Brot gibt es erst später, und zwar ein salzarmes Vollkornbrot. Seit dem Frühjahr 1936 verwende ich gegen die anfängliche

Untätigkeit (»Trockenheit«) des durch Fasten und Klistiere aus seinem normalen Rhythmus gebrachten Mastdarmes ein nach meinen Angaben hergestelltes Stuhlzäpfchen[21], welches aus Kakaobutter und einer sehr kleinen Menge Weinsteinsäure und doppelkohlensaurem Natron besteht (die bekannte Brausepulver-Mischung!). Für Fastenbrecher, die zugleich an hämorrhoidalen Reizerscheinungen leiden, ist noch etwas Aesculus hippocast. in der 3. Dez. beigemischt. Unter Anwendung des ganz harmlosen Mittels springt der Motor fast immer an. Stellt sich trotzdem bis spätestens am 3. Eßtage nicht eine richtige Verdauung ein, dann erhält der Fastenbrecher einen kleinen Einlauf von 100—200 ccm kalten Wassers. Dieses kleine Lockmittel genügt dann fast immer, um den Motor anspringen zu lassen. Die Umschalte-Depression mit ihren kleinen Gefahren und die eventuell einige Tage dauernden Rückstoß-Erscheinungen pflegen mit dem Beginn einer regelmäßigen Verdauung zu verschwinden. Es kehrt die unbeschwerte Stimmung der besten letzten Fastentage wieder.

26. Der rechte Ausklang

Von Tag zu Tag wachsen nun die Kräfte für die Wiederaufnahme der Berufsarbeit, und in den meisten Fällen kann der Kurpatient nun feststellen, daß er ein Werk der Reinigung, Lösung, Heilung vollbracht hat, das ihn auf eine neue und höhere Stufe der Leistungsfähigkeit hebt, reich an äußerem und – so hoffen wir – auch innerem Gewinn. Böses, Krankes, Peinigendes verließ den Kranken; neue, feine, stärkere Kräfte dienen ihm. Wir nannten zuvor schon einmal das 4. Kapitel des Matthäus-Evangeliums mit der Fastengeschichte des großen Meisters. Wie endigte das Fasten: »Τότε ἀφίησιν αὐτὸν ὁ διάβολος, καὶ ἰδοὺ ἄγγελοι προσῆλθον καὶ διηκόνουν αὐτῷ.« »Da verließ ihn der Teufel und siehe, da traten Engel zu ihm und dienten ihm.« Wieder zeitlose Worte! Sie gelten für alle Ewigkeit und für jeden Ausgang eines rechten Fastens.

IV. DIE WIRKUNG DES FASTENS AUF VERSCHIEDENE KRANKHEITEN

1. Fasten wirkt tiefer als seine Hilfsmethoden

Wenn im nachstehenden von Besserung und Heilung der mancherlei Leiden und Krankheiten durch das Fasten und seine Hilfsmethoden die Rede ist, so mag es wohl kommen, daß der eingeschworene Homöopath sagt, das homöopathische Steuerungsmittel habe den Ausschlag gegeben. Der Naturarzt dagegen wird vielleicht sagen: Die Packungen, die Massagen, das Luftbad und die Waschungen seien ausschlaggebend gewesen. *Heinrich Röder*, dem ich viel verdanke, der aber ein Fanatiker seiner Idee war, hätte sicher dem Rödern die Hauptwirkung zugesprochen. Und der Psycho-Therapeut endlich wird vielleicht darauf bestehen, daß durch die merkwürdige Kollektiv- und Einzelbehandlung tieflagernde Verknotungen sich lösten, es seien also psycho-therapeutische Heilungen.

Darauf erwidere ich, daß ich mich nach bestem Wissen und Gewissen frei fühle von unberechtigter monomaner Vergötzung *einer* Idee. Ich schätze *alle* Komponenten unserer kombinierten Kur, auch an der rechten Stelle und in der rechten Minute, Jod-Kali, Atropin und Morphium (» ... ὁ καιρὸς ὀξύς ...«). Und dennoch steht für mich an Weite, Breite und Tiefe der Wirkung das *Heilfasten* derart glorreich an erster Stelle und steht dies Urteil für jeden erfahrenen Fastenleiter derart außerhalb jeder Diskussion, daß alle die vorher genannten Methoden, auch die stärkste, die Seelenführung, hier nur Hilfsmethoden genannt werden durften. Betrachten wir nun die einzelnen Indikationen für das Heilfasten.

2. Fettleibigkeit

Die nächstliegende Indikation für eine gründliche Fastenkur wird wohl die Fettleibigkeit infolge einer übermäßigen Ernährung sein. Hier feiert natürlich das Heilfasten seine billigsten Triumphe. Zu bedenken ist allerdings, daß ganz komplikationslose Fettleibigkeit ziemlich selten vorkommt. Fast immer ist das hormonale Orchester dabei etwas aus dem Takt gekommen. Irgendwie fehlt es an einem Spieler oder Gegenspieler des Fettverbrauches. Man spricht da z. B. von einem »Hyperinsulismus«, einer überstarken Tätigkeit des Inselapparates der Bauchspeicheldrüse, demgegenüber aber auch von einer verminderten Tätigkeit der Geschlechtsdrüse, der Schilddrüse oder der Hypophyse.

Ganz sicher tragen die meisten Formen der Fettleibigkeit einen pluriglandulären Charakter. Auch liegt oft eine vegetativ nervöse Ordnungsstörung vor. Wir wissen z. B., daß ausgesprochene Vagotoniker mit Übererregbarkeit des Parasympathikus eine merkwürdige Neigung zu Fettansätzen mit wässeriger Gedunsenheit haben (Kochsalz-Retention).

Trotzdem finden wir die Grundursache für die krankhafte Fettleibigkeit sicher an einer noch höheren Stelle, beim »Vorgesetzten« der hormonalen »Musikkapelle« und des Parasympathikus. Der betreffende Kapellmeister schwingt aber seinen Taktstock auf erhöhtem Platz, im vegetativen Zwischenhirnzentrum. Dort ist das Zentrum für die Fettverteilung. Wird diese Kommandozentrale in gewisser Weise gestört, dann kommt es eben zur Fettspeicherung. Diese Störung kann primärer Natur sein (Arteriosklerose, Traumen, Tumoren, Enzephalitis usw.) oder sekundär durch Unterfunktion gewisser endokriner Drüsen, ferner durch seelische Disharmonien oder bestimmte andere Organstörungen; sie kann natürlich auch durch exogene Ursachen bedingt sein, wie stumpfsinnige Mästung mit fettmachender Nahrung bei bequemer, sitzender und liegender Lebensweise. Bei der gewöhnlichen Ernährungs-Fettleibigkeit ist fast immer das Herz durch Fettmassen beengt und in seiner Funktion gehemmt, auch ohne daß man von einem »Fettherz« sprechen kann. Oft ist der Blutdruck erhöht. Stauungserscheinungen im Kapillarsystem zeugen von erschwerter Zirkulation: rotes Gesicht, livide, kalte Hände und Füße. Sehr oft liegen, wie schon angedeutet, Charakterfehler vor oder eine Art »Flucht in die Häßlichkeit«. Depressive Menschen verweigern zwar oft die Nahrung. Es gibt aber ähnliche Gemütslagen, in denen traurige, enttäuschte Menschen durch Verfettung und häßliche Mast sich gewissermaßen selbst bestrafen wollen. Sie fressen aus Verzweiflung, mitunter in einer Art bitteren Galgenhumors. Beim Trinker kennen wir längst ähnliche Fälle. Da leuchtet die Logik dieses Tuns auch mehr ein, weil die Narkose Euphorie und Vergessenheit bringt. Kurzum, die Adipositas der Vielesser läßt sich gar oft nicht trennen von der Adipositas durch zentral-nervöse Regulationsstörungen. Hier ist nun die Fastenkur allen anderen Kuren überlegen. Das absprechende Urteil von *v. Dapper*-Kissingen, die »Hungerkur« sei »ein sehr rohes und wenig witziges Verfahren, das an erster Stelle auf überraschende Schnellerfolge berechnet ist[1]«, beruht ganz sicher darauf, daß er ein richtiges Heilfasten von 2 - 3 Wochen (zumal als kombinierte Methode) noch nie gesehen hat. »Witziger« sind natürlich die zahlreichen Organpräparate, deren Grundlage das Hormon der Hammelschilddrüse ist. Ich habe solche Kuren gesehen und habe auch einen Selbstversuch von einigen Wochen gemacht und habe noch nie die Herzkraft und die Nervenkraft gefährdeter gesehen als während solcher Wochen. »Witziger« ist auch das Überlisten des Organismus mit getrockneten unverdaulichen, stark aufquellenden Pflanzenschleimen (Pectinstoffen). Es ist wenigstens nicht direkt schädlich. Aber der wasserverarmte Körper mit seinem durch tüchtige Füllung gut trainierten Verdauungstrakt rächt sich nach glücklicher Abnahme von zehn Pfund für diesen Betrug durch einen fast tierischen Hunger und Durst, dem dann ein ungeschulter Charakter natürlich nicht gewachsen ist. Daher wird durch Zunahme über das Anfangsgewicht hinaus gar bald die erfreuliche Abnahme wieder »überkompensiert«. »Witziger« sind auch die vielen, bezeichnenderweise *sehr* vielen »Diätformen«, die alle zur Entfettung führen sollen, die Fleischtage (»Hammeltage«), Gemüsetage, Obsttage usw. mit und ohne Glaubersalz. Und »witziger« sind schließlich auch die Lipolysin-, Dinitrophenol-[2], Katobesol-[3] und anderen Kuren, die mit chemischen und hormonalen Reizen auf den sich verzweifelt wehrenden Körper einstürmen, um das unbequeme, faule Fett, diese Moles inagitata, »abzubauen«.

Kehren wir nun von den »Witzen« der künstlichen Entfettungskuren zum natürlichen Ernst, zur schlichten Logik des Fastens zurück. Haben wir durch Untersuchung festgestellt, daß es sich nicht um eine allzu eindeutige thyreogene Fettsucht handelt[4], beginnt man ruhig mit dem Fasten. Hier zeigt sich nun die Notwendigkeit der Psychagogie, der Seelenführung. Die Charakterfehler des Fressers müssen während des seelischen Aufgeschlossenseins der Fastenzeit immer wieder deutlich angesprochen und korrigiert werden. Daneben käme dann noch die Arbeit am psycho-physischen Grenzgebiet unseres Körpers, die Röder-Methode, die dreimal in der Woche versucht, durch Reizwirkung (Entspeicherungsreiz!) auf die Gegend des Gehirnanhanges und des Zwischenhirns die »Kommandozentrale« zu aktivieren. Täglich wird gemütlich und mit mäßiger Anstrengung spazierengegangen, weil die Oxydation durch tüchtiges Atmen für unsere Korpulenten nötiger ist als alles andere, was man sonst noch »machen« kann (Massage, Wasserprozeduren usw.). Je nach homöopathischer Indikation gibt es daneben Calc. carb., Graphites, Antimon. crud., Phytolacca oder

Capsicum (*nicht* Fucus; dieser ist meines Erachtens nur bei thyreogener Fettsucht von wirklichem Nutzen). Die Erfolge sind bei diesen Fällen relativ so gut [5] und so dauerhaft, gemessen an den Dauererfolgen der Marienbader und der Hormonkuren, daß ich das Zögern der großen Kliniken und Sanatorien gegenüber der Fastenkur nur aus dem seit *Semmelweis* bekannten Beharrungsvermögen und Misoneismus (Angst vor dem Neuen) erklären kann [6]. Adipöse Kinder vor der Pubertät dürfen keine eigentlichen Fastenkuren machen wegen der Gefahr vorzeitigen Thymusabbaues.

Interessant war mir die Erfahrung *Zabels* (a. a. O. S. 49), daß überaltertes Fettgewebe schwieriger abgebaut wird und daß dieses Fett auch zum Schlackendepot werden kann. Viele Fälle während meiner 38 jährigen Praxiszeit, deren ich mich entsinne, sprechen durchaus für diese Ansicht *Zabels*. –

Es bleibt dabei: Die unkomplizierte Durchschnittsadipositas ist die selbstverständlichste und erfolgreichste Indikation für ein gründliches und wiederholtes Heilfasten.

3. Magerkeit

Daß das Gegenteil von Korpulenz, die Magerkeit, nicht immer eine Gegenindikation für das Fasten darzustellen braucht, kann ich mit mehreren Erfahrungen belegen, wo drei bis sechs Monate nach der Fastenkur das Gewicht bis zu 15 Pfund über das geringe Anfangsgewicht gestiegen war (in einem Falle statt 100 nunmehr 115 Pfund), bei sonst gesunden Menschen. Daß diese übrigens gewiß interessante Wirkung des Fastens auch durch Tierversuche sich aufzeigen läßt, beweisen die *v. Seeland*schen Experimente. *Dr. v. Seeland* [7] ließ sechs Tauben mehrfach in regelmäßigen Abständen fasten, so daß in dreieinhalb Monaten insgesamt 15 Fasttage lagen. Sechs andere beobachtete Tauben wurden täglich nach ihrem Hunger gefüttert. Das Durchschnittsgewicht der fastenden Tauben betrug am Anfang des Versuches 302 g einzeln, es erreichte am Schluß der Beobachtung 368 g. Dagegen betrug das mittlere Gewicht der anderen, reichlich gefütterten Tauben zu Anfang 301 g und am Schluß nur 347 g trotz der uneingeschränkten Nahrung. So hatten also die überfütterten Tauben nach dreieinhalb Monaten nur um 15 % zugenommen, während die fastenden ihr Anfangsgewicht über 21% vergrößert hatten. Diese Beobachtung beweist klar die gute Wirkung von regelmäßigen, kurzfristigen Fastenstößen in Fällen, wo man etwa einen schwachen Organismus kräftigen will. Auch mit Hähnen *(v. Seeland)* und Molchen *(Morgulis)* sind solche Versuche mit demselben Ausgang angestellt worden.

Die bekannten überfütterten, schlecht essenden Kinder, denen jede Mahlzeit fast eine Quälerei ist, die lasse man (falls sie »sonst gesund« sind) ruhig einmal 24 Stunden und mehr fasten, trotz ihres Protestes. Man kann der wunderbaren Wirkung dieses Fastens auf die Eßlust beinahe in jedem Falle sicher sein. Immer wenn ich diesen Rat gab und er *befolgt* wurde, war auch der Erfolg da[8].

4. Rheuma und Arthritis

Kommen wir nun zur großen Gruppe der Rheumatismen, also neben dem Muskelrheuma zu den teilweise ineinander übergehenden Formen von chronischem Gelenkrheumatismus, Arthropathia deformans und endokrinen Arthritiden, um nur die Hauptformen zu nennen, so befinden wir uns auf einem für die Fastenkur sehr fruchtbaren Gebiet, besonders, wenn man das Schicksal der meisten Arthritiden unter Einwirkung der anderen therapeutischen Methoden, zumal denen der alten Schule, damit vergleicht.

Die relativ besten Prognosen bei der Fastenkur ergeben die Fälle von chronischem Gelenkrheumatismus und sogar die berüchtigte Arthritis deformans. Leider kommen in ein Fasten-Kurheim meist nur besonders schwere, weit fortgeschrittene Formen, obschon die Fastenkur ihre größten Triumphe in den *ersten* Stadien dieser Erkrankungen feiert. Aber auch recht schwere Formen lösen sich oft unter dem Heilfasten noch so weit, daß Kranke, die schon an den Stuhl gefesselt waren, sich wieder am Stock bewegen können, und daß Menschen, die schon völlig arbeitsunfähig waren, ihrer alten Beschäftigung in gewissem Maße wieder nachgehen können.

Oefelein-Dresden ist es 1935 gelungen, bei chronischem Gelenkrheuma eine erhebliche Steigerung des Xanthoproteïn-Spiegels im Blut nachzuweisen. Ein interessanter Hinweis auf die wahrscheinlich enterogene Entstehung mancher Fälle von chronischem Gelenkrheumatismus[9]. Bei gründlichen Fastenkuren in der Klinik von *Grote* wurde nämlich beobachtet, daß der Xanthoproteïn-Spiegel sank. Prof. *Grote* vermutete nun, daß während der Fastenkur bluteigene Fermente stärker werden und zum Abbau dieser Eiweißspaltprodukte beitragen. Das haben wir alten Fastenärzte übrigens schon jahrzehntelang auf Grund einfacher klinischer Beobachtungen angenommen, konnten es aber leider noch nicht laboratoriumsmäßig belegen.

Durch *Grote* und *Oefelein* ist dieser Nachweis nunmehr fast evident erbracht.

Die der deformierenden sehr ähnliche klimakterische Arthropathie ist durch Fasten schwerer zu beeinflussen. Immerhin gelingen mitunter doch glückliche Umstimmungen, die aber wohl in der zentralen Hormonabstimmung vor sich gehen und bei deren Zustandekommen wohl die Röder-Methode ebenso oder mehr noch als das Fasten beteiligt ist. Man vergißt übrigens häufig, daß das Fasten ja ebensosehr eine Umstimmungskur wie eine Stoffwechselkur ist.

Bei der echten Gicht, der Arthritis urica, bei der man annehmen sollte, daß hier das Heilfasten durchaus indiziert sei, versagt gelegentlich der erste Fastenversuch vollkommen, eines der vielen Zeichen dafür, daß auch die echte Gicht eine kompliziertere Ätiologie hat als den gestörten Eiweißstoffwechsel und die Harnsäure[10].

Zweier Gichtfälle erinnere ich mich, die schon nach wenigen Fastentagen mit schweren Podagra-Anfällen zu Bett lagen, bei leichtem Fieber und mit heftigen Schmerzen, und bei denen sich das Fasten dann unter starken Urat-Ausscheidungen auffallend schwer in die Länge zog. Es waren dies offenbar Patienten, deren Umsatz- und Ausscheide-Apparat (Leber, Niere, Darm, Haut) zu träge arbeitete, so daß die durch Fasten aus den Depots gelösten Urate und andere Noxen sich wieder rückwärts nach den gichtischen Prädilektionsstellen hin stauten. Im ganzen betrachtet, ist trotzdem der Erfolg des Fastens bei Arthritis urica recht gut, doch wäre in solchen Fällen eine energische Reform der Küche und eine strikte Alkoholenthaltsamkeit (dieser Eindruck bleibt mir trotz aller schönen Fastenerfolge) bezüglich Besserung und Heilung fast ebensogut[11] wie das strenge Fasten. Auffallend sind die Versager der Fastenkur bei den Arthritiden gonorrhoischer Herkunft. Woran das liegt, weiß ich nicht. Unsere hier erzielten Besserungen scheinen mir mehr auf Rechnung einer gut gewählten homöopathischen Arznei zu kommen. Der Nutzen der Fastenkur bestand in solchen Fällen meines Erachtens nur in der Hebung und Klärung der Ansprechbarkeit durch homöopathische Feinreize.

Auf jede alte Lues-Form wirkt das Fasten ganz besonders gut. So auch auf luetische Gelenkerkrankungen. Auf Mercurialien (in Tiefpotenz) antwortet dann ein solcher Fall besonders glücklich. Hat der Kranke aber schon viel Quecksilber bekommen, dann entspeichert sich dies während des Fastens unter dem bekannten Foetor mit etwas Stomatitis und Speichelfluß und trägt unter Umständen auf dem »Rückweg« (aus der Verankerung über den Lymph-Bluttransport nach Leber und Niere!) wieder zur Heilung der Lues bei, fast so, wie eine frische Unguentum cinereum-Kur oder eine Kur mit Mercur-Tiefpotenzen es schaffen würde.

Reine Muskelrheumatismen heilen, falls der fastende Organismus prompt und gründlich ausscheidet, besonders schnell und gut. Da, wie man neuerdings gefunden zu haben glaubt, der Rheumatiker merkwürdigerweise eine höhere Alkalität der Gewebe besitzt, würde die bekannte Fasten-Azidosis sich unter Umständen ganz günstig auswirken. Auch wird man danach vielleicht in der Erlaubnis, alkalische Wässer zu trinken, während des Fastens etwas vorsichtig sein müssen.

Die Entdeckung des Hypophysen-Vorderlappenhormons »ACTH« (Adreno-Cortico-Trophic-Hormone) und seines zugehörigen Nebennierenrindenhormons Cortison eröffnet neue Perspektiven. Wahrscheinlich üben Fasten und Rödern einen stimulierenden Einfluß über Hypophyse und Nebennierenrinde aus, so daß vielleicht auch z. T. auf diesem Wege sich die Besserung erkrankter Gelenke erklären läßt. »ACTH« hat einen wichtigen regenerierenden Einfluß im direkten oder indirekten Sinne auf das Bindegewebe und die Gelenke *(Buchinger jun.)*.

5. Krebsanlage

Leider kann ich aus begreiflichen Gründen nicht von klaren Erfolgen des Fastens bei Fällen von Präkanzerose sprechen[12]. Wie jeder Fastenarzt weiß, verbietet sich der Versuch des Fastens beim offenbaren Krebs. Denn das Krebsgewebe zerfällt beim Fasten so rasch, daß der Fastende infolge der »Rückvergiftung« durch die hochgiftigen Abbauprodukte des Tumorgewebes unmittelbar in Lebensgefahr geraten kann.

Anders bei Krebs-*Anlage!* Neuerdings mehren sich ja die ketzerischen Stimmen, die das Mesenchym, das Bindegewebe, das Grundgewebe *(Buttersack)*, das mißachtete »Füllsel« unseres Organismus, für die Entstehung des Krebses verantwortlich machen[13]. Unter übermäßiger Fleischnahrung *(Gaensslen* nach *Gähwyler*[14]*)* und sonstiger unnatürlicher Mißernährung erfolgt, wahrscheinlich durch Autointoxikation vom Darm aus *(Boström* bei *Gähwyler*, a. a. O.), eine Speicherung von Selbstgiften, ganz besonders schicksalhaft wirkend im Grundgewebe der Blutkapillaren. Von da, von den sog. Rouget-Zellen aus, soll dann, jenseits einer bestimmten Belastungsgrenze, die kanzeröse Neubildung ausgehen. Also wäre das embryonal-omnipotent gebliebene Mesenchymalgewebe der Blutkapillaren Träger der

Krebsbereitschaft! Und Überernährung, Alkohol, Tabak und Industriegifte[15] die zur Präkanzerose führenden schädlichen Reize! Hier eröffnet sich für den Arzt, der die Krebs-*Verhütung* für wichtiger hält als die Krebs-*Heilung*, eine dankbare Aufgabe in entspeicherndem, reinigendem und *vorbeugendem* Fasten[16]. Es steht für mich fest, daß unter den beobachteten 30 000 Fastenfällen eine große Anzahl von Präkanzerosen derart reinigend und umstimmend beeinflußt wurden – durch die Entfachung stärkerer Zellatmung (Oxydation) –, daß der in der Familie seit vielen Generationen hinraffende Krebs verhütet worden ist. Prophylaxe und Therapie des Mesenchyms[17]!

6. Stuhlverstopfung

Wollte einer sagen: Alles Unheil beginnt mit Stuhlverstopfung, so wäre das natürlich eine leicht und billig angreifbare Übertreibung. Und doch steckt hinter diesem rhetorisch überspitzten Satz eine jedem alten Arzt bekannte schwerwiegende Tatsache. Man bedenke, daß beinahe jeder dritte innerlich Kranke »verstopft« ist. Und welches sind die Folgen dieser mit allen Mode-Laxantien »bekämpften« chronischen Verstopfung? Der Darm wird schließlich zum schlaffen Wind- und Wassersack. Die auf Gedeih und Verderb mit dem Darmrohr verbundene Leber kommt aus ihrem biologischen Rhythmus. Die sich immer wieder stauenden Kotmassen geben über die kranke Leber an die Galle und alle Säfte des Organismus Fremd-, Krankheits- und Ekelstoffe ab, von denen nur die Indikan-Reaktion und beim Fasten die aus der Zellverankerung sich entspeichernden Ekeldüfte ein leicht angedeutetes Zeugnis geben. Und das nächste Zeugnis gibt dann die Präkanzerose. Die chronische Obstipation heilt unter einem gründlichen Fasten in vielen Fällen gut und dauerhaft, wenn die Küche sofort umgestellt wird auf das Fundament von *Lahmann, Bircher-Benner* und *Kollath*. Die Stuhlverstopfung heilt *nicht*, wenn sie neurotischen Ursprungs ist. Den schwersten Fall erlebte ich 1953 bei einem jungen Mädchen, das nach einem noch glimpflich abgegangenen Vergewaltigungsversuch – den sie bei der Aufnahme verschwieg – mit einer chronischen Stuhlverstopfung zu uns kam, die jeder Behandlung trotzte, selbstverständlich auch dem Heilfasten. Hier – und wahrscheinlich in nicht wenigen Fällen – ist natürlich die Psychotherapie an der Reihe und wohl auch von Erfolg.

7. Arteriosklerose, Blutdruckkrankheit; Angina pectoris und Stenokardie

Zu den besten Indikationen für das Heilfasten zählen übrigens auch alle Fälle von Arteriosklerose, von Angina pectoris, Aortenerweiterung und verwandten Zuständen. Schon nach wenigen Fastentagen wagen es die Stenokardie-Kranken, die früher alle 100 Meter stehen bleiben mußten, einen Weg von 2000 Metern zu gehen, ohne Anfall, ohne Krampf. Und schon nach einer Woche werden Spaziergänge von einer Stunde in leidlich flottem Tempo gemacht. Der Zustand bessert sich dann von Tag zu Tag, um nach dem Fastenbrechen und nach Überwindung des leichten Rückstoßes sich auf einer Höhe zu halten, die dem durchschnittlichen Stenokardiker seine gewohnte Arbeit wieder gestattet, z. B. leichte Gartenarbeit, die trotz »Jodbädern« schon jahrelang nicht mehr möglich war.

Die erhebliche Besserung bei der Angina pectoris hat natürlich auch etwas mit der steten und gründlichen Blutdrucksenkung zu tun. Daher bildet eine weitere gute Indikation für das Fasten: die Blutdruck-Krankheit, die essentielle Hypertonie! Meist senkt sich unter dem Fasten der Blutdruck prompt und hebt die jeweils bestehenden Beschwerden auf. Doch gibt es auch Fälle, in denen der Blutdruck merkwürdig hartnäckig hoch bleibt und sich nur um etwa 10 - 20 Striche senkt. Sehr bezeichnend aber ist, daß auch in solchen Fällen unter dem Fasten wenigstens die Hypertonie-*Beschwerden* verschwinden.

8. Asthma

Gute Heilergebnisse sehen wir auch bei allen Asthmafällen. Sowohl das gewöhnliche Bronchial-Asthma als auch die Formen des Asthma nervosum werden durch methodisches Fasten in jedem Stadium erheblich gebessert, mitunter auch restlos geheilt. Relativ am schwersten zu beeinflussen sind noch die rein allergischen Asthmafälle. Eine Besserung erreicht man aber in jedem Falle.

9. Hautkrankheiten

Hautkrankheiten antworten fast ausnahmslos prompt auf jedes längere Fasten mit Rückgang von Schuppung, Entzündung und Juckreiz, so die Schuppenflechte und die chronischen Ekzeme. Die Psoriasis verlangt mindestens 2 - 3 lange, strenge Fastenkuren innerhalb 1 - 2 Jahren. Über den ganzen Körper sich erstreckende große Herde werden kleiner und verschwinden auch teilweise ganz. Kleine Herde da und dort aber bleiben hartnäckig zurück, so, als wollte die Krankheit noch ein kleines Fünklein auf dem Herde des großen Immunisierungsorgans Haut glimmen lassen, weil es so für die Sicherheit des Organismus nötig sei. Man achte solche glimmenden Reste[18].

Die meisten Ekzemfälle werden *erheblich* gebessert. Ich entsinne mich nur eines einzigen Falles unter etwa 50 schweren Ekzemfällen, der zu unserem großen Leidwesen ganz ergebnislos gefastet hat. Glücklicherweise erweist sich dann wenigstens das längere Fasten fast immer als stark sensibilisierend für Sulfur oder die anderen Ekzemmittel, so daß wir in diesen Mitteln immer wieder gute Bundesgenossen haben. Ebenso verhält es sich mit Acidum formicicum. Kommt der Faster in seine Heimat zurück, dann soll der Hausarzt ihm unter Umständen eine Hochpotenz von Ameisensäure geben. Er wird voraussichtlich Erfolg haben, auch mit Schwefel (hohe Potenz), Arsenicum album und sonstigen Similibus.

10. Steinkrankheiten (Lithiasis)

Die Harnstein-Diathesen lassen sich durch die Fastenkur sehr günstig beeinflussen, auch die anderen Steinbildungen (Phosphate, Oxalate). Bei Nieren- und Blasensteinen nagt offenbar der Fasten-Urin die Steine an, so daß sie oft in Grieß oder Trümmern abgehen. Bei Gallensteinen erleben wir dasselbe. Mitunter keilt sich aber doch ein abgehender Stein während des Fastens ein, so daß man einmal zur Morphium-Atropin-Spritze greifen muß oder zur Überweisung an den Urologen oder die Klinik (Dilatations-Behandlung).

11. Gastritiden, Enteritiden, Dysbakterie

Sie sollten eigentlich geradezu eine Domäne der Fastenkur sein, denn was liegt näher, als einem Magen- und Darmkranken seinen Verdauungsschlauch für einige Tage oder Wochen ruhig zu stellen?

Dieser Meinung war ich auch bis gegen 1936. Die Erfahrungen der folgenden arbeitsreichen Jahre haben mir jedoch gezeigt, daß auf kaum einem anderen Erkrankungsgebiet die Indikationen derart vorsichtig an dem Kranken statt an dem »Fall« gemessen werden sollten wie hier. Neben glatt und gut verlaufenden Fällen von Gastritis und Colitis, von hyperaziden und subaziden chronischen Magenkatarrhen hatten wir doch in etwa einem Drittel der Fälle einen glatten Mißerfolg: dieselben Beschwerden nach der Kur, in einem Falle von hyperazider Gastritis sogar eine Hämatemesis.

Die Gründe für diese Launenhaftigkeit dürften einmal zu suchen sein in der ganz besonderen Abhängigkeit des gesamten Intestinaltraktus von seinen Aggregaten, Leber und Pankreas, andererseits und vor allem aber, wie gesagt, in der Tatsache, daß unterschwellig Ungelöstes, überhaupt viele seelische Konflikte und Dissonanzen die fatale Neigung haben, in Gastroduodenal- und mitunter auch in Dickdarmaffektionen sich auszudrücken.

Gelingt im Fasten neben der körperlichen Reinigung (durch Ausscheidung) auch eine Art seelischer Katharsis, so heilen auch die hartnäckigsten Gastroenteritiden. Gelingt die Richtigstellung aber nicht, so kann sich das Übel sogar noch steigern. Nie ist mir die unerhörte Abhängigkeit des kranken Menschen vom »organisierenden Prinzip« *(du Prel)* so deutlich geworden wie hier. (Vgl. »Gegenanzeigen«.)

1951: Eine Wertverminderung der *Darmflora* (Dysbakterie) hüllt sich oft in die Symptome Colitis, Obstipation, Römheld und Hepatopathie. Hier hat sich das Heilfasten stets hervorragend bewährt. Die mikroskopische Kontrolle der Darmflora bei einer großen Anzahl von Patienten ließ stets deutlich erkennen, daß während des Fastens die grampositive Flora samt allen anderen Fäulnis-Bakterien erheblich abnimmt.

In den geeigneten Fällen gaben wir seitdem zur Erhaltung des optimalen Ergebnisses gegen Fastenende und weiter noch im Aufbau gern eine Coli-Schluck-Vakzine in der wohlberechtigten Erwartung, daß die fermentstarken Colistämme nunmehr günstigere Bedingungen der Neu-Besiedelung des Colon vorfinden. Die hochwertigen Colistämme werden in Kapseln genommen, die sich erst im Dickdarm lösen. Wir hatten den Eindruck, daß die Resultate den Erwartungen entsprachen.

12. Nierenentzündung

Bei der akuten Nierenentzündung, der Glomerulo-Nephritis, ist wochenlanges Fasten von sehr günstiger Wirkung. Aber auch bei den schon chronischen Formen ist das Fasten entschieden günstig. Das Fasten löst die Spasmen der zuführenden Arterien der kranken Nieren, durch die dann erst bessere Durchblutung erfolgt, infolge davon auch Heilung bzw. Besserung. *Volhard*-Frankfurt ließ seine Nephritiker schon seit Jahren fasten und dürsten und berichtet über die bekannten klassischen Erfolge.

Die Schrumpfnieren-Kranken lasse ich ebenfalls fasten. In den von mir beobachteten Fällen wirkte das Fasten ausgesprochen günstig und offenbar das Leben verlängernd. Der Blutdruck sinkt, ebenso der Rest-Stickstoff. Das Allgemeinbefinden hebt sich. Ein Pfarrer mit schwerer Nephrosklerose und 280 Blutdruck machte unter meiner Leitung seit 1932 vier gründliche Fastenkuren durch. Der Blutdruck hielt sich seitdem um 200 herum. Eine leichte Apoplexie 1933 wurde gut überstanden. Er amtierte noch jahrelang und starb dann einen leichten Alterstod.

In schon vorgeschrittenen Fällen von Nephrosklerose kommt es vor, daß der Blutdruck sich nicht senken will. Ein infaustes Zeichen! Aber selbst in solchen ungünstigen Fällen erleichtert doch das Heilfasten mit passendem Aufbau deutlich das Gesamtbefinden und verringert die Ödeme. Von der absoluten Niereninsuffizienz gilt dasselbe. In solchen Fällen höre man früh mit dem Fasten auf (höchstens 6 Fasttage) und gebe homöopathisch, falls indiziert, Hochpotenzen von Arsenicum album und Plumbum.

13. Paradentose

Daß der Paradentose durch das methodische lange Fasten Einhalt geboten wird, merkte ich vor Jahren durch die Zahnärzte, die ihre Patienten fragten, was sie denn eigentlich »gemacht« hätten; die Zähne würden ja fester, die Eiterung ließe nach. Die zur 2. bzw. 3. Fastenkur kommenden Patienten erzählten mir das, und seitdem gab ich acht auf den Zustand der Zähne bei Paradentose-Kranken vor und nach der Fastenkur. Und das Ergebnis der Beobachtung: In keinem noch nicht gar zu weit fortgeschrittenen Falle blieb der Erfolg aus. Was noch zu retten war, wurde erhalten. Allerdings, ohne energische Hinwendung zur mineral- und vitaminreichen vegetarischen Kost hätten die Fastenkuren wohl kaum genügt. Das Fasten hat nur umstimmende, den Prozeß *wendende* Wirkung. Alles andere muß hier die Lebensreform bewirken.

14. Glaukom

Vielleicht interessiert es auch den Leser, daß der erste Fall von Glaukom, den wir zur Fastenkur bekamen, weil der Patient jede Operation ablehnte, unter Erhaltung der Sehkraft glatt heilte. Zwei später kommende ältere Fälle wurden erheblich gebessert.

15. Kropf

Dankbare Fälle für eine gründliche (etwa 3wöchige) Fastenkur sind gelegentlich auch solche von substernal vordringenden parenchymatösen (Kolloid)-Kröpfen, die durch Verschiebung bzw. Abklemmung der Luftröhre sonst notwendigerweise dem Messer des Chirurgen verfallen. Bis auf wenige kleine Kolloid-Knoten wird die Struma abgebaut, die Atmung wird frei, die Trachea rückt wieder nach der Mittellinie. Das Röntgen-Foto vor und nach der Kur bestätigt die Situation. (Vgl. Kap. VII viertletzter Fall.)

16. Zuckerharnruhr

Die Zuckerharnruhr in frühem Stadium und bei noch leidlichem Ernährungszustand ist für die Fastenkur ganz besonders geeignet[19]. Der Durst schwindet bald. Es stellt sich an Stelle der Müdigkeit Frische und Wohlbefinden ein. Der übergroße Hunger der Diabetiker läßt schnell nach. Alle üblen Erscheinungen (Mundtrockenheit, Sehschwäche, Furunkulose) gehen schnell zurück. Als Folge bleibt bei erheblich verringerter Zuckerausscheidung eine sehr erfreuliche Toleranzerhöhung gegenüber Kohlehydraten.

Man kann dem fastenden Diabetiker ruhig täglich den üblichen Fruchtsaft geben. Es erscheint dann kein Zucker im Harn, und das Azeton verschwindet.

17. Herzleiden

Herzfehler-Kranke fasten verhältnismäßig gut, sogar solche mit stärkerer Myokardschädigung. Infolge der starken Entwässerung durch das Fasten wird der Kreislauf entlastet. Leistungsfähigkeit und Mut steigen. Die Grenzen des gedehnten Herzens verkleinern sich. Und wenn der Kranke im Anschluß an die Kur sich zu vernünftiger Lebensweise bewegen läßt, dann übertrifft die Fastenkur die Kur der mondänen Herzbäder an Intensität und Dauerwirkung. Natürlich wird dann auch mit Homöopathicis das Fasten gesteuert (Cactus, Crataegus, Aconitum, Arsenicum, Valeriana, Natr. mur. u. a.).

»Nahezu alle Formen von pathologischer Arrhythmie können durch das Fasten normalisiert werden« *(Kienle* nach *L. R. Grote).* »Die mechanische Leistung des dekompensierten Herzens steigt. Das Schlagvolumen steigt, und die überfüllten venösen Blutdepots entleeren sich« (kymograph. Unters. von *Kienle* nach *L. R. Grote).*

1951: Im Zeitalter der graphischen Exaktheit konnte es nicht fehlen, daß auch einmal durch eine Reihe von Elektrokardiogrammen der günstige Einfluß des Fastens auf den Herzmuskel nachgewiesen wurde. Das geschah durch eine klare, sachliche Arbeit meines Mitarbeiters *H. Scheele* in der Zeitschrift »Die Heilkunst« (Heft 1 des 64. Jahrganges), »Das Heilfasten mit Ekg-Kontrolle« (mit 32 Abbildungen). Seine fünf Krankengeschichten stammen aus dem Krankengut unserer Klinik in Bad Pyrmont.

18. Leber- und Pankreaserkrankungen

Leberschwellungen der verschiedensten Art und Herkunft bilden sich im Fastenzustand schnell zurück. Bauch-Plethora und Druckgefühl verschwinden.

Alles spricht dafür, daß auch die beginnende Leberzirrhose durch das methodische Heilfasten geheilt wird. Man mache aber fastende Leberkranke darauf aufmerksam, daß ihr Fasten wahrscheinlich mit stärkeren »Krisen« verlaufen wird, zumal, wenn durch Atophan, Atophanyl und andere allopathische Mittel dieses Stoffwechselzentralorgan drangsaliert ist. Kein Organ unseres Körpers wird im Fastenzustand derart in Anspruch genommen wie die Leber. Das leuchtet jedem ein, der die Rolle der Leber bei einem so gewaltigen Abbau- und Ausscheideprozeß sich vorstellt. Dies vielgeschäftige, gewaltige Organ soll ja doch in unserem Falle nicht nur »auf höhere Touren« gebracht werden, um Überarbeit zu leisten, (daher die mittägliche »Leberpackung«), es soll sich auch zugleich selber regenerativ heilen. Die betreffenden Störungen (Übelkeit, Erbrechen, Kopfschmerz, Schwäche, Druckgefühl) können so groß werden, daß man mitunter gezwungen ist, die mittägliche Packung, welche ja die Hyperämie bewirkt, wegzulassen. Wohl dem Fastenarzt, der dann einspringen kann, je nach Indikation, mit Carduus marianus, Quassia, Chelidonium, Bryonia, Iris versicolor und Lycopodium, um nur einige Hilfen aus der gesegneten Apotheke *Hahnemanns* zu nennen. Die Bauchspeicheldrüse ist ein diagnostisches Stiefkind. Sie wird oft übersehen. *Zabel* sagt mit Recht, daß jede längerdauernde Leber- und Dünndarmkrankheit auf eine Pankreasbeteiligung hinweist. Man achte auf die dann regelmäßig vorhandene starke Vermehrung der Diastase im Urin.

19. Misch- und Grenzfälle

Die große Masse der Erkrankungen, die gemischte und Grenzfälle verschiedenster Art und Herkunft darstellen und bei denen wir schlechte Zirkulation, kalte Hände und Füße, Kopfschmerzen, starke Erkältlichkeit, Mundgeruch, etwas Gedunsenheit, unreine Haut, unbestimmbare Schmerzen da und dort feststellen, ohne daß irgendeine Diagnose möglich wäre, diese sehr häufigen Mischfälle bilden ein großes dankbares Gebiet für das Heilfasten. Es kommt schon während des Fastens Lebenswärme. Die Haut wird fester, rosiger, wärmer. Der ganze Mensch wird straffer, fester, munterer. Das müde Lasttier des Alltags wird, wenn auch nicht zum Lebenskünstler, so doch zum Bewältiger der mancherlei körperlichen und seelischen Nöte. Das sind Fälle, die brieflich und mündlich dem Fastenarzt tatsächlich den meisten Dank einbringen.

20. Migräne

Die Migräne, diese therapeutische Crux, macht während des Fastens meist eine lange wohltätige Pause. Dann pflegt mitunter ein gründlicher Rückstoß die Patientin (es sind ja viel öfter Frauen als Männer) aufs Lager zu werfen. Und in der Folgezeit treten die Anfälle ausnahmslos seltener und leichter auf. Mehrfach habe ich auch vollständige Heilungen erlebt, allerdings nur bei solchen, die eine lebensreformerische Metanoia, eine innere und äußere Neuordnung ihres Lebens fertig brachten[20]. Kurzum: Migräne aller möglichen Formen hat wirklich im langen methodischen Heilfasten die relativ erfolgreichste aller Behandlungsmethoden gefunden. Es sei hier übrigens aus Dankbarkeit nicht vergessen, daß Gelsemium D 30, wenn es einigermaßen homöopathisch indiziert war, mitunter auch Iris D 6, Digitalis D 6 oder Spigelia D 6 zum Gelingen beitrugen.

21. Unterschenkelgeschwüre

Die andere Crux medicorum, das Unterschenkelgeschwür, sofern es von Krampfadern herrührt und mit den bekannten Stauungen verbunden ist, hat eine recht gute Prognose beim Fasten. Die meisten Fälle nicht allzu großer Ulcera cruris heilen *dauernd* in ein bis zwei, höchstens drei Fastenkuren.

22. Neurasthenie

Neurastheniker fasten viel besser, als man glauben sollte, besonders die intelligenten[21]. Viele der quälenden Erscheinungen der Neurasthenie gehen beim Fasten unter seelischer Betreuung des Arztes prompt zurück. Sobald jedoch sich hysterische Momente einmischen, gibt es arge Fehlschläge. Schwere Psychopathen und Hysterische vertragen anscheinend die merkwürdige Lösung des krampfigen seelischen Gefüges, die sonst wohltuend wirkt, durchaus nicht. Sie fallen in theatralische, üble Zustände, Frauen oft in solche amouröser Natur, die den Arzt bis in die Verteidigung drängen.

23. Schizophrenie, Epilepsie

Die Aufnahme der Epileptiker wie die der Melancholiker und Nahrung verweigernden Schizophrenen in ein Fastensanatorium verbietet sich wegen der erschreckenden Wirkung der Anfälle, wegen der Selbstmordgefahr und wegen der Beunruhigung der anderen. Und doch ist das längere Fasten für diese drei zu versuchen. Die Anfälle der Fallsüchtigen werden seltener und leichter, die Depressionen werden oft schon mit *einem* gründlichen Fasten stark gebessert oder geheilt und die Nahrung verweigernden Schizophrenen scheinen uns ja selbst den Weg ihrer eventuellen Heilung oder Besserung (bei der notwendigen Pflege) zu zeigen, was durch manchen interessanten Bericht bewiesen wird[22].

24. Akute und chronische Entzündungen

Alle möglichen Arten von Entzündungen, akuter oder chronischer Art, mit oder ohne Eiterung, *verlangen* geradezu das ableitende, reinigende Fasten. Augenentzündungen, alte und neue Thrombo-Phlebitiden, alte und neue Entzündungen der weiblichen Beckenorgane[23], wo immer Entzündungsprozesse mit Ablagerungen und Verklebungen sind, da löst das Fasten und wirkt ausgesprochen entzündungswidrig.

Besonders wäre hier auch z. B. auf die guten Aussichten hinzuweisen, die sich für die subakuten und chronischen Coli-Pyelitiden und -Zystitiden ergeben, da ja nachweislich durch das Heilfasten der Widerstand des Organismus gegenüber dem Colibazillus erhöht wird (vgl. Abschnitt 10 der Physiologie des Fastens, »Sensibilisierung«). Das von uns geprägte, wohl etwas salopp klingende und überspitzte Wort »Der Fastenurin heilt seine eigenen Wege« ist richtig zu verstehen. Die Immunkörper im Blut des Fastenden spielen doch wohl die Hauptrolle, während der scharf-sauer reagierende Harn u. E. nur mithilft, die (meist alkalischen) Entzündungsprodukte und Krankheitserreger zu schwächen und umzubauen.

25. Akute und fieberhafte Krankheiten

Und was nun schließlich die fieberhaften akuten Infektionskrankheiten anbetrifft, von denen ja an anderer Stelle schon einmal die Rede war, so gilt hier mehr als je der alte Spruch »Morbum nutris, non aegrotum« und das Wort des *Hippokrates* »Febrienti cibum ne offeras«. Die Physiologie lehrt uns, daß im Fieber die Sekretion der Verdauungsfermente sistiert. Wie ist es nur möglich, daß man das am Krankenbett vergißt und daß noch vor wenigen Jahrzehnten man die Fiebernden sogar »kräftig« ernähren zu müssen glaubte!

Einem akut fieberhaft Erkrankten entleert man erst den Darm[24], dann läßt man ihn fasten und gibt ihm nur Wasser (auch Mineralwasser) mit Zitronen- und Apfelsinensaft. Damit habe ich von jeher nur gute Erfahrungen gemacht. Die substantielle Ernährung beginnt dann später mit Sauermilch und durchgeschlagenen Feigen (Kalziumgehalt der Feigen und des Milchserums, mit guter Wirkung auf die Herzkraft, ferner auch gute Wirkung auf die Darmfunktion,.

26. Gegenanzeigen

Gegenindikationen des Heilfastens bilden vor allem diejenigen Fälle, denen wir keine genügende Gegenwirkung (Reaktion) mehr zutrauen dürfen.

Gegenindikationen des Fastens bilden im allgemeinen alle zehrenden Krankheitsprozesse, wie die Tuberkulose, der Basedow, der Krebs und das hohe Alter, sofern dies mit Schwäche und Abmagerung verbunden ist.

Gegenanzeigen des Fastens bestehen auch dann, wenn in jahrelanger Mißernährung (bürgerliche Küche) sich schon eine Hypovitaminose mit erheblicher Schwäche, Schlappheit und Anfälligkeit herausgebildet hat. Man wird dann kein Glück mit der Fastenkur haben. In solchen Fällen sorge man wenigstens vor dem gründlichen Fasten für vitaminische Aufladung *(M. Bircher-Benner)* oder mache eine Rohsaft-Fastenkur.

Eine andere Gegenanzeige scheint mir das Ulcus pepticum ventriculi oder duodeni zu sein, zumal das der Pylorusgegend, bei dem während des Fastens der Hungerschmerz nicht weichen will, und wo beim Fasten offenbar »scharfe« Verdauungssäfte weiterströmen.

Gewiß gibt es ja auch eine Duodenalsonden-Behandlung und auch genug allophatische Medikamente, die diese Sekretion beschränken oder abstellen und die gewissermaßen diese Sekrete neutralisieren können. Andererseits haben passende homöopathische Mittel oft erstaunliche Besserungen im Gefolge. Ja diese Besserungen können sogar längere Zeit anhalten. Ungeduldig wird trotzdem nach dem Rückfall Arzt um Arzt gewechselt. Geduldig und zäh wartet jedoch auf diese (vegetativ neurotischen) Kandidaten – die Gastro-Enterostomie (vgl. Abschnitt 11.).

Schließlich gehört nach nunmehr über dreißigjährigen Erfahrungen (1957) auch die weniger als einjährige Diphtherie-Rekonvaleszenz zu den Gegenanzeigen, desgleichen der überstandene schwere Scharlach (Gefahr der »Rückvergiftung« mit Herzschwäche).

Meine frühere Ansicht, daß schwere organische Herzkrankheiten fast immer die Fastenkur verbieten, schränkt *L. R. Grote* allerdings ein, indem er bei Besprechung der II. Auflage dieses Buches (»Hippokrates« 1937, Nr. 19) schreibt: »Die Einschränkung, die *Buchinger* bei Herzfehlerkranken macht, daß bei stärkerer Myokardschädigung mit einem guten Fastenerfolg nicht immer gerechnet werden könnte, bedarf noch weiterer Erfahrung. Die klinischen Eindrücke des Referenten sprechen mindestens in dem Sinne, daß stärkere Myokardschädigungen keine Gegenindikation gegen die Fastenmethodik an sich darstellen.« Viele solcher Fälle, die seit dem Sommer 1937 mit gutem Erfolg fasteten, haben mir dann gezeigt, daß der Referent recht hat.

Im übrigen kann immer nur von Fall zu Fall beurteilt werden, ob Anzeige für oder gegen das Heilfasten vorliegt[25], wobei die Grundlage (Konstitution), das Gesamtbefinden, die Seelenlage und der Intellekt des Patienten oft mehr den Ausschlag geben als irgendeine Organkrankheit. *Gustav Riedlin* rechnet z. B. zu den Gegenanzeigen der Fastenkur auch die Krankheit, »gegen die selbst Götter vergebens kämpfen«. Und in der Tat, wenn ein ausgesprochenes Ernährungs-Naturell sich noch mit Dummheit und Unbeherrschtheit verbindet, dann mögen allerlei gute Fasten-Indikationen gegeben sein, das Fasten steht dann oft unter ungünstigem Stern, und die Krankheit konkurriert in ihrem Kurverlauf mit der Hysterie. –

Zum Schluß dieses Kapitels möchte ich außerhalb des Zusammenhanges berichten, daß ich in den langen Jahren der Praxis den Eindruck gewann, eine gründliche Fastenkur vergrößere die Konzeptionsmöglichkeit. Eine ganze Reihe von Erfahrungen spricht tatsächlich dafür. Auch scheinen dann mehr männliche als weibliche Kinder geboren zu werden. Bei *Günther*[26] finde ich übrigens, daß *Tomaselli* dasselbe beobachtet hat.

V. DIE HILFSMETHODEN

1. Das Luftbad

Da wäre zuerst das Luftbad zu nennen. Im Winter soll der Faster morgens nach dem Aufstehen und abends vor dem Zubettgehen einige Zeit nackend im warmen Zimmer mit leichter Gymnastik verweilen. Anstrengende Zimmergymnastik widerrate ich, da die Anstrengungen des Klistiers und der Darmentleerung für den frühen Morgen genug sind und am späten Abend die Gymnastik dem nachherigen Einschlafen nicht günstig ist. Das Fasten macht ohnedies oft das Einschlafen schwerer und den Schlaf oberflächlicher. Man verlege kleine Arbeiten, wie Aufräumen, Ordnen u. dgl., in die Zeit dieses Luftbades. Ein leichtes Hantieren und Aufundabgehen, verbunden mit leichter Streich- und Knetmassage des eventuellen Fettpolsters und Abbürsten der gesamten Haut, mag hier genügen. Zwanzig Minuten reichen jedesmal aus, um diesen kleinen wichtigen Dienst am fastenden Körper zu tun.

Nach kurzem Frösteln, wobei die Hautblutgefäße sich zusammenziehen, folgt meist eine angenehme Wärme unter Ausdehnung der Hautblutgefäße. Die ausscheidende Tätigkeit der Haut wird durch dies kurze regelmäßige Luftbaden gehoben, was gerade beim Fasten recht wichtig ist.

Im Winter das Luftbad im Freien oder am offenen Fenster zu nehmen, ist für den Gesunden eine herrliche Erfrischung. Für den Faster paßt es aber nur in seltenen Fällen. Der von seiner Körpersubstanz lebende, kalorisch sparsam versorgte Faster überspannt damit leicht die Reizwirkung des Luftbades, und bei seiner erhöhten Empfindlichkeit bringt er Herz und Nerven in eine unnötige und schädliche Erregung. Daß im Sommer das Fenster immer offen steht und daß auch im Freien luftgebadet wird, ist ganz selbstverständlich.

1951: Seit 2 Jahren wurden auch Erfahrungen mit wohldosierter und individuell abgestufter *Gymnastik* bei Fastenden gesammelt. Unter ärztlicher Kontrolle und gelehrt von einem guten Gymnastik-Fachlehrer tat diese Fasten-Gymnastik am frühen Vormittag überraschend gute Wirkung, besonders, wenn sie sofort vom 2. Fastentag an (also nach dem Glaubertag) begonnen und konsequent durchgeführt wurde. Verfasser (73 Jahre) erprobte es fastend (Februar 1951) am eigenen Körper und möchte es jedem Faster und – Fastenarzt raten.

2. Das Sonnenbad

Ein anderes Ding ist es mit dem Sonnenbad. Das Sonnenlicht ist ein wahres Gottesgeschenk. Aber schon der griechische Sonnengott war dafür bekannt, daß seine Pfeile auch verwunden und töten konnten. Der Fastende ist viel reizempfindlicher als der Nichtfaster. Erytheme sollen nicht auftreten. Sie wirken auf den Fastenvorgang ungünstig, machen nervös, senken den Blutdruck zu schnell und verscheuchen den so nötigen Schlaf. Also lasse man zuerst nur kurz baden unter Beobachtung folgender Faktoren: Sonnendeklination, Höhenlage der betreffenden Heilstätte, Pigmentbestand des Fastenden, Eigenarten der Haut (Sympathosen, Allergien usw.). Mit fortschreitender Pigmentierung der Haut können dann natürlich die Sonnenbäder etwas länger ausgedehnt werden. Nach einem recht heißen Sonnenbad ist die kurze kühle Dusche oder die kalte Abwaschung ein notwendiger und sehr angenehmer Abschluß.

3. Die Packung

Auch der Kaltwasser-Anwendung sind bei der Fastenkur engere Grenzen gesetzt. An den 6 Wochentagen legen wir unseren Fastern um die Lebergegend eine Prießnitz-Packung für zwei Stunden, darauf zur raschen Erwärmung eine heiße Wärmflasche auf den Oberbauch. Zwei Stunden dauert diese Packung. Die Füße müssen warm sein oder es gibt noch eine gut umwickelte Wärmflasche ans Fußende des Bettes. Zweimal in der Woche gibt es ein warmes Vollbad von 35 – 37° C, danach eine Ruhestunde. An diesen Tagen fällt die Packung fort. Das sind eigentlich die einzigen therapeutischen Wasseranwendungen, die ich bei Fastenden im Winter und Sommer mit gutem Gewissen anwende. Gewiß wird an heißen Sonnentagen gelegentlich für bestimmte Fälle die Erlaubnis erteilt, am schönen Badeufer des Flusses einige Male zu tauchen und zu planschen. Schwimmen wird verboten, auch bei gut geübten Schwimmern. Das Herz des Fastenden reagiert mit noch stürmischeren Palpitationen darauf als auf das (ebenfalls untersagte) Bergsteigen.

4. Die Ganzwaschung

Von sonstigen Kaltwasser-Anwendungen bei den Fastenkuren halte ich auf Grund meiner Beobachtungen nicht besonders viel. Die kurze, kalte Ganzwaschung (im warmen Zimmer) bei der Abend- oder Morgentoilette mit nachfolgendem kräftigem Frottieren scheint mir für einen Fastenpatienten zu genügen. Der Fastende ist, wie ich immer wieder betonen muß, besonders reizempfindlich. Es stürmen ohnedies genug Reize bei unseren Kuren auf ihn ein. Und mit jeder Wärmeentziehung sei man überdies sparsam.

Für Fettleibige und gichtisch-fette Patienten sowie für alle Faster mit träger Zirkulation ist, wie schon erwähnt, eine schulgemäße Ganzmassage durchaus gut und nützlich.

5. Der Vegetarismus

a) »Bürgerliche Küche«

Eine weitere, recht wichtige Hilfsmethode für das Heilfasten ist auch die lakto-vegetarische Diät, die unblutige Kost. Der Vegetarismus leistet überhaupt der Fastenkur eine Hilfsstellung wie ein starker Bruder, wie der ganz nahe Verwandte. Ein Faster, den der Arzt nach glücklich gemachter Kur in die übliche und gewohnte »bürgerliche Küche« entläßt, wird trotz beträchtlicher Umstimmung und Reinigung seines Körpers unter Umständen die Pandora-Büchse der Leiden, für die er veranlagt ist, oft in wenigen Monaten schon wieder auffüllen und mit Rückfall und vorwurfsvollem Blick wieder an der Schwelle des Fastenkurheims erscheinen, wenn er es nicht vorzieht, anderswo eine andere Kur zu »probieren«. Unter der bürgerlichen Küche verstehe ich natürlich den ganzen Komplex der Ausartungen und Unarten einer abwegigen Zivilisation, die der »mäßige« Durchschnittsmensch sich »genehmigt«, also neben der »gemischten Kost« mit ihrem pikanten Fleisch- und Pökelkram, ihren Mehlspeisen, Bouillonsuppen und Soßen, dem guten täglichen Kaffee auch das Gläschen Bier, Wein und Weinbrand, wenn auch nicht täglich, so doch durch Summationswirkung sich im »Gedächtnis der Körperzelle« *(v. Strümpell)* einprägsam aufaddierend, ferner die Zigarre und Zigarette, die Konfitüre, die Kuchen- und Zuckeresserei (besonders der Frauen und Mädchen); das Heiß-Essen, das

Zuviel-Essen, das Zu-oft-Essen, das Zu-schnell-Essen, das unbiologisch Gemischte, Gepfefferte, Totgekochte, Metallbüchsen-Konservierte, kurzum den ganzen Unfug der europäischen bürgerlichen »besseren Küche«. Das Feinkostgeschäft, die Schankwirtschaft und die »bürgerliche Küche« sind jahraus, jahrein die unaufhörlichen Lieferanten der Kliniken und Sanatorien, und zwar in einem Maße, das einen satirischen Lobgesang der wirtschaftlich interessierten Stellen als durchaus berechtigt erscheinen ließe.

b) Was heißt Vegetarismus?

Vegetarismus ist übrigens ein recht vager Begriff. Es ist deshalb nötig, diesen Begriff einmal etwas schärfer zu umranden, damit im Verlaufe dieses Kapitels jeder weiß, was eigentlich gemeint ist.

Vegetarismus und Vegetarier kommen von dem lateinischen Worte vegetus, d. h. frisch. Der Vegetarier vermeidet also in seiner Ernährung möglichst alles Alte, Tote, Faule, Gegorene, besonders aber alles, was vom toten Tier kommt. Er genießt auch keine berauschenden Getränke. Er lehnt auch alles Scharfe, Heiße, stark Gewürzte ab, mag alles Künstliche, »industriell Veredelte«, Raffinierte (z. B. Weißmehl, weißen Zucker usw.) nicht leiden, beschränkt in seiner Küche das Erhitzen, also das Braten, Backen, Kochen auf das notwendigste, liebt offene Fenster, reine Luft, leichte, poröse Kleidung, natürliche Reize, wie Wasser, Sonne und Luft, und einen natürlichen Wechsel von Arbeit und Feier, Wachen und Schlafen.

Unter vegetarischer Ernährung verstehen wir die obengenannte fleischlose Kost mit einer täglichen geringen Milchmenge (bis etwa 300 g, am besten in Form von Sauermilch oder Buttermilch) und durchschnittlich einem Ei etwa alle zwei Tage[1]. Statt der üblichen geschälten, gewässerten, ausgelaugten Salzkartoffel gibt es nur die Pellkartoffel. Gemüse, soweit sie überhaupt einen Hitzeprozeß durchmachen, werden im eigenen Saft gedünstet. Salate und frisches Obst, Vollkornbrot, mehr (kaltgeschlagene) Öle statt fester Fette, verleihen dieser Kostform eine Wirkung auf Darm und Magen, die die Verstopfung des Mitteleuropäers, diesen Beginn so vielen Unheils, kaum mehr aufkommen läßt. Man sieht, es ist eben die laktovegetabile Kost nach *Bircher-Benner*, die mineralreiche, basenüberschüssige Diät nach *Ragnar Berg*. Eine nunmehr achtunddreißigjährige eigene Erfahrung mit dieser Ernährungsform läßt mich an der Berechtigung und Notwendigkeit dieser Kost als einer idealen Volkskost keinen Zweifel mehr hegen. Im folgenden soll, wegen der besonderen Wichtigkeit dieser

»Diät« für Faster und Nichtfaster[2], etwas näher auf das Thema Vegetarismus eingegangen werden.

c) Ist der Mensch von Natur Vegetarier?

Dies ist ein wissenschaftlich heiß umstrittenes Thema. Meine ganz persönliche Ansicht (ich stelle sie *nicht* zur Debatte) geht dahin, die Existenz des Menschen, seine Grundnatur, sei ein großes Mysterium, an das wir mit unseren biologischen und philosophischen Maßstäben kaum herankommen können. Die tiefste Andeutung dieses Geheimnisses gibt uns unsere alte Bibel gleich auf ihren ersten Blättern, die von der »Genesis« (Entstehung) handeln und uns sagen: Gott bildet den Leib des Menschen aus Lehm der Erde und haucht ihm eine unsterbliche Seele ein. So wohnt denn ein ewiger göttlicher Funke tief im Menschenwesen, welches Tier (Erde) und Geist in einem ist. Ob nun dieses Geist-Tier von Natur Vegetarier ist?

Man kann die Säugetiere in vier Ernährungsgruppen einteilen. Die Raubtiere, also die Carnivoren, von blutiger Kost, vom getöteten Tiere lebend (aber mit Blut, Knochen und Mageninhalt [!], neben dem Fleisch), sind vergleichend-anatomisch deutlich gekennzeichnet. Ihre Vertreter sind Tiger, Wolf, Iltis, Hyäne usw. Ferner die Gras- und Krautfresser, die Herbivoren. Sie sind ebenso deutlich erkennbar. Ihre Vertreter sind Pferd, Hirsch, Rind, Ziege usw. Drittens die Alles-Fresser, die Omnivoren. Sie sind im Körperbau deutlich und charakteristisch danach gestaltet. Ihre Vertreter sind der Dachs, das Schwein, der Bär und ihre Verwandten. Nun bliebe nur noch die Gruppe der Fruchtfresser übrig, der sogenannten Frugivoren. Ihre Vertreter sind die Affen, und zwar in erster Linie die großen Affen (Primaten, Anthropoiden), also der Schimpanse, der Orang und der Gorilla. Zu welcher Ernährungsgruppe gehört nun seinem *anatomischen Bau* nach der Mensch? Ganz zweifellos doch zu diesen Frugivoren, den Primaten, also zu den Fruchtessern[3]. Hier ist auch wirklich die relativ nächste »Verwandtschaft«. Selbst die *Uhlenhut*sche Blutprobe bezeugt es: Humanisiertes Kaninchenblut ergibt eine Fällungsreaktion mit Affenblut und Menschenblut und mit sonst keiner einzigen Tierart mehr. Also dieses »Tier« ist anscheinend »von Natur« *Vegetarier*. Des Menschen *Wiege* stand wohl in einem »Garten Eden« mit tropischer Früchtefülle. Wie der Mensch, das Menschentier, zum Omnivoren wurde? Wir ahnen etwas davon, daß der Garten Eden verlorenging, daß die Schrecken der Eiszeiten[4] von dem intelligenten Anthropoiden eine bestimmte Anpassung forderten. Wir könnten auch nachdenkend feststellen, daß das Verlassen der biologischen Urheimat, seines Frugivorismus, dem Homo sapiens, dem Herren der Erde, teuer zu stehen kam, daß kein Tier der freien Wildbahn, selbst nicht das domestizierte, schweren entartenden Krankheiten derart ausgeliefert ist wie der Mensch. Auch sein biologisches Lebensalter (es soll 140 Jahre sein) ist etwa auf die Hälfte gesunken. Aber das Diktat der blutigen Not, das den Menschen zum Kannibalen machte, zum Jäger, zum Nomaden, ist vorüber. Die Kultur kam, der Ackerbau, dann die intensivere Bodennutzung des Gartenbaues, und nun wäre es an der Zeit, daß der Mensch sich auf seine Grundnatur wieder besänne[5].

d) Der Vegetarier ist leistungs- und widerstandsfähiger

Wäre das bisher Gesagte richtig, dann müßte ja eine Rückkehr des Menschen zu seiner natürlichen Lebensweise auch wieder mit gewissen gesundheitlichen Vorteilen verbunden sein. Mit anderen Worten: Der wieder »vegetarisch« lebende Mensch, zumal der vorwiegend rohköstlerisch lebende, müßte dann wieder einen Zuwachs an *Leistungsfähigkeit* und auch etwa eine größere *Widerstandsfähigkeit gegenüber Infektionskrankheiten* erhalten. Wie ist es damit? Nun, nach allem, was wir bisher wissen, scheint dies zuzutreffen. Sehr interessant sind die Versuche des Physiologen *Irving Fisher* (Yale University USA., veröffentlicht im »Yale Medical Journal«) an 49 Personen, Gemischtessern und Fleischmeidern, in drei Gruppen, unter genauer Berücksichtigung der individuellen Verhältnisse. Diese sehr exakten Versuche zeigen eine auffallende und recht erhebliche Mehrleistung der Vegetarier. Bei diesen Versuchen des natürlich ganz unparteiischen und sehr vorsichtigen Gelehrten sind auch alle nur irgendmöglichen Fehlerquellen berücksichtigt und vermieden worden.

Ein weiterer Versuch wurde von *Joteyko* und *Kipiani*[6] im physiologischen Laboratorium der Universität Brüssel gemacht am *Mosso*schen Ergographen, an 43 Vegetariern und 25 Gemischt-Essern. Und wieder wurde eine erhebliche Überlegenheit der Vegetarier-Leistungen festgestellt.

Bemerkenswert ist auch der bekannte Wagenzieherversuch von Professor Dr. *Erwin Baeltz*, Tokio; er war dort Hochschullehrer und Leibarzt des Mikado, später in Stuttgart. Als Versuchspersonen dienten zwei vegetarisch lebende Rikscha-Leute. *Baeltz* stellt in seinen sehr aufschlußreichen Stoffwechsel- und Leistungsversuchen die offenbare Minderwertigkeit der Gemischtkost bei Dauerleistungen fest, gegenüber der Geeignetheit einer ganz einfachen, vegetarischen, eiweißarmen Kost für das Lauf- und Marschtraining.

Damit würden auch die auffallenden Sportsiege der Vegetarier übereinstimmen, die immer dann errungen wurden, wenn es sich um Dauerübungen handelte, so z. B. bei den großen Armee-Gepäckmärschen zu Anfang dieses Jahrhunderts[7]. Die Einwände von *Albu* und *Caspari*, die auffallenden Sportsiege der Vegetarier seien auf Fanatismus (!), Alkoholabstinenz, größere Übung und Überzahl (?) der Vegetarier zurückzuführen, sind längst widerlegt. Nur mit Schlagwortkürze soll noch einmal darauf eingegangen werden:

Fanatismus: s. Versuche von *Baeltz* und *Fisher*, deren Eigenart Fanatismus völlig ausschließt.

Alkohol-Abstinenz: Auch abstinente Fleischesser waren ja unter den Konkurrenten; im Training aber waren fast alle abstinent.
Bei den amerikanischen Versuchen waren es fast nur Abstinente.

*Größere Übung: Fisher*s Versuche, bei denen die Fleischesser sogar in besserem Training waren.

Überzahl: Nur 20 % Vegetarier unter den Teilnehmern der Gepäckmärsche.

Die Frage nach dem eigentlichen Grund, weshalb die einfache vegetarische Kost der üblichen Gemischtkost so überlegen ist, diese Frage hat schon manches wissenschaftliche Kopfzerbrechen gemacht. Ich muß als Arzt und Therapeut gestehen, daß sie mich sehr kalt läßt. Die Hauptsache ist und bleibt ja doch die Empirie. *Wichtig* ist, was *wirklich* ist. Und wirklich ist, was wirkt. Vegetarismus ist biologische Wirksamkeit. Um aber die Schnitzeljagd der Laboratoriumsjäger auf die rechte Fährte zu bringen, darf man immerhin sagen, daß es höchstwahrscheinlich das zu hohe Eiweiß-Maß (das tierische Eiweiß mit seinen hochmolekularen und zum Teil recht verdächtigen oder geradezu schädlichen Abbauprodukten) und die Kadaverstoffe des toten Tierkörpers sind, die zwar nicht töten, aber doch hemmen und schließlich krankmachen[8].

In meiner Monographie über die *Röder*-Methode rührte ich leise an den Gedanken einer für den frugivoren Menschen bedenklichen Imprägnierung mit tierischen Artstoffen bei Fleischgenuß. Aber noch mehr: Ich hätte weitergehend sagen müssen, daß der Verzehrer der mannigfachen Tierorgane (man genießt doch nicht nur das schiere Fleisch) eine fortwährende »Organtherapie« treibe, die bei Sensiblen durchaus geeignet ist, das Organ-Gleichgewicht zu stören. Wir sind doch heute nahe daran, festzustellen, daß beinahe jedes Tierorgan organtherapeutisch, ja geradezu hormonoid wirkt.

7 Buchinger, Heilfasten

Besonders interessant war mir auch von jeher eine andere Frage. Immer schon war den Fastenärzten aufgefallen, daß vegetarisch lebende Menschen merkwürdig leicht fasten können. Im Jahre 1914 veröffentlichte der bekannte Kinderarzt Prof. Dr. *A. Schloßmann*, Düsseldorf, eine sehr interessante Arbeit[9], in der er in klarer, knapper, übersichtlicher Weise durch Hungerversuche (ganz harmlose!) an Brustkindern und Kuhmilch-Kindern die Fastenüberlegenheit der eiweißarm ernährten Muttermilch-Kinder bewies. Das eiweißarm genährte Brustkind entspricht aber in bezug auf die Nährstoffkomponenten dem Vegetarier, während das Kuhmilch-Kind dem Gemischtesser entspricht. Dieser reißt beim Fasten viel mehr Eiweiß ein. Außerdem erscheint im Blute des Kuhmilch-Kindes eine viel stärkere Überschwemmung von störenden Produkten des intermediären Stoffwechsels, also von Beta-Oxybuttersäure, Azetat-Essigsäure, Azeton usw. So kommen wir also auch auf diesem Wege zum Schluß, daß die gewohnte vegetarische, eiweißarme, 40 statt 120 g pro Tag enthaltende Ernährung den Menschen im Heilfasten stützt und schützt und ihm eine bessere Kur, zum mindesten eine leichtere Kur gewährleistet.

Wie ist es nun mit der größeren Widerstandskraft der Vegetarier gegenüber Infektionen?

Hier wären nun eigentlich große Reihen von Versuchen an Menschen nötig statt der ewigen armseligen Tierversuche, und ich zweifle nicht, daß die größere Festigkeit der Vegetarier sich bald exakt erweisen ließe. Einstweilen möge hier ein Erlebnis stehen, dessen Beweiskraft in dem »Myself!« jenes Engländers ruht, von dem ich schon erzählte[10]. 1912, auf einem Kongreß in Hamburg, kam ich neben den mit Recht berühmten Naturarzt Dr. *Winsch* zu sitzen, den Nestor der deutschen biologischen Ärzte. Wir kamen in ein längeres Gespräch über die gesundheitlichen Auswirkungen einer streng vegetarischen Lebensweise, und er erzählte mir folgende erstaunliche Tatsache: In Berlin hatte eine Oberin mit Namen *Zeller* ein stattliches Haus gegründet, in dem Kinder aus verwahrlosten Familien (besonders Trinkerkinder) erzogen werden. Das Besondere am Zellerhaus ist nur, daß die Kinder streng und einfach vegetarisch ernährt werden. Sie gehen mit den anderen Berliner Kindern in die zuständigen Volksschulen. Nun brechen in diesem Stadtteil von Zeit zu Zeit Diphtherie- oder Scharlach-Epidemien aus, oft in einem Maße, daß eine Zeitlang diese Schulen geschlossen werden müssen. Die Zellerhaus-Kinder aber spielen auf dem Hofe, haben in dieser Zeit »Ferien«; keines erkrankt. Die bösartigen Epidemien gehen am Zellerhaus vorbei! Die rücksichtsvolle Achtung vor dem älteren Kollegen und ergrauten Praktiker ließ mich jungen Marinestabsarzt verstummen, obschon mir damals einige Einwände kommen wollten. Das war 1912. Im Spätherbst 1918 begann ich in Witzenhausen zu praktizieren und kam gerade in eine recht bösartige Diphtherie-Epidemie hinein. Septische Formen, schwere Lähmungen, Herzschwäche und plötzliche Todesfälle, auch lange nach der Entfieberung, in der Rekonvaleszenz, kamen nicht selten vor. Ich hatte etwas Sorge um meine vier kleinen Kinder (von 2–8 Jahren), zumal ich in den verseuchten Wohnungen meine Kleider natürlich immer wieder infizierte. Als ich bei zweien meiner Kinder eines Tages eine leichte Mandelschwellung nebst kleinen Drüsen am Halse feststellte, machte ich bei den vier Kindern Tonsillen-Abstriche und schickte die vier Röhren der zuständigen bakteriologischen Untersuchungsstelle (Marburg) zu. Kurze Zeit darauf kam schon die Antwort: In allen Fällen Diphtheriebazillen festgestellt! Also doch Diphtherie! Und es waren doch Vegetarierkinder! Nun wurden die vier Kinder ins Bett gesteckt. Leichte Kost, Halswickel. Sie waren aber nicht im Bett zu halten, protestierten gegen das Krankenlager, warfen sich mit Kissen und behaupteten, gesund zu sein. In meinem Tagebuch finde ich: Temperaturen nicht über 38° C, in einem Falle gar keine Temperaturerhöhung. Schließlich ließ ich die fieberfreien Kinder wieder aufstehen. Nun wollten sie ins Freie, wollten spielen. Da keine Temperatur-Erhöhungen mehr vorhanden waren und auch keine Beläge, und der Appetit gut war, durften sie nun ins Freie, unter dem Verbot, mit anderen Kindern zu spielen. Und so verlief also diese merkwürdige »Diphtherie«. Da dachte ich einmal an den Bericht des Kollegen Dr. *Winsch* und an das Berliner Zellerhaus. Lieber Herr Kollege *Winsch*, so adressierte ich im Geiste meinen Kollegen in meinem damals noch recht einsamen Sprechzimmer, auch die Zellerhaus-Kinder mögen wohl »ihre Diphtherie« durchgemacht haben. Aber ambulant! Die bösartige Infektion haftete eben nicht recht auf den Vegetarier-Körpern; sie waren keine geeigneten Nährböden. Besonders kräftige und erbgesunde Kinder waren es sicher nicht (Fürsorgekinder), aber ihre Körper besaßen gerade die Abwehrkräfte, die wir immer und immer wieder bei Vegetariern feststellen können.

Gewiß soll man sich hüten, solche Beispiele zu verallgemeinern oder gar hieraus feste Sätze zu formulieren. Aber wenn ich nun bei mir und nahestehenden Menschen, deren Lebens- und Gesundheitsverhältnisse ich gut kenne, mich nach Bestätigung umsehe, so brauche ich wahrlich nicht lange zu suchen. Ich finde sie überall. Vegetarismus ergibt fast immer einen gewissen Zuwachs an Widerstands- und Durchhaltekraft und Zähigkeit[11].

Daß in das vegetarische Lager so viele Schwache, Kranke und Belastete sich flüchten, solche, die »es nötig haben«, macht oberflächliche Beurteiler leicht stutzig, nämlich, wenn sie *diese* Gestalten mit den blühend gesund »aussehenden« omnivoren Durchschnittsmenschen vergleichen[12]. Hunderttausende in unserem altersmüden Europa existieren eben *nur* aus Kraft und Gnaden der Lebensreform. Diese Armee muß aber natürlich unter dem bekannten Gesichtswinkel der Relativität betrachtet werden. Die anderen Belasteten, d. h. alle, die den Weg zur Kraftquelle der Lebensreform nicht finden, sterben weg.

Dieser kleine Abschnitt soll deutlich machen: Wer das Fasten nicht zum Tor in eine neue Welt des Essens, Trinkens, ja des reineren Lebens macht, der hat diese Kur nicht ausgewertet. Der nach Hause reisende Faster sollte ein Lebensreformer sein. Der vegetarische Aufbau nach dem Fasten und das durch die beratende und belehrende Autorität des Fastenleiters erzielte Umorganisieren der heimatlichen Küche des Fasters ist die große Hilfsmethode, mit der dann in der Richtung der weiteren Stoffwechsel-Klärung und -Normierung weitergegangen werden kann. Nur so bleibt der Erfolg der Kur bestehen. Nur so wird er noch verbessert bis zu endgültiger Heilung. Nur so dient die Fastenkur der Gesundung unseres Volkes.

6. Die Röder-Methode

a) Die Gaumenmandeln

Greift die Frischkost-Diät (vegetarische Kost) im Sinne des Heilfastens weiter am Paternoster-Werk der Elektrolyt-Harmonisierung und des ganzen Stoffwechsels an, so stellt nun die sogenannte *Röder*-Methode eine Reiz-Therapie dar auf die Hypophysen-Gegend und auf das vegetative Zwischenhirnzentrum *(Buchinger)*, verbunden mit der »endonasalen« Reflex-Therapie[13] *(Asuero, Llayna Serrano, Leprince, Laker, M. Braun, Fröse)* und zugleich mit einer Anregung des Lymphstromes durch Saugbehandlung der Tonsillen *(H. Röder)*. Die Gaumenmandeln haben aber nach *Halasz*, Budapest, auch eine inkretorische Funktion. *Halasz* schließt einen Aufsatz in der Zeitschrift »Endokrinologie« 1932, Band XI, Heft 2 mit dem Satze:

»Wenn wir die Literatur über die innersekretorische Wirksamkeit der Tonsillen überblicken, so müssen wir sehen, daß das Hormon der Tonsillen als eine hemmende Substanz in jenen korrelativen Ring eingeschlossen ist, der das Wachstum des Organismus beeinflußt, während seine spezifischen Hormonwirkungen in der Gefäßregulation der Schleimhäute der oberen Luftwege zum Ausdruck kommen.«

Nach *H. Röder* stellen die Mandeln Ausscheidungsorgane dar für die verbrauchte Körperlymphe, Endorgane für den Lymphkreislauf. Wie zwei Schwämme werden die Tonsillen bei jedem Schluckakt ausgequetscht und ergießen dabei die Lymphe zu dem Bissen und in den Magen, zur sog. zweiten Verdauung. *Röder* hält sehr viel von dieser »Bewegung des Lymphstromes« und führt die merkwürdigen Fernwirkungen des »Röderns« auf dieses Moment zurück. Sind die Tonsillen verstopft, krank, funktionsunfähig, so staut sich die Lymphe in den Körper zurück, so meint *Röder;* es kommt dann zu Stagnationen. Das »Gefälle«, die Bewegung des »Grundwassers«, im Mikrokosmos Mensch wird dann irgendwie gehemmt. Es siedeln sich dann in den biologischen Sümpfen, den Stauungsbezirken des Gewebswassers, Krankheitserreger an; es bilden sich auch Ablagerungen, Niederschläge, Ausfällungen, die wiederum Ursache bilden zu Krankheiten aller Art (Gicht, Rheuma, Entzündungen usw.). Kurzum, die Tonsillen sind gewissermaßen Schleusen, Ventile, die in der Not zu öffnen sind, um hindrängenden Lymphdruck auszugleichen.

In dieser *Röder*schen Auffassung steht Lymphe gleich Gewebswasser. Es endigen ja doch zuletzt die kleinen Lymphgefäße in den Zwischen-Zellenräumen und sammeln sich dann wieder, rückströmend nach Art der aus dem Kapillargebiet zurückströmenden Venen zu stärkeren Strömen, die nach der Hohlvene ziehen, während ein anderer Strom nach den Mandeln ziehen soll, wie *Heinrich Röder* lehrt.

b) Die Rachendach-Hypophyse

Mag diese Auffassung *Heinrich Röders* nun richtig sein oder nicht, sie würde, wenn wir sie als Hilfs-Hypothese zulassen, recht wohl passen zu der Wirkung, welche die *Röder*-Methode beim Fastenden auslöst. Nimmt man nämlich an, daß beim Fastenden die mit Abbaustoffen beladene Lymphe stockt und sich staut, und nimmt man weiter an, daß das Tonsillen-Saugen diese Blockade löst, die Bahn frei macht, so würde sich schon einigermaßen die merkwürdig belebende, Krisen verhindernde Wirkung des

Röderns erklären. Doch wenn man dann wieder die relativ geringe Menge der durch die Mandeln abströmenden Lymphe bedenkt, will uns die *Röder*sche Theorie von der »Anregung des Lymphstromes« und der »Entgiftung durch die gereinigten Mandeln« wiederum nicht so recht einleuchten. Zum mindesten reicht sie nicht aus, die erhebliche Tiefenwirkung und die schlagartige Umstimmung zu erklären, die auf ein richtig ausgeführtes »Rödern« zu folgen pflegt. Wir suchen für die immer wieder erlebte, erstaunlich rasche Fernwirkung dieser Methode eine andere Ursache und finden sie in der Massage und leichten Verwundung der Rachenmandel, auch Rachendach-Hypophyse genannt. Diese ist die ganz nahe Nachbarin der Hypophyse und des vegetativen Zwischenhirn-Zentrums, nur getrennt durch den Keilbeinkörper mit seiner Höhle. Und wenn wir dann weiter erfahren, daß in den ersten Monaten des embryonalen Daseins die Hypophyse aus einer Ausstülpung des Epithels der Mundbucht sich bildete und daß durch das wachsende Keilbein die Rachendach-Hypophyse von der eigentlichen Hypophyse gewissermaßen abgeschnürt wurde, so fällt es uns nicht mehr schwer, bei einer Reizmassage der Rachendach-Hypophyse an eine Fortwirkung des Reizes auf die ganz nahe Umgebung zu glauben. Zweifellos bestehen noch Verbindungen zwischen der extrakraniellen und der intrakraniellen Hypophyse und deren nächster Umgebung, dem Zwischenhirn. Durch das starke Abströmen des Reizserums aus der Rachenmandel- (Rachendach-Hypophysen-) Gegend wird selbstverständlich der Blut- und Lymphstrom der fast unmittelbar dahinterliegenden zentral-nervösen Bezirke auch in Bewegung gesetzt. Dieser »Kommandostand« unseres Gesamt-Organismus, der doch fast alle regulatorischen Elemente unseres vegetativen Lebens in sich vereinigt, steht nun in einem Reizstrom, der durch einen Entspeicherungsreiz zustande kommt. Ohne Zweifel aber bewirkt dieser Reizstrom eine erhöhte Aktivität sowohl der Hypophyse als auch der nahe benachbarten Zentren. Und welche Menge von Regierungs-Funktionen spielt sich in den »Ministerien« dieser walnußgroßen vegetativen Regierungszentrale ab! Da ist ein Atem-Zentrum, ein Wärme-Regulierungs-Zentrum mit seiner feinen Abstimmungstätigkeit (Schweißdrüsen, Kapillar-Erweiterung), da ist ein großes Ernährungs-Ministerium mit wichtigen Unterabteilungen für den Eiweißstoffwechsel, den Zuckerumsatz (Nebenniere, Leber), die Fettverteilung (Mobilisation von Fett aus den Fettdepots) und die Chlorausscheidung (Kochsalz). Ganz nahe auch liegt ein direktes Hunger(!)-Zentrum (Regelung der Bewegungen und Ausscheide- bzw. Saugtätigkeit des Verdauungstraktus) und ein Durst-Zentrum (Veranlassung der Durstsensation). Da finden wir auch noch eine Balance-Zentrale, die die Spannung der Muskelpartien fein abstimmt, ferner das ungeheuer lebenswichtige Zentrum für die Blutverteilung im Gesamtorganismus (vasomotorische Zentrale), weiter auch ein Talg- und Schweißdrüsen-Zentrum und das wiederum ganz besonders wichtige »Ministerium« für Regelung der Inkret-Abgaben unseres vielgestaltigen Hormondrüsen-Apparates. Schließlich finden wir dann noch ein Fettverteilungs-Zentrum im Zwischenhirn, wo der Modellierungskünstler die harmonische »Polsterung« der Männer- und Frauenkörper leitet, und ein eigenes Ministerium für jegliches Wachstum (Zellteilung usw.), eine osmotische Zentrale, die durch Wasseraustausch zwischen Blut und Muskulatur den Wassergehalt des Blutes regelt und dann noch andere »weniger wichtige« Zentren, wie z. B. ein Zentrum für Erbrechen, in dem das Notventil gezogen wird, wenn ein Gift im Blute kreist. Solche Zentren zur rechtzeitigen Einschaltung bestimmter Abläufe sind noch mehrere vorhanden. Es ist aber hier nicht unsere Aufgabe, eine erschöpfende Schilderung der Regierungs- und Kommando-Elemente des vegetativen Zwischenhirn-Zentrums zu geben. Wir wollten hier nur das Gefühl dafür wecken, *was es bedeuten kann, wenn durch eine gewisse Reizmassage der Rachendach-Hypophyse*[13a] *diese komplizierte, den letzten Funktions-Ausschlag gebende Lebenszentrale Reize empfängt, die sie mit Erhöhung der Wachsamkeit und Aktivität zu beantworten imstande ist.*

c) Der Wert des Röderns

Allen unseren Erfahrungen nach, die sich jetzt schon über mehr als ein Dritteljahrhundert erstrecken, ist eine solche Total-Anregung aller vegetativen Funktionen durch die auf das Zwischenhirn-Zentrum übertragene Massage-Reizung der Rachenmandelstelle nicht nur möglich, sondern ganz und sicher gesetzmäßig gegeben. Allerdings müssen einige Bedingungen erfüllt sein. Die 1. Bedingung wäre natürlich die richtige Technik[14], die 2. Bedingung die Auswirkung öfterer und kleinerer Reize statt 1–3maligen brutalen Vorgehens mit wochenlangen Pausen. Ich kann nicht leugnen, daß auch dies gelegentlich hilft[15], aber nach all meinen Erfahrungen in der sicher schon 60 000mal ausgeübten *Röder*-Methode »fachen« auch hier »kleine Reize die Lebenstätigkeit an« (biologisches Grundgesetz von *Arndt*). Öfter wiederholte Feinreize vertiefen in unserem Fall ganz deutlich die Wirkung.

d) Die Technik

Der Fastende wird an 3 Tagen der Woche »gerödert«. Durch dies öftere Rödern werden die »Krisen«, die Komplikationen des Fastenprozesses, entweder verhindert oder doch sehr gemildert. Seit Jahren beobachte ich: Kommt überhaupt ein »Zwischenfall« vor bei den 60 bis 80 Fastern, die ich hier im Durchschnitt gleichzeitig beobachten kann, dann fast immer nur über Sonntag, wo nicht »gerödert« wird, so daß schon in besonders schweren Fastenfällen mitunter ein »Sonntagsdienst« eingeführt wurde. In den ersten Jahren machte ich immer wieder den Versuch, die eine Hälfte *ohne* und die andere *mit* »Rödern« fasten zu lassen. Immer wieder zwang mich das ärztliche Gewissen, den Versuch bald aufzugeben, da das Fasten bei den Nicht-*Röder*-Patienten deutlich und oft erheblich schwerer verlief. Ganz nebenbei hat das tägliche Be-Handeln des Fasters nach der *Röder*-Methode auch noch den Vorteil, daß der Fastenleiter mit dem Patienten in lebendige unmittelbare Berührung kommt und daß er den Patienten unauffällig genau beobachten kann: die Augen, den Gesichtsausdruck, den Puls (der an der Carotis beim Arbeiten ohne Aufsehen leicht fühlbar ist) und die Zunge, diesen wichtigen Anzeiger der Ausscheidungsvorgänge nicht zu vergessen, schließlich den Mundgeruch, der oft so sehr bezeichnend und spezifisch ist, daß man schon nach ihm bestimmte Diagnosen, gelegentlich auch Prognosen stellen kann.

Die *Röder*-Methode hat vier Akte. Der erste ist das Mandel-Aussaugen. Der zweite besteht in der Massage der Mandeln mit dem wattearmierten Finger. Der dritte übt vermittels des wattearmierten »*Röder*-Hakens« den wichtigen Massagereiz auf die Rachenmandel aus. Der vierte Akt endlich hat die unteren Nasengänge als therapeutischen Ort und besteht in einem energischen Durchwischen der unteren Muscheln mit einer dünnen wattearmierten Sonde, die mit Arum maculatum, Eucalyptus, Teucrium marum verum, Hydrastis und Echinacea beschickt wird.

e) Die Schalttafel des unteren Nasenganges

Beim Durchwischen des unteren Nasenganges reizt man eine ganze Reihe von Reflexpunkten [16]. Über die Umschaltungskerne der Medulla oblongata führen von hier Nerven-Bahnen zu allen möglichen Organen unseres Organismus. Wir dürfen das schließen aus bestimmten, sicher nasal bedingten Reflex-Störungen, die sich in ganz entfernten Organen (z. B. in der Gallenblase oder dem Zwölffingerdarm) abspielen. *Fröse* (Hannover) schreibt: »Aus den Beobachtungen der rhinogenen Reflexstörungen geht hervor, daß die nasalen Trigeminus-Verzweigungen, an sich reich an afferenten wie efferenten Zentren, über die vegetativen Hauptbahnen und die ungemein zahlreichen peripherischen Organgeflechte, Netze und Kollateralen ihre physiologisch und pathologisch gesteigerten Reize auf sämtliche Erfolgsorgane des Organismus zu übertragen in der Lage sind« (*Fröse*, Zentrale Bahnen der rhinogenen Aktionsströme, S. 6. Verlag B. Wilkens, Hannover).

Ich schrieb 1933 auf Grund langjähriger praktischer Erfahrung: »Beim Durchwischen der unteren Nasengänge geht eine merkbare Allgemeinwirkung durch den ganzen Körper. Aber oft erleben wir es auch, daß *ein* Organ irgendwo gewissermaßen aufschreit, erlöst oder zunächst schmerzhaft angestoßen. Dies erkrankte Organ, in der Nähe oder in der Ferne, hat jetzt seinen korrigierenden Impuls bekommen und ist damit der Heilung nähergebracht« (a. a. O.). Man kann vielleicht mit einem gewissen Recht von einer elektiv-organotropen Wirkung des 4. Aktes der *Röder*-Methode sprechen.

Der 2. Akt der *Röder*-Methode wird aus äußeren und praktischen Gründen meist nicht ausgeübt. Es ist ratsam, den Patienten einmal zu zeigen, wie man sich selber täglich mit der wattebedeckten Zeigefingerkuppe die Mandeln vor einem kleinen Rasierspiegel am hellen Fenster auswischen und ausdrücken kann. Die Watte am Finger wird mit Wasserstoff-Superoxyd-Wasser befeuchtet.

Zum Schluß unserer *Röder*-Besprechung möge noch ein Punkt berührt werden, der mir wegen seiner Eröffnung interessanter therapeutischer Möglichkeiten wichtig erscheint: *Fröse* (a. a. O.) nimmt nicht nur »rhinogene Reizströme« an, die von Reflexpunkten der Nasengänge zu bestimmten Organen führen, sondern glaubt auf Grund seiner Beobachtungen und Forschungen allen Ernstes an einen »axonalen Kationen-Transport« der Nerven von der betreffenden Nasenstelle aus zum entsprechenden Erfolgsorgan. So, »daß also die Reizung der nasalen vegetativen Rezeptoren nicht nur zur Übertragung des Reizes an sich, sondern auch der biochemischen Qualität (! Verf.) des Reizes auf vegetative Zentren und Erfolgsorgane Anlaß gibt«.

Man mache sich nur einmal klar, welch eigenartige homöotherapeutische Möglichkeiten hiermit gegeben wären. Mir ist allerdings nicht bekannt geworden, daß bisher ausreichende Reihenversuche die Annahme *Fröses* durch Beweise erhärtet hätten.

7. Die Homöopathie

Fassen wir das bisherige unseres Kapitels von den Hilfsmethoden einmal rückblickend zusammen.

Der Vegetarismus als Hilfsmethode gewährleistet den rechten Ausklang der Fastenkur sowie die Erhaltung des Erfolges. Die *Röder*-Methode dient der Steuerung des Heilfastens, klärt ständig die Lage und setzt den Organismus in den Stand, die starken Umlagerungen des fastenden Körpers von der nervösen Zentrale aus sicher und störungsfrei zu bewältigen. Nun betrachten wir einmal die dritte Hilfsmethode. Sie gestattet uns in all den Fällen, in denen trotzdem während des Fastens in den Geleisen der sonst glatt laufenden Kur Hindernisse, Hemmungen, Krankheitsbilder auftauchen, eine elegante Wegräumung dieser Hindernisse, so daß selbst in Fällen, in denen sonst das Fasten vielleicht abgebrochen werden müßte, eine Fortführung der Kur ermöglicht wird. Es ist die Homöopathie *Samuel Hahnemanns. Hahnemann* hat die Homöopathie, die sich auf dem Ähnlichkeits-Grundsatz aufbauende Krankenbehandlung, neu entdeckt, nachdem das fruchtbare Simile-Prinzip trotz der überragenden Autorität des *Hippokrates* und des *Paracelsus* wieder völlig in Vergessenheit geraten war[17]. Und wie überall, so leistet uns die Homöopathie auch während des Fastens sehr wertvolle Dienste. Wohl dem Fastenleiter, der das Manuale dieser großen Orgel einigermaßen beherrscht!

Gewiß ist auch das zwölftastige Kinderklavier der Biochemie nicht zu verachten; und ganz so einfältig und primitiv, wie sie in orthodox-homöopathischen Kreisen manchmal hingestellt wird, ist die *Schüßler*-Methode denn doch nicht. Sie ist auch nicht ohne Logik und Berechtigung. Unser Leben in Lymphe, Blut und Nerv ist ja bekanntlich abhängig von bioelektrischen Abläufen. Gewiß leitet der Nerv den Reiz, aber die abgestufte Reiz-*Bereitschaft* ist doch wieder abhängig von der kolloidalen Gleichgewichtslage des den Elektrolyt ausmachenden Mineral-Gemisches unseres ganzen Körperwassers. Die harmonische Zusammensetzung dieses »Meeres« aber ist wieder abhängig von zentral bedingten, feinen Abstimmungen. Der Sitz dieser Zentrale ist ganz sicher wieder das vegetative Zwischenhirn-Zentrum. Ein Mineralsalz-Manko, also ein Zuwenig einer bestimmten Elektrolyt-Komponente, wirkt sich als Hunger-Reiz auf die regulierende Zentrale und in kausaler Stufenfolge dann als Krankheit aus. Das betreffende und daher passende Mineral aber, also das »biochemische Mittel«, wirkt nunmehr, dem Organismus in potenzierter Form einverleibt, wieder als Reparatur- und Heilreiz auf jene Abstimmungszentrale und vermag dieses verlorene Gewicht wieder herzustellen. So etwa können wir uns wohl eine Heilung mit einem passenden biochemischen Mittel vorstellen.

a) Wie das Simile wirkt

Nun aber erst die große tastenreiche Orgel der Homöopathie *Hahnemanns*! Welche Unterstützung gibt sie dem Heilfasten! Sollte sich übrigens der homöopathische Heil- und Korrekturverlauf nicht vielleicht ähnlich abspielen? Der Mensch hat nicht nur »zwölf Blutsalze«, sondern wohl so viel Stoffe im Blut, als das Weltmeer Dinge in Lösung hält (in allen möglichen »Potenzen«). Ein Arsenik- oder Kupfer-»Mangel« oder sagen wir lieber: eine Schwäche an diesen Stoffen oder eine Unfähigkeit unseres Organismus, diese Moleküle in der rechten Dichte und Schwingung aus dem Kosmos sich zu erraffen und zu speichern, macht einen spezifischen, vegetativ zentralen Hungerreiz. Und dieser Hungerreiz gestaltet nun in der Peripherie ein Symptomenbild, das ungefähr dem Vergiftungsbild des Stoffes entspricht, »für das« eine »Schwäche« besteht. Wird nun in unserem Fall unserem Körper etwa das Arsenik bzw. das Kupfer in hochverdünnter, d. h. potenzierter, d. h. *mächtig* (nicht giftig) wirkender Form einverleibt, so bricht das Simile-Mittel nun mit Wucht in die Manko-Bresche ein und schaltet in der Kommando-Zentrale »cito, tuto et jucunde« die »Hebel und Schrauben« um, im Sinne und in der Richtung der Ergänzung, der restitutio ad integrum.

b) Die Reaktionsmittel

Jeder Homöo-Therapeut weiß aber, daß zu einer homöopathischen Vollwirkung oft nicht nur der reizhungrige Organismus und das gerade passende Simile gehören, sondern daß auch die höhere oder geringere *Ansprechbarkeit* auf Fein-Reize noch eine Rolle zu spielen pflegt, also die Reaktions-Bereitschaft. Man sucht sie mit sog. Reaktionsmitteln zu schaffen, wenn einmal ein offenbar richtig gewähltes Mittel nicht anschlägt. Wir kennen als solche das weinsaure Antimon (wenn die Hautausschläge nicht herauskommen wollen), den Cayennepfeffer (bei plumpen, faulen, fetten Konstitutionen), die Birkenholzkohle (bei schweren Erschöpfungszuständen), das Schlangengift der Lanzenviper (bei unterdrückten Ausscheidungen und fahlbläulich umfärbten Geschwüren), den Kirschlorbeer (wenn nervöse Erschöpfung besteht), das Opium (wenn die Lebenskraft fehlt), den Schwefel (wenn Haut- und Schleimhäute versagen und die Arzneien nicht wirken), den Lebensbaum, die Thuja occidentalis (wenn ein unterdrückter alter Tripper im Hintergrund steht oder Impfschäden durch das Kuhpockengift noch mitspielen können) und schließlich noch das Zink (falls Exantheme verziehen und Hirnreizung besteht).

c) Fasten ist auch ein Reaktionsmittel

Fraglos können wir homöopathischen Ärzte mit diesen Reaktionsmitteln gar nicht selten dem richtig gewählten Mittel noch den Weg bahnen. Es gibt aber noch ein Reaktionsmittel für das homöopathische Simile, das Mittel, dem hier in diesem Buche unser stetes Ceterum censeo gilt und an das heute leider noch so wenig Ärzte denken: Gerade das Fasten! Das Fasten ist das ganz überragende Mittel der Sensibilisierung für jeglichen Reiz, also auch für den homöopathischen Feinreiz. Es ist recht bezeichnend für die geniale Intuition des universalen Arztes *August Bier,* daß er bei seiner Beschäftigung mit der Homöopathie auch auf diesen Gedanken kam, bezeichnenderweise, ohne wohl jemals einen zugleich homöopathisch behandelten Faster gesehen zu haben. Er sagt: »Nach meiner Kenntnis ist weder *Hahnemann* noch einer seiner Anhänger auf den Gedanken gekommen, der mir naheliegend und aussichtsreich zu sein scheint, nämlich, die homöopathischen Arzneimittel während einer mehrtägigen Hungerkur einmal zu verabreichen, um ihre Wirkung reiner und sie überhaupt wirksamer zu gestalten« (Münchner Medizinische Wochenschrift 1930, Nr. 20/21 [18]). Man gebe einmal einem gern schlemmenden, dicken Hotel-Esser, der einen typischen Rhus-Rheumatismus hat, sein Simile. Es wird vielleicht gut einschlagen und im nächsten Jahr ebenso. Im dritten Jahre aber versagt wahrscheinlich das Mittel völlig oder nützt nur noch einmal halb unter Vorauswirkung eines der oben angedeuteten Reaktionsmittel. Nehmen wir nun einmal an, das Mittel versage völlig trotz Reaktionsmittel. Da bleibt nur eine Möglichkeit. Man läßt den Epikureer fasten, aber dann nicht nur »mehrere Tage«, sondern besser gleich einige *Wochen.* Das Rheuma ist dann ohne Homöopathie geheilt. Und wenn dieser Omnivore dann die Gasthausküche (nebst Weinkeller) weiter so gründlich frequentiert wie früher, und wenn dann die Quittung in Gestalt einer Rhus-Ischias wiederkommt, *dann* schlägt auch der Gift-Sumach endlich wieder in die Bresche, die vorher mit den Giftstoffen der Reizabstumpfung ausgefüllt war, und wir erleben wieder eine glatte Rhus-Heilung. Welcher alte Fastenleiter erinnert sich nicht solcher Fälle?

d) Fasten als Anschauungsunterricht für die Homöopathie

Der größte Dienst, den uns die Homöopathie während des Fastens leistet, ist aber nicht die Simile-Heilung eines Falles, den etwa das Fasten nicht heilte, oder umgekehrt, die Fastenheilung eines Falles, den das Simile nicht heilte. Den größeren Dienst leistet uns vielmehr das homöopathische gut gewählte Mittel bei der *Steuerung des Fastens* selbst.

Wir homöopathischen Ärzte wissen, daß »Migräne« nicht gleich Migräne ist und daß eine »typische« Ischias in fünf Fällen fünf ganz verschiedenen homöopathischen Mitteln entsprechen kann. Und so geschieht es denn auch beim Fasten immer wieder, daß die gleichen Fälle sich individualisieren, daß sie sich aufspalten in recht charakteristische Einzelbilder von Symptomgruppen, die bald auf dieses, bald auf jenes Mittel hinweisen. Man kann, ohne zu übertreiben, sagen, daß bei einer richtigen mehrwöchigen Fastenkur, wenn man 50 oder 60 Fastende zu gleicher Zeit zu überblicken Gelegenheit hat, im Laufe eines Sommerhalbjahres eine ganze homöopathische Arzneimittellehre zu beobachten wäre, *wenn* der Fastenleiter genügend Zeit hätte, sich in den einzelnen Fall so zu versenken, wie es der Fall gar oft seinem wissenschaftlichen Werte nach verdiente, ganz abgesehen hier von dem therapeutischen Wert einer solchen intensiven Steuerung der Fastenkur. *Ein fastender Mensch,* der sich einigermaßen gut selbst beobachtet und eine gewisse Gewandtheit und Darstellungsfähigkeit hat, bietet bereits eine solche *Fülle* von Beobachtungsmaterial für einen Homöopathen, daß sofort der Stoff für eine ganze Dissertation sich ergäbe. Der amerikanische Universitätsprofessor *Benedict* hat über einen *einzigen* Fall von Fasten (*Levanzin,* ein Intellektueller aus Malta, fastete bei ihm 31 Tage) ein Buch von 416 Seiten geschrieben, dazu noch einige Riesentabellen. Kurzum, ein Fastenfall ist in seinem Symptomenreichtum oft geradezu ein Anschauungs-Unterricht für homöopathische Arzneimittel-Diagnosen. Was wir Praktiker, denen ein großes Laboratorium und eine Schar von wohlbeschäftigten Assistenten eben nicht zur Verfügung stehen, bei den Fastenkuren homöopathisch leisten können und müssen, ist die sog. Steuerung der Kur mit den jeweils angezeigten homöopathischen Mitteln. Wenn wir mehrere Jahre den Ablauf der verschiedenen Kuren betrachten, dann fallen uns neben dem vielen ganz Individuellen und immer wieder Einzigartigen jeder Kur auch etwa

15—20 Symptomenbilder auf, die immer wiederkehren und geradezu typisch sind.

Similia des Fastens

1. Da ist die vollschlanke oder etwas dickliche Blondine mit der charakteristischen Psyche, die gerade beim Fasten besonders deutlich hervortritt: leicht weinend, immer Rat suchend, leicht lenkbar, folgsam. Unterliegt aber leicht den Einflüssen unmaßgeblicher Mitfaster; gutmütig. Mitunter geht es ihr leidlich, abends ist ihre schlimme Zeit, wo dann etwaige Beschwerden kommen oder doch stärker auftreten. Luftgierig trotz ihres Fröstelns, kommen diese Menschen leicht in Konflikt mit den nächsten zwei Typen (2 und 3), weil sie so gerne die Fenster öffnen. Bei den Abendvorträgen des Arztes im geheizten Zimmer, in dem viele Menschen umhersitzen und die Fenster geschlossen sind, gehen sie hinaus, um nicht ohnmächtig zu werden. Sie machen sich während der Fastenzeit gerne Bewegung in frischer Luft, sind aber wirklichen Anstrengungen nicht gewachsen. *Pulsatilla!* Am besten D 30.
2. Da sind Leute, bei denen man immer in Hilfestellung sein möchte. Sie kommen schon angereist mit Angst. Pedantisch ordentliche Menschen. Sie sind imstande und machen ihr notarielles Testament vor ihrer »Badereise«. Sauber, korrekt, aber kaum in der Lage, ihre schreckliche Unruhe, ihr Mißtrauen und ihre Angst zu verbergen. Das Fasten greift sie »furchtbar« an. Sie schauen, ob die Klingel funktioniert, fragen die Schwester (die es weitererzählt), wie lange wohl der Doktor braucht, bis er bei nächtlichem Alarm zu ihnen kommt, und anderes mehr. Oft sind es tatsächlich schwer Leidende, die schon schreckliche Attacken hinter sich haben. Weit aufgerissene Augen haben sie, wenn sie erzählen. Schwäche, Neigung zum Zusammenbruch besteht, ja, wenn man nicht recht achtgibt, zum Kollaps. Egozentrisch. Haben immer mit sich zu tun. Lieben Komfort, Pünktlichkeit und Eleganz, warme Behaglichkeit, aus der sie nur ihre Angst und Unruhe leider recht häufig auf- und hochtreibt. Haben diese Leute Schmerzen, so sind es oft brennende. Sie frieren und wollen die Fenster geschlossen haben. Man gebe *Arsenicum album* C 30, manchmal im *Wechsel* mit Aconit C 30! Eine fast mathematisch sichere Wirkung tritt ein. Angst und Unruhe schwinden; Schwäche und Herzklopfen ebenfalls. Ruhe und Sicherheit stellen sich ein. Fasten geht dann gut voran.

3. Ältere, reizbare, explosible Naturen, alte Beamte, Biertrinker, starke Raucher, unzufrieden. Sehr kälteempfindlich. Verbitten sich jedes offene Fenster. Abends ist ihre gute und frühmorgens ihre schlechte Zeit. Da sind sie ungenießbar, griesgrämig, oft verletzend. Sie erbrechen, wenn sie sich ihre Zähne putzen. Beim »Rödern« würgen sie stärker als andere. Sie beklagen sich über sauren Geschmack im Munde, fragen, ob man während der Kur rauchen dürfe. Der Alkoholabstinenz-Entschluß fällt ihnen sehr schwer, denn sie »brauchen« die euphorisierende Wirkung der Narkotika, besonders des Alkohols. Schwer kommen sie los von ihrer Liebhaberei für Salamiwurst, Heringssalat, für alles Marinierte. *Nux vomica* D 4, manchmal auch bei typischen Nux-vomica-Naturen D 30! Fasten und Nux vomica machen diese schwierigen Patienten lenksamer und froher. Jetzt endlich gelingt die Umstellung ihrer Lebensweise, gegen deren Zumutung sie sich sonst hartnäckig sträuben und ohne die sie unaufhörlich Rückfällen ausgesetzt wären.
4. Merkwürdige Menschen. Sie drängen sich zum Fasten, müssen aber wegen ihrer gelegentlichen Basedowoid-Nachbarschaft des öfteren abgelehnt werden. Leptosome, sensitive Schizothyme mit der sog. »psychometrischen« Anlage. Feinnervige, kluge Menschen. Mehr blonder als dunkler Typ. Sie flirten gern. Geschlechtlich sehr erregbar. Rasch gewachsen. Somnambule Anlage. Sie können bei unvorsichtigem Fasten medial werden. Sie sind häufig Astrologen, Theosophen, ethische Vegetarier. Manchmal rassisch-degenerativ, überzart und überzüchtet, hochempfindlich, Herzklopfen, Schwindel, Schwäche, Erkältlichkeit. Beim »Rödern« sickert lange das Blut von der Rachenmandelgegend. Oft Nasenbluten beim letzten *Röder*akt. Furchtsam beim Alleinsein, bei Gewitter. *Phosphor!* (Nicht unter D 30!)
5. Der ohnedies schlechte Schlaf wird durch das Fasten *noch* schlechter. Dumpfe Angst und Herzklopfen. Schreckliche Traumbilder, sobald der Ärmste in kurzen Schlaf verfällt. Kalte, feuchte Füße und Hände. Mutlosigkeit. Kann kaum die Treppe steigen. Dick, schwitzend, kurzatmig. Meist blau-blonde Menschen! *Calcium carbonicum* C 30! Hier wirkt die alle zwei Tage verabfolgte Gabe von Calc. carb. C 30 geradezu Wunder. Der Schlaf kommt. Man kann wegen der erfreulichen Kräftigung des Herzens (allerdings gibt man gelegentlich noch etwas *Crataegus)* wieder zum Vollfasten übergehen.
6. Beim Fasten stellt sich mitunter in der zweiten Hälfte der Kur, wenn Engen und Spannungen sich lösen, Verkrampfungen dem Gefühl der Freiheit und Natürlichkeit weichen, eine leicht hypomanische Stimmung

ein. Abends ist keine rechte Müdigkeit da. Die Mühle des Alltags läuft weiter. Voller Anregung geht es zu Bett. Es werden Pläne gemacht. Man dreht das Licht aus, wacht, freut sich der fühlbaren neuen Kräfte und neuen Möglichkeiten und spinnt frohe Gedanken. Man dreht das Licht wieder an, macht Notizen. Das Herz ist etwas unruhig, klopft wie in Erwartung. Man löscht das Licht wieder aus. Alles Ferne und Nahe an Geräuschen wird ohne Ärger registriert. Aber eigentlich wollte oder sollte man doch schlafen. Man macht wieder Licht und greift zu einem Buch. Aber selbst das »Sich-müde-Lesen« in einem Buche gelingt nicht. Man ertappt sich dabei, daß die Gedanken nicht in den Zeilen, sondern zwischen den Zeilen sind und erfreuliche, neu gebahnte Wege gehen. So vergeht die halbe Nacht, ohne Quälerei, aber auch ohne Schlaf. Am Morgen erst kommt etwas Müdigkeit. Aber selbst diese wird rasch verscheucht durch die Anregungen, die der frühe Vormittag bringt. Lachend »klagen« diese Fastenden, daß sie nicht schlafen können.

Wem fällt da nicht Coffea ein? *Coffea cruda* in der 30. Centesimale bringt köstlichen traumlosen Schlaf in solchen Fällen von Schlaflosigkeit. Dieses Mittel hat sich mir jetzt schon so oft bewährt, daß es mir tatsächlich zu einem Beweis für die Wirksamkeit der Hochpotenz geworden ist.

7. Es ist bei weitem nicht der angenehmste Kurpatient, dessen erstes depressives Fastenstadium sich in der Folge noch vertieft und über die ganze Fastenzeit erstreckt. Dazu ist er auch noch weinerlich, empfindlich und krittelig. Es sind häufig Menschen, die im Leben so Schweres durchgemacht haben, daß sie »noch heute nicht darüber wegkommen«. Oft sind es schwere Enttäuschungen. Stuhlverstopfung und Rheuma, lange und vergeblich behandelt, bilden oft die Hauptklagen. Morgens haben sie ihre schlimmste Zeit. Herzklopfen, Stirn-Kopfschmerzen, Rückenschmerzen. Die Zunge ist merkwürdig wenig belegt. Abends tauen sie etwas auf, werden zugänglicher, freundlicher, weil sie beschwerdefreier sind. Tagsüber sieht man sie mit auf dem Rücken verschlungenen Armen umhergehen. Beim Sitzen stopfen sie sich ein Kissen hinter den Rücken, Sonnenbäder werden nicht vertragen. Die Kopfschmerzen und die Schwäche werden danach fast unerträglich. Auch diese Sorgenkinder schlafen nachts schlecht, aber nicht wie der Coffea-Faster, der – man möchte fast sagen – vor Freude nicht schlafen kann, wie ein Kind vor dem Weihnachtstag, das seine Gedanken um Gabentisch und Lichterbaum kreisen läßt, nein, diese brüten, »den Dolch im Gewande«. Manchmal brüten sie auch im Fasten ein leichtes Fieber aus, das oft schwer von einer leichten Grippe zu unterscheiden ist.

Dieses kleine Fieber reagiert sofort auf *Aconitum* oder *Ferrum phosphoricum,* je nach den Begleitumständen. Der ganze Mensch aber, der sich und anderen die Fastenzeit so schwer macht, der braucht als Korrektur *Natrium muriaticum* D 30 oder C 30! Es erregt immer wieder Erstaunen und Freude, wie schnell sich nach der ersten winzigen Gabe der Mensch und seine Beschwerden ändern. Das erste, das sich bessert, ist immer »die Schwäche«, dann auch Kopfschmerzen und Schlaf. Und damit wird der Natrium-Faster auch zufriedener, freundlicher, genießbarer.

8. In ein Fasten-Kurheim kommen auch gerne gewisse Sonderlinge, Menschen, die einen Spleen haben, ein Steckenpferd reiten, paranoide Systembildner und groteske Propheten einer merkwürdigen Lebensreform. Bald nach dem Weltkrieg schwoll die Zahl dieser Sonderlinge an. Inzwischen haben sie sehr abgenommen, weil die Zeit ihre Tatenlust absorbierte. Mag sein, daß sie nach der Katastrophe des *Hitler*-Krieges wiederkehren. Warum diese Apostel gerade das Fasten so schätzen? Nun, Fasten ist noch etwas Besonderes, Selteneres, Ungewöhnliches. Und das wollen sie gerade; das ist ihrer Art gemäß. Außerdem hat ja das Fasten bekanntlich seine Berührungspunkte mit der Askese, mit geistlichen Übungen. Und diese Prophetennaturen suchen so etwas. Sie sind um das Heil ihrer Seele ganz besonders besorgt. Und sind trotzdem — welcher Widerspruch! — ichsüchtig, egozentrisch »eingestellt«. Das Heil der anderen Menschen, die Sorge für andere, spielt in ihrem Bewußtseinsraum und in ihrer Willenssphäre nur soweit eine Rolle, als deren Sorgen, deren Leid Beziehungen haben zu ihrem *eigenen* Schicksal. Fast in jeder Gruppe von Fastenden, die über 20 hinausgeht, ist dieser Typus zu finden. Sie sind übrigens interessante Menschen, verstehen fesselnd zu erzählen, sind oft der Mittelpunkt der kleinen Gemeinde. Haben diese Patienten auch noch über Brennschmerzen an kranken Körperteilen zu klagen, haben sie trokkene Hautausschläge, scheuen sie das Bad, das Waschen, so ist die Korrektur mit *Sulfur* am Platze. Ist das psychische Bild des vorher beschriebenen einigermaßen deutlich, dann ist die Hochpotenz D oder C 30, zum mindesten, weil es sich um Fastende handelt, unbedingt der niederen Verdünnung weit überlegen. Stimmt dagegen das Charakterbild des Fastenden wenig oder gar nicht mit dem Schwefelmenschen überein, dann ist eine tiefere Potenz von Schwefel das Steuerungsmittel der Fastenkur. Bei der Reizempfindlichkeit der Fastenden braucht man fast nie zu eigentlichen Tiefpotenzen (2.–4. Verdünnung) zu gehen.

9. In der ersten Hälfte der Fastenkur entwickelt sich, vor allem bei Frauen, mitunter ein sehr bekanntes homöopathisches Mittelbild. Weinerliche, reizbare Stimmung, Hoffnungslosigkeit. Die Frauen bleiben nicht auf ihrem Zimmer. Sie setzen sich mit gekränkter Miene ins Wohnzimmer zu den anderen, reden wenig. Man behandelt sie sehr vorsichtig und rücksichtsvoll. Meist sind es große, brünette Frauen, schlank oder sogar mager. Sie gehen nicht gern aus, da sie »sich erkälten«. Große allgemeine Schwäche. Öde und Leere im Oberbauch. Vorwurfsvoller Blick. Das Fasten macht sie zu »Märtyrern«. Merkwürdige Sympathikus-Vagus-Schwankungen stellen sich ein. Hitze wechselt mit Kälte. Die durch das Glaubersalz ausgeleerten Darmschlingen hängen ihnen bis in die Beckenhöhle – sagen sie. Lassen sie sich bewegen, einen gründlichen Spaziergang zu machen mit tüchtiger Bauchatmung und herzhaftem Schritt, dann wird alles besser. Sie schreiben gerne kratzbürstige Briefe nach Hause an den Ehemann, als ob der an allem schuld sei. Kein Fastentyp hat das sogenannte *Coué*-Mantram nötiger als diese Unglücksmenschen. Bekommt man sie zu einer solchen Übung (das ist nicht leicht), so kann man bei intelligenten Patientinnen erreichen, daß sie noch vor der Mitte der Fastenkur das Souterrain ihrer Melancholie verlassen, ja fast mit Schwung, mit Gewalt durchstoßen und sich im höheren Stockwerk wie erlöst bewegen. Eine Art Metanoia, für viele ein »Erlebnis«! Patienten dieser Art kommen des öfteren *wegen* oben genannter Beschwerden zur Fastenkur. Es sind ja doch zum Teil die typischen Beschwerden der Wechseljahre. Und es ist immer wieder eindrucksvoll, interessant zu beobachten, daß bei den Frauen, die mit den beschriebenen Beschwerden kommen – es sind die *Sepia*beschwerden! –, nach wenigen Fastentagen allein schon durch das Fasten eine Besserung statt Verschlechterung eintritt, während man doch erwarten sollte, daß das Fasten z. B. wenigstens die Senkungsbeschwerden zu dem Primärzustand addieren müßte. Das erinnert geradezu an die Wirkung eines gut gewählten homöopathischen Mittels. Die oft überraschende Wirkung der psychischen Behandlung, z. B. des *Coué*-Mantrams, zeigt, wie vorsichtig man sein muß in der Beurteilung, welcher Faktor in solchem Falle nun wirklich den Hauptfaktor bei der Heilung abgab. War es das Fasten, das homöopathische Mittel, das »Gutzureden« des Arztes, das Mantram? Auf Grund fünfundzwanzigjähriger Erfahrung mit über 12 500 Fastenfällen nehme ich als sichergestellt an, daß das Fasten gesenkte Eingeweide nicht weiter senkt, höchstens unmittelbar nach dem Entleerungsmittel, nach dem Glaubersalz. Das Fasten rafft und strafft

alle schlaffen Gewebe, es *hebt* die gesenkten Eingeweide. Sicher aber korrigiert auch das herrliche Mittel, die *Sepia* (C 30), in dieser Richtung durch Zentralreiz auf das Tonus-Zentrum des vegetativen Zwischenhirns. Und ebenso sicher rafft und strafft auch das plastische Unterbewußte, die den schaffenden Seelengrund aktivierende Selbsteinrede, das gute Mantram.

Was ist in diesem Falle nun Hilfsmethode? Und was ist das Eigentliche, das Primäre der therapeutischen Korrektur einer Störung? Für mich ist das Fasten das Primäre, weil es für den Kranken fast immer »natürlich« ist. In unserem Falle: Einen hängenden Darm belastet man nicht. Man läßt ihn einmal eine Zeitlang ruhen. Das Fasten lockert auch nach meiner Erfahrung das seelische Gefüge (sit venia verbo!), so daß ein Mantram erst, wie Same im gepflügten Ackerland, überhaupt »aufgehen« kann. Das Fasten weckt gar oft auch erst die feine Ansprechbarkeit auf die Feinreize der homöopathischen Potenz. Gewiß hat das Fasten seine Gegenindikation (und die Erfahrung der Klinik muß sie noch deutlicher ausbauen), aber in den meisten Fällen ist es die Kur der ersten und der besten Wahl. Quod erat demonstrandum.

10. Ein seltener Fall, aber immerhin doch jedes Jahr ein oder mehrere Male vorkommend. Männer, Marodeure der verfeinerten Kultur der Großstadt, in diesem »Milieu« Jägernaturen, mit allen Wassern gewaschen, von allen Leidenschaften gehetzt. Öfter dunkle als helle Typen. Wegen irgendeiner Krankheit (Rheuma, Gicht, Krebsangst) kommen sie zur Fastenkur. Sie haben auch einen leidlich guten Anfang. Aber bald nach der Umstellung, also nach dem dritten Tage etwa, wird die Zunge nicht nur belegt, sondern wund, kommt eine Art von mercurieller Mundfäule, da kommen sehr schmerzhafte Hämorrhoidalgeschwürchen, rhagadenähnlich und unter abscheulichem Geruch, ätzende Sekrete aus allen möglichen Körperöffnungen. Oft sind es soldatisch derbe, rauhe Naturen, diese Faster. Sie kommen meist mit etwas Ächzen und mit hundert Worten Schützengraben-Deutsch über diese Quälerei hinweg. Man muß aber das Herz sehr genau beobachten und etwas stützen (*Crataegus* Ø), weil das mit giftigen Schlacken beladene Blut den Herzsteuerapparat stört (aussetzende Schläge!) und die Herzmuskulatur bis zur echten Herzschwäche bringen kann. Oft kommt auch ein alter Tripper noch einmal zum Vorschein, ein unterdrückter, versilberter, in fernste Ecken gejagter alter Tripper, auf freier Wildbahn in des Lebens Mai akquiriert. Ich wüßte nicht, was diese Rauhreiter anderes zu ihrer Rettung unternehmen müßten als ein gründ-

liches Heilfasten. (Man schickt sie sonst nach Aachen oder Tölz oder Wiessee.) Ritter, Tod und Teufel! Es geht durch ein böses Tal beim Fasten, gewiß. Aber hier ist auch ein Augiasstall zu reinigen. Und wir haben ja zudem ein prächtiges Mittel, um das Heilfasten so zu steuern, daß die quälenden Symptome wesentlich milder werden. Es ist dies *Acidum nitricum*, die *Salpetersäure!*

11. Ähnlich den Rittern von der Salpetersäure ist die nicht so seltene Gruppe derer, die das Bild der Quecksilbervergiftung zeigen, wenn die drei Umschaltungstage vorüber sind. Die weiße, schlaffe Zunge mit den Zahneindrücken, der fäkale, stinkende Atem, der wunde Hals, die überreiche Speichelabsonderung, das schwammige entzündete Zahnfleisch, die unruhigen schlaflosen Nächte mit schweren Grübeleien voller Lebensüberdruß und Selbstvorwürfen kennzeichnen unseren Typ sehr scharf. Dazu kommen gelegentlich Fastenausscheidungen durch den Darm, die an dysenterischen Darmkatarrh erinnern. Neigung zu flachen, wunden, geschwürähnlichen Stellen an den stark ausscheidenden Schleimhäuten des ganzen Körpers (am sichtbarsten im Munde) ergänzen das Bild. Diese Fastenden sind sehr häufig solche, die eine gründliche mercurielle Behandlung früher einmal durchgemacht haben. Man hat den Eindruck, daß das Quecksilber irgendwie und irgendwo eine ziemlich feste Verankerung mit den Körperzellen eingegangen war und daß diese Bindung jetzt durch das Fasten gesprengt wird, unter »Rückvergiftung« des Fastenden. Von dieser Rückvergiftung berichten alle, die Fastenkuren beobachtet haben, und noch mehr solche, die einmal selbst gefastet haben und den Geschmack der früheren, fast vergessenen Arzneimittel auf der Zunge hatten. Wie schon gesagt: *Mercurius* (etwa D 6) ist das prompt wirkende Mittel der Wahl in solchen Fällen.

12. Die harnsaure Diathese ist eine wichtige Fasten-Indikation. Solche Fastenfälle sind nicht selten. Ärgerliche, reizbare Menschen mit einem nur durch ihre Ängstlichkeit gezügelten Zorntemperament. Sie klagen beim Fasten über salzig-sauren Geschmack. Nach der üblichen Leberpackung häufig schnürendes Gefühl um die Taille, drückende Schmerzen oder auch dumpfes Wehtun in der Leber. Weil sie Hypochonder sind, reden sie gleich von »Leberkrebs«. Aber es ist nur die etwas ohnmächtige, durch den heißen Wickel etwas erschrockene Leber, die ihnen zu schaffen macht. Wegen ihrer Neigung zu Stauungen, auch zu Pfortader-Stauungen und des Gefühls des Vollseins tut den hypochondrischen, harnsauren Fastern ein tüchtiges Gehen in frischer Luft immer gut. Die Zirkulation bessert

sich dann, und Gase gehen reichlich ab, auch beim Fasten! Ihre Plethora abdominalis führen sie immer auf »zurückgebliebenen Stuhl« zurück, reden, wenn sie »gebildet« sind, von randständigen Kotresten des Darmschlauches (o diese medizinisch Aufgeklärten!) und wollen noch einmal Glaubersalz nehmen. Das wird man ihnen auch gerne noch ein-, vielleicht sogar zweimal zugestehen. Mutet doch Dr. *Guelpa,* Paris, seinen Fastenpatienten 5–6 Tage lang Riesenportionen von Glaubersalz zu, mit durchaus keinem schlechten Resultat. Der sehr saure Urin zeigt einen roten Satz, das bekannte Ziegelmehl-Sediment (Sedimentum lateritium). Am Spätnachmittag fallen diese Patienten ab. Erst am späten Abend wird es mit ihnen besser. Im warmen Zimmer fühlen sie sich schlechter als im Freien. Massage, Waschung mit Frottieren tut ihrer blassen, trockenen, leblosen Haut immer gut. Hautpflege ist überhaupt bei ihnen nötiger als bei allen anderen Fastern. Sie sehen älter aus als sie sind, »vermickert« sagt ein gewisser schnoddriger Jargon.

Lycopodium, unser vortreffliches Antidyskrasikum, etwa in der 30. Verdünnung, wird das zuverlässige Steuerungsmittel der so oder ähnlich verlaufenden Fastenkur sein.

13. So merkwürdige Symptome, wie sie in den großen homöopathischen Arzneimittellehren zu finden sind, wie z.B. »Gefühl, als öffne und schlösse sich der Hinterkopf«, habe ich früher gar nicht so ernst genommen. Dann bin ich aber gerade diesem Symptom in einigen Fällen von fastenden Frauen begegnet, die an Erschöpfungszuständen litten. Man läßt dann nur kurz fasten (3–6 Tage), das sogenannte »Stoßfasten« absolvieren. Es sind meist Frauen in schweren Berufen, Fürsorgerinnen, Krankenpflegerinnen und Hausfrauen mit großem Haushalt. Ihr Fasten, selbst das ganz kurze, ist nicht leicht. Schwindelgefühl, Ohnmachtsgefühl, Erbrechen, Schlaflosigkeit machen die wenigen Tage zur Plage. Wie bei den Sepia-Fastern sind auch die Senkungserscheinungen häufig. Hier gibt man schon recht früh *Cocculus indicus* in der 30. Potenz. Ich habe den Eindruck, daß dieses Mittel das kurze Fasten immer wesentlich erleichtert hat. Aus den brütenden, wortkargen, depressiven Frauen wurden zugängliche, aufgeschlossene Menschen. Und der Erfolg ihrer Kur gibt ihnen dann auch den letzten Aufschwung.

14. Manche Menschen kommen zum Fasten, weil sie infolge von Kummer, Sorgen, Gram und Ärger, infolge einer schweren Enttäuschung und Kränkung krank geworden sind. Das Fasten entspricht in ihrer jetzigen Lage ohnedies ihrem Wesen und Wollen und der ganzen Art ihrer Beschwerden.

Ein gramerfüllter, trauriger Mensch hat doch keine rechte Eßlust. Ihre körperlichen Erscheinungen stimmen damit überein. Ihr hängender atonischer Magen verträgt keine Belastung, und wie ihre Seele ist, weh, empfindlich, so wird schon nach dem zweiten Fastentag ihr Körper. Alle Gegenden, »wo etwas fehlt«, tun weh. Alle Organe, die krank sind (und es ist oft gar vieles krank), schreien beim Fasten auf, wie unmittelbar davon betroffen. Oft beichten diese Typen mitten im Fasten einen alten Tripper oder eine Lues. Hautausschläge kommen heraus, jucken stark, und ungepflegte Zähne (kariöse) schmerzen. *Staphysagria* in der 30. Dezimalpotenz ist der Schlüssel für diesen Schrank.

15. Dicke, rheumatisch-gichtische Kavaliere fühlen sich manchmal trotz aller Entleerung und Ausscheidung immer noch »voll« im Magen. Die Zunge ist fast weiß und sehr dick belegt. Dabei besteht saurer Geschmack. Das einmal am Tag erlaubte Zitronenwasser wird wegen seiner Säure nicht vertragen. Das Sonnenbad vertragen sie ebensowenig wie die Kochsalz-Naturen. Sie sind oft bei aller äußeren Derbheit für Lyrik aufgeschlossene Leute, die gerne Gedichte lesen. *Antimonium crudum* in einer mittleren Verreibung (6–12) steuert das Schiff dieser Fastenkur in ein gutes, tiefes Wasser, »macht es flott«.

16. Das Depressivstadium der ersten drei Fastentage geht in eine Art Dauerdepression über. Stumpfe, teilnahmslose, gleichgültige Art. Der Fastende fühlt es über sich wie eine Wolke von Schuld. Sein Gewissen ist bedrückt. Oft steht eine Sexual-Neurasthenie im Hintergrund, oft auch Kummer, Heimweh, Liebesschmerz. Den wortkargen, brütenden, tagsüber müden, nachts schlaflosen Faster bringt man oft mit einem Bad von 37 °C (vor dem Schlafengehen) oder in einer Ganzpackung zum Schlafen, besser aber noch – mit *Acidum phosphoricum* in der 30. Potenz! Gibt man dem Faster die sonst übliche Tiefpotenz, macht man ihn zwar munterer, erfrischt ihn, löst seine Starre, aber man schafft ihm keinen Schlaf. Der hochsensible Organismus des Fastenden braucht die Hochpotenz. —

Selbstverständlich können während eines Heilfastens alle nur irgend möglichen Arzneibilder auftauchen. So spielen z.B. *Rhus tox.* und *Bryonia* eine größere Rolle. Die eben flüchtig skizzierten 16 Mittel stellen nur Bilder dar, wie sie *öfter* vorkommen und regelmäßiger. Sehr viele Fastenkuren, ja die meisten, verlaufen ohne besonderes »Mittelbild« bzw. so frei von *wesentlichen* Störungen, daß man das Spiel der fasten-physiologischen Symptome ruhig gewähren läßt. Man sollte denken, es könne auch die Inanitions - Kraftlosigkeit von *China* und die Zirkulationsschwäche von

Carbo veg., die Herzschwäche von *Kali carb.* und die stürmische Entspeicherungskrise von *Veratrum album* einmal kommen. Nun, ich bin diesen schweren Symptomenbildern in 35 Jahren ärztlichen Schaffens schon begegnet, aber noch nie während oder nach einer Fastenkur, deren ich bis heute etwa 25 000 ablaufen sah. Und sollte jemals ein solcher Fasten-Zwischenfall eintreten, warum sollten wir der Zuverlässigkeit der genannten vier Mittel nicht vertrauen dürfen? Und wer würde sich dann scheuen, auch *Cardiazol - Chinin* und *Campher* anzuwenden, ebenso wie bei schwerer Steinkolik während einer Fastenkur neben *Belladonna* und *China* (mittlere und Tiefpotenz) auch einmal die Morphium-Atropin-Spritze? —

Genug, gerade die homöopathische Steuerung macht im Verein mit dem Vegetarismus und der *Röder*-Methode die Fastenkur zur größten Ausscheidungs- und Umstimmungskur des großen Arsenals der Inneren Medizin. Und doch fehlt jetzt gerade noch eine ganz mächtige »Hilfsmethode«, die allerwichtigste, eine Behandlungsart, die eigentlich mit jeder Art von Kur verbunden sein sollte, aus triftigen Gründen aber ganz besonders mit der Fastenkur. Wir meinen die Psychagogie, die *heilende Seelenführung*.

VI. HEILENDE SEELENFÜHRUNG

1. Allgemeines über Leib und Seele

Ein Kernsatz der mittelalterlichen Philosophie lautet: »Nihil est in intellectu, quod non prius fuerit in sensu«[1]. Auf einer anderen Ebene können wir sagen: »Nihil est in corpore, quod non prius fuerit in anima«[2]. »Es ist der Geist, der sich den Körper baut.« Die Seele ist das »organisierende Prinzip unseres Leibes« *(Carl du Prel)*. Jeder Gedanke, besonders jeder Wunschgedanke, wirkt auf den Körper ein. Gute, freudige, ermutigende Gedanken tragen zum leiblichen Wohlbefinden bei. Böse, finstere, bedrükkende Gedanken zehren an unserer Gesundheit. Das zeigt sich besonders deutlich bei der Fastenkur, weil die Entschlackung auch jene Organe reinigt und entlastet, auflockert und sensibilisiert, die dem menschlichen Denken, Wollen und Fühlen als Werkzeug dienen.

2. Über Magie und Theurgie

Es ist durchaus nicht gleichgültig, mit welchen Gedanken sich der Kranke beschäftigt, welche Stimmung sein Gemüt beherrscht. Deshalb bemühte sich der Heilende, der Therapeut, seit urdenklichen Zeiten nicht nur, durch persönlichen Einfluß den Leidenden seelisch zu heben und damit die Erfolgsaussichten wesentlich zu verbessern, sondern er versuchte auch, überirdische geistige Kräfte für die Heilung heranzuziehen. Das geschah durch die Anrufung der Götter und die Beschwörung der dämonischen Wesen. In den ältesten Zeiten der Menschheit beschränkte sich die ganze Therapie fast völlig auf dieses Bemühen.

Wir finden sie im »Merseburger Zauberspruch«, dem »Wundsegen Wotans« : »... Bein zu Beine, Blut zu Blute, Glied zu Gliede ... « Das und ähnliches lebt heute noch in unserem Volk. Während des ersten Weltkrieges war ich 1917 als Chefarzt eines Festungslazaretts in der Lage, einen alten, sehr intelligenten friesischen Bauern oft zu besuchen und genau kennenzulernen. Ich gewann sein Vertrauen, weil ich ihm und seiner Familie in mancherlei Not gesundheitlich helfen konnte. Es war erstaunlich, was in dem alten, klugen, aber sehr unzeitgemäßen Bauern noch alles an uralter Heilkunst lebte. In der Umgebung wohnten Verwandte, die »es« auch geerbt hatten. Auf Überseefahrt als Marinearzt 1903–05 und 1907–08 hatte ich Gelegenheit, in Indien und China, in Ost- und Westafrika manche »Medizinmänner« zu sehen, die ihren Hokuspokus aufführten. Primitive Zauberer! Die europäischen Wissenschaftler machen es sich zu leicht mit ihrem lachenden Ablehnen dieser ganzen Sphäre. Vieles erscheint uns lächerlich. Natürlich, denn es handelt sich um recht groteske Praktiken und um kindliche Patienten, um Menschen mit entsprechenden Wachheitsstufen. Wenn einer solchen »Kindern« helfen will, dann gehört etwas »Klingeln« zum Handwerk. Gewiß gibt es unter den Schamanen und Medizinmännern der Lappen, Kirgisen, Tibetaner, Neger und Malaien abgefeimte und teuflische Betrüger. Und der Missionsarzt hat keinen gefährlicheren Feind als seinen farbigen »Kollegen«. Wer aber glaubt, die Kunst eines indianischen »Zauberers« sei alles »Schwindel«, der ist ebenso unwissend wie einer, der behauptet, das »Besprechen« eines primitiven »Heilkundigen« sei stets unwirksam[3]. Es gibt sicher Magie.

Jedoch ebenso sicher gibt es auch Theurgie. Was bedeutet dieser Ausdruck? Eigentlich »Gottes Werk«. Er birgt in sich jenes Wort tiefsten Glaubens und seligster Ruhe »Dein Wille geschehe« oder »Was Gott tut, das ist wohlgetan«. Es liegt darin ein hohes Maß von Vertrauen, von Gewißheit, erhört zu werden: »Rufe mich an in der Not! So will ich dich erretten«. Es ist sehr schwer, quälend schwer, darüber reden und schreiben zu müssen, wenn auch die feste Überzeugung, daß es an der Zeit ist, uns Mut macht. Der mit allen Wassern gewaschene moderne Wissenschaftler unter den Ärzten möchte gern »auch davon essen«, von der Ambrosia der Theurgie kosten, wenn sie nur »wissenschaftlich faßbar« wäre! Gerne möchte er den Strom theurgischer Wirkungen auf seine so exakt konstruierte Mühle leiten. Doch zuvor möchte er dieses Brot, diesen Strom, diese Kraft befingern, »begreifen«, definieren, einordnen in die Schubladen seines immer noch geltenden mechanistisch-materialistischen Systems. Das geht nun aber leider nicht. Es gibt da Geheimnisse, die sich dem wissenschaftlichen Zugriff, der exakten Forschung, ja selbst dem rein rationalen Denken entziehen. Alles frech »erklären« wollen, beraubt uns gewisser gnadenvoller Möglichkeiten, die nur dem Glauben vergönnt sind. Dennoch handelt es sich um Realitäten, um Wirklichkeiten, denn sie wirken! Man sprach früher mehr und spricht auch heute von der Seele als der Entelechie, als dem aktiv gestaltenden

Prinzip unseres Leibes. Heute spricht man von den »Tiefenlagen« der menschlichen Seele, deren unerhört plastische, organisierende Fähigkeit imponiert (Fall *Therese Neumann).* Man kommt zum Unterbewußten, zum »Es«, aber nicht zur Ur-Seele, zu Gott. Um es ganz schlicht zu sagen: die moderne Wissenschaft mit ihren Vivisektionslaboratorien und ihrer Übertechnisierung ist gottlos. Das Pendel steht heute noch auf Ratio, nicht auf Theurgie. Die Krise der Medizin macht spürbar, daß es so nicht weiter geht. Weckende Stimmen *(Liek †, Otfried Müller* u. a.) zeigen, daß es noch so ist, daß aber die Rückschwingung bald einsetzen wird. Es ist ja nicht so, als ob der moderne, wissenschaftlich gut durchgebildete deutsche Arzt nicht die metaphysischen und metabiologischen Grundlagen besäße. Es klingt in ihm wie im jungen *Nietzsche:* »Ich will dich kennen, Unbekannter, du tief in meine Seele Greifender, mein Leben wie im Sturm Durchschweifender, du Unfaßbarer, mir Verwandter, ich will dich kennen, selbst dir dienen!« – Ja, da greift schon etwas hinter den Kulissen unserer raum-zeitlichen, phänomenalen Welt hervor und vermittelt wie die schreibende Hand *Belsazars* erschreckend Richtiges und Richtendes. Es gestaltet »von innen« und hilft »von oben«, lenkt »von selbst« und erhält »wunderbar«. Allerdings nur sehr schwer und in Verlegenheit bringend ordnet es sich unserem rationalen System ein. Es bleibt unfaßbar und lacht über unsere ganze Nüsseknackerei.

Die Tempeltore der Theurgie müssen von vorne, ohne Verstohlenheit, geöffnet werden. Das Numinosum, das Krankheit und Starre lösende, erlösende Heilige schenkt sich keinem Schlaumeier, keinem Kurpfuscher und Nekromanten, aber auch keinem Medizinalpfaffen. Ich darf ruhig bekennen, daß ich seit vierzig Jahren redlich danach gestrebt habe, den »Stein der Weisen« zu finden. Die Veden und Upanischaden *(Paul Deußen-Kiel),* die Weisheit Chinas *(Richard Wilhelm),* die Edda und die deutschen Mystiker *(Eckhart, Tauler, Suso, Böhme),* die Philosophen *(Plato, Kant, Schopenhauer, Eduard von Hartmann, Paulsen, Eucken, Bergson,* schließlich *Rudolf Steiner, Sri Ramakrishna* und *Vivekananda)* mußten den Weg bahnen helfen durch das Dickicht der Fragen nach dem Sinn unseres Daseins. Nachdem ich aber alles durchforscht hatte – von den Eleusinischen Mysterien bis zu *Heilers* Sadhu *Sundar Singh* –, blieb ich nach solchen Umwegen endlich überrascht und wie gebannt vor dem Buch stehen, das wahrhaftig unsere dunkle, kalte Welt licht und warm zu machen vermag, das einzig und allein vom Heil, vom Heilwerden und Heiligwerden handelt, vor der lieben, alten Bibel – mehr noch: vor der sich daraus erhebenden Riesengestalt des Gottessohnes, der, in Kreuzesform an die starre Materie geheftet, der Welt einen neuen Rhythmus verlieh, sie wahrhaft lösend und erlösend. Sein Werk ist nicht zu Ende. Es ist im Werden. Die zwei Jahrtausende sind nur Vorbereitung.

3. Fasten und beten

Aber wie kommen ein armer Doktor und ein armer Kranker zu diesem reichen Quell? Wie kann er die Kraft dieses ewig schöpferischen Wortes seinem armen Kranken und dessen entstelltem Körper dienstbar machen? Wir schauen in die alte Bibel und finden da einen theurgischen Rat. »Beten und Fasten«, diese zwei »Methoden« empfiehlt der Meister angesichts eines ganz verzweifelten Krankheitsfalles, dem alle seine Jünger nicht gewachsen sind. Es ist offenbar das Letztmögliche, das therapeutisch Stärkste, das der Heiland, der große Therapeut, seinen Schülern überhaupt nennen kann (Matth. 17, 21). Auch der Prophetin *Hannah* Auge wurde geöffnet für Wirklichkeit und Wesen durch »Fasten und Beten« (Luk. 2, 37), und in der Apostelgeschichte finden wir an einer bedeutsamen Stelle wieder denselben Zusammenhang: »Da sie aber dem Herrn dienten und fasteten, sprach der Heilige Geist: ‚Sondert mir aus *Barnabas* und *Saulus* zu dem Werk, dazu ich sie berufen habe'. Da fasteten sie und beteten und legten die Hände auf sie und ließen sie gehen« (Ap.-Gesch. 13, 2 und 3). So kommt es denn zur großen Apostelfahrt des gewaltigen Sendboten *Christi.* Und nachdem die aufgehetzten Juden von Antiochien und Ikonien ihn gesteinigt und halbtot geprügelt hatten, kommt wenige Zeilen danach wieder das seltsame Doppelwort, die große Kur der Neuordnung und der Genesung. »Und sie *(Paulus* und *Barnabas,* d. Verf.) ordneten ihnen hin und her Älteste in den Gemeinden, beteten und fasteten und befahlen sie dem Herrn« (Ap.-Gesch. 14, 23).

Aber wie? Soll ein Arzt in seine ärztliche Sprechstunde oder in seinen Hausbesuch am Ende gar das Beten einführen? Soll das Gebetbuch am Ende gar durch Einführung in die Gebührenordnung entweiht, lächerlich gemacht werden? Hier sind wir an einem sehr ernsten und entscheidenden Punkte unserer Aussprache über Theurgie angelangt.

Alfred Strauß[4] erzählt folgende Begebenheit: »Am Krankenbett einer schwer erkrankten Frau sagte der behandelnde Arzt zu seinem Assistenten: ‚Ich habe alles getan, was ich konnte'. Das älteste Töchterchen der Kranken sagte zum Arzt: ‚Du sagst, du hast alles getan; doch hast du noch nicht mit mir zum Heiland gebetet, er möge meine Mutter gesund machen'.

Das wollte er nicht, und das Kind fiel allein auf die Knie: ‚Lieber Heiland, mache die Mutter wieder besser! Der Doktor hat alles getan, was er konnte, aber du bist ja der große Arzt und kannst sie gesund machen. Wir können sie noch nicht entbehren. Deshalb mache sie um deines Namens willen gesund. Amen!' Als das Kind, nachdem es wiederholt so gebetet, nicht wieder aufstand, gebot der Arzt der Kinderfrau, es wegzunehmen, es sei auch krank. Aber das Kind rief: ‚Ich warte ja nur auf Antwort!' Das Gebet der Kinderzuversicht blieb nicht unerhört. Das schmerzverzogene Antlitz der Mutter lag bald friedlich in tiefem, gesundem Schlaf. Später sagte das Kind zur Mutter: ‚Ich *wußte*, daß es dir besser gehen würde, denn ich habe den Heiland gebeten und weiß gewiß, daß er dich wieder gesund machen wird.' Es geschah auch.«

Weshalb wir diesen Bericht wiedergeben? Aus zwei Gründen.

Erstens steht da ein Wort: »Der Arzt wollte es nicht«, nämlich am Krankenbette beten. Und *der Arzt hatte ganz recht.* Hier war der theurgische Akt nicht *seine* Sache, sondern Sache des mit der kranken Mutter innig verbundenen Kindes[5]. Sauberkeit und Takt verboten dem Arzt in Ausübung seines Berufes, wofür er Geld bekommt, öffentlich zu beten, und wir lernen hier ein ganz wichtiges Gesetz der Theurgie: Sie verträgt sich *nicht* mit dem Dollar!

Der zweite Grund, weshalb wir die kleine Geschichte von dem Kindergebet brachten, ist folgender: Die Haltung des Kindes sollte uns eine Lehre sein. Die selbstverständliche, jeglichen Zweifels bare Gewißheit des Kindes, seine ruhige Überzeugtheit von der Hilfe öffnete geradewegs die Türen der Theurgie. Denn diese Kraft, man nennt sie Glauben, ist wahrhaftig entriegelnd, zwingend für das Numinosum, für das Heilend-Heilige. Das Kind konnte das. Es bestand zwischen der Mutter und dem Kinde eine gemeinsame Atmosphäre. Sie hatten beide *einen* Boden, auf dem sie standen. Auch das ist nötig, daß der Heiler und der zu Heilende einen einigermaßen gemeinsamen Glauben, eine einigermaßen einigende Atmosphäre des Vertrauens haben. Wo diese Grundlage des theurgischen Heilens fehlt, bleibt der Erfolg aus. Als der große Arzt von Nazareth in seine kleine Vaterstadt kam, wo auch seine Mutter und seine Verwandten wohnten, begegnete ihm statt des Glaubens nur Spott und Zweifel. »Und er konnte allda nicht eine einzige Tat tun« (Mark. 6,5). Den Abgrund des Unglaubens, den *Luzifer* zwischen Schöpfer und Geschöpf gerissen hat, kann nur der sich mit der Seele vermählende Christos-Logos, der, höher als alle Vernunft, die sonnenhaft höchste Erleuchtung unseres Bewußtseins darstellt, überbrücken. Ein Kind *hat* das manchmal. Der Kluge, der Verständige hat schwer darum zu ringen. »Was ist Wahrheit?« fragte der hochgebildete römische Landpfleger in dem Augenblick, – als *Christus* vor ihm stand. Aus der modernen Organ-Therapie heraus, den I.G.-Farbwerken und den medizinischen Hörsälen heraus, hören wir ständig die alte *Pilatus*-Frage. Dabei steht die Wahrheit vor der Tür und ist so einfach, so schlicht, so unauffällig wie jedes wahrhaft Große. Fasten und Beten! Beten? Was heißt nicht alles Beten! Beten heißt für unsere Absicht: Stille sein, sich betten in den Willen des Herrn und Meisters, heißt vertrauend horchen auf seine Winke und die Befehle des Königs herausfragen und um die Kraft bitten, sie ganz ausführen zu können. Nur keine theurgischen Gesten, keine unechte Pose, keine exaltierte Mischung, womöglich gar im praktischen ärztlichen Handeln! Atheismus, ehrlicher Atheismus ist Nichtwissen oder metaphysische Impotenz. Aber die Haruspex-Pose ist Sünde, ist ungesund, frißt an der eigenen Seele, ist zudem lächerlich und stiftet ringsum Schaden. Es ist übrigens ein Glück, daß alles Unechte sich rasch selbst erledigt. Andererseits: Die Theurgie als stille, unauffällige Begleiterin unseres Lebens und Arbeitens, sie erhebt und läutert unser gesamtes Können über alle Maßen, jedenfalls immer über das sonst technisch mögliche Niveau. –

Theurgisch ausgerichtet sein heißt aber noch nicht: theurgisch wirken können. Der Arzt, der Heilende, der Fastenleiter, der den heimatlichen Felsengrund der großen Wirklichkeit unter den Füßen hat, wird in seinem Kampf gegen Leiden und Entstellung sicher besondere Erfolge haben, schon durch die merkbar größere Ruhe, mit der er schwierige Lagen meistert. Aber gar mancher Erfolg bleibt noch aus, weil die anderen, die Kranken, ja gar nicht von seiner Sphäre des Willens und der Vorstellung, d. h. nicht von seiner inneren Welt, berührt sind. Die Kranken fühlen sich nur von außen berührt, nicht von innen, weil das, was ihnen der Therapeut zureicht, nicht zusammenklingt mit dem, was sie zum gemeinsamen Werke der Heilung aus *ihrem* Inneren geben müssen. Daher lautet die brennende Frage: Wie schaffe ich die Heilatmosphäre zwischen dem Kranken und mir? In unserem Falle hier handelt es sich aber um fastende Menschen. Und da der Fastende ganz besonders gelöst und bereit, eben »rezeptiv« ist, locker, aufnahmebereit, wie gepflügtes Erdreich, so wird hier die Möglichkeit einfach zur Notwendigkeit. So etwas *muß* ausgenutzt werden. Die Verantwortung wächst nun. Die hier versäumte Gelegenheit wird zu steter Anklage. Also der gute Wille ist da. Der Fastenleiter *will* die Fastenden wecken. Zu *Heilzwecken* will er ihre Hellhörigkeit, ihre höhere Feinfühligkeit ausnutzen.

Also heißt es: Den Genesungswillen stärken und Vorstellungen wecken von Gesundheit, Kraft, Liebe, Reinheit und Lebensmut, aber nicht mit allgemeinen, schönen Worten; denn alles Abstrakte verfliegt wie eine nur klingelnde Kirchenpredigt. –

Heilende Seelenführung! Wie sehr der Arzt Pädagoge sein muß, um erst Arzt sein zu können, wurde mir nie stärker bewußt als während der achtunddreißig Jahre der Fastenkuren. Drei bis vier Wochen durchschnittlich bleiben die Fastenden da. So lange nur hat man sie in der Hand, und so lange nur ist Gelegenheit, ihnen alles das mitzugeben, was sie zu Hause für die weitere Umbauzeit ihres seelischen Gefüges und für den Neubau ihrer Körperzellen brauchen. 14 Abende, also 14 Stunden stehen zur Verfügung. Außerdem 26mal eine Aussprache (nebst »Rödern«) von 5 – 10 Minuten. Auf der Suche nach dem rechten Thema, dem rechten Nahrungsstoff, von dem der Mensch leben kann, während er fastet, verfielen wir zuerst auf das Ausfragen der Patienten. Wichtiger noch war das *spontane* Äußern von Wünschen, das unbeeinflußte Fragen der Kranken. Wessen bedürfen sie leiblich, seelisch? Das, wonach am meisten gefragt wird, worum ohnehin und von vornherein das Interesse kreist, das wird auch schon das Richtige sein. So sagten wir uns.

4. »Gut Zureden«

Wonach geht nun das Verlangen, die Sehnsucht fastender Menschen? Das Trivialste läge am nächsten: um das Essen, um die Nahrung! Das ist aber bezeichnenderweise nicht ganz zutreffend. Unzählige kleinere Statistiken, die ich mir anlegte, zeigen, daß wohl das Interesse an Ernährung, Speisezettel usw. stets wach ist und daß, wie auf den Gemälden der Versuchung der Heiligen *Antonius* und *Hieronymus*, im Traum und im Wachen Traum- und Wunschbilder leckerer Speisen eine neckende und im Anfang auch manchmal quälende Rolle spielen können. Bei den meisten Fastern geht es jedoch mehr um den *Sinn des Fastens*, um die Bedeutung der *Röder*-Methode, die Gesetze der Homöopathie und um die Berechtigung und die Notwendigkeit des Vegetarismus. Es ist das Unmittelbare, Nächstliegende, Körperliche, um das es zunächst geht. Auch die Alkohol- und die Tabakfrage tauchen auf und wollen beantwortet sein. Wehe dem Arzte, der dann bei einigen Mäßigkeitsphrasen und einigen Kneipwitzen sich begnügt! Die aufnahmebereite Seele eines Fastenden will Lösungen, die weiter zielen als bis zur Sicherung seiner individuellen Gesundheit. Hier geht es schon um Familie, Volk und Menschheit, wenn die Seelen-Wärme ausreicht.

Also wird man dem Fastenden zuerst *die Bedeutung und den Sinn seiner eigenen Kur* erläutern müssen. Was er versteht, worin er innerlich einverstanden mitgeht, das gelingt auch am besten. Er wird sich viel weniger ängstlich beobachten. Sein anfängliches Mißtrauen wird zu Vertrauen und zu verständiger Einschätzung gewisser störender Erscheinungen und kritischer Momente. Das Fasten als Ausscheidungskur, als Methode der Umstimmung und als Weg zur Lösung gewisser Verkrampfungen und Engen wird ihm eine blanke Angelegenheit, etwas ganz Feststehendes, kein dunkles Fragezeichen und kein Experiment mehr. Er freut sich der Kur, statt auf Versager zu lauern. Zum Willen, gesund zu werden, kommt die richtige Vorstellung des Weges und des ersehnten Zieles. Unter solcher inneren Mithilfe wird das Objekt zum Subjekt der Kur, der Wille gespannt, der Mut gehoben, der Erfolg vergrößert. Leuchtet das nicht jedem ein, der die Psychologie des hilfesuchenden Kranken kennt? Ich nenne diese Kunst einer Übermittlung des rechten Schwunges *»Gut Zureden«*. Nicht Hypnose wollen wir, sie ist zu gewaltsam, auch nicht ungefährlich, wie jeder Erfahrene weiß. Auch lehnen wir die eigentliche Suggestion ab. Dahinter steckt mir zuviel Künstelei und merkbare Absichtlichkeit. Nein, der Kranke will einfach den Glauben des Arztes übermittelt bekommen[6]. Der »gute Doktor« soll mit ihm eine »Entente cordiale« bilden, eine herzliche Bundesgenossenschaft auf dem Boden innerer und äußerer Wirklichkeiten. Ja, gewiß, wir dürfen bei der Erklärung der Kur, und wenn wir von Heil und Heilung reden, keine geistreichen philosophischen Erörterungen loslassen (höchstens einmal privatim als Privatissimum mit bestimmten Einzelnen). Unsere Kranken brauchen hausbacken Brot und brauchen eine gewisse personelle, kindliche Bindung.

Auch über *Homöopathie* spreche man einmal ruhig eine Stunde. Die geistvolle Wirklichkeit des Ähnlichkeitsgesetzes, die Berechtigung und Notwendigkeit des »Potenzierens«, die interessanten Arzneiprüfungen am Gesunden, der historische Kampf dieser Schule mit der Starre der allopathischen Orthodoxie (die »auch« da und dort ihre Berechtigung hat), alles das soll der fastende Mensch wissen, bei dem homöopathische Steuerungen vorgenommen werden. Und die Folgen solcher Belehrungen? Richtig gewählte Mittel treffen dann viel schöner und sicherer ins Schwarze, weil sie nicht auf innere Hemmungen stoßen und weil der Glaube – mithilft. Der Gegner der Homöopathie wird lächeln. Aber das läßt mich kalt. Dieses Lächeln beruht auf Mangel an Erfahrung. Jeder Wissende kennt umgekehrt übergenug Fälle, in denen kein Glaube da war und das Mittel *dennoch* half. Schon alle die Keuchhusten-Säuglinge, denen einige Körnchen einer »immateriellen« Hochpotenz von Carbo veg. oder von Drosera in zwei Tagen die schweren Hustenkrämpfe nehmen, treten als Kronzeugen wider die Zweifler auf. So ein Säugling versteht ja bekanntlich noch nichts vom Ähnlichkeitsgesetz. Ich glaube, daß weder die Allopathie noch die Homöopathie die Glaubenskomponente, gewissermaßen also die theurgische Komponente, ganz entbehren können. Diese merkwürdige Unwägbarkeit, die bei jedem therapeutischen Akt Pate steht, hat natürlich ihre Gradunterschiede, ihre Tiefenunterschiede. Ich scheue mich nicht, einzugestehen, daß es eine Stufe gibt, auf der die Glaubenskomponente sogar den ganzen Raum der therapeutischen Aktionsbreite füllen kann. Glaubensheilung! – Wollen wir Mediziner einen Arzt minder einschätzen, weil er den Glaubensanteil einmal stärker in Anspruch nimmt? Die Kranken schätzen einen solchen Arzt sogar noch höher ein. Und darin liegt natürlich wieder die bekannte Gefahr des Wunderdoktors, des *Cagliostro,* des Mystifikanten und Nebulanten! Theurgie aber ist Klarheit, ist dem »großen stillen Leuchten« viel näher als den »Nebeln« der primitiven Volksmedizin. Er mag also zusehen, unser »Theurg«, daß er seine Seele nicht verliere; denn er steigt auf schmalem Felsgrat, während der solide Medicus practicus den anständig-gemächlichen Serpentinenweg geht. Der führt ja ebenfalls zum Ziel. Aber auch der Talwanderer braucht das Firnlicht der Theurgie. Er gebraucht es übrigens oft, ohne es zu wissen. –

In derselben Weise und mit derselben Absicht wird dem Fastenden nun auch der *Sinn und die Bedeutung der Röder-Methode* einmal klargemacht, so daß er die kleine Unannehmlichkeit der drei *Röder*akte leichter und gerne hinnimmt[7]. Dann folgt in einer anderen Stunde die einigermaßen eingehende *Begründung der vegetarischen Ernährung.* Dann wird über Vitamine und Mineralien besonders gesprochen und ein andermal über die vegetarische und auch rohköstlerische Küchenpraxis[8]. Daß die Rohkost, ja sogar überhaupt die vegetarische Kost, nicht für alle Menschen paßt (nur für ungefähr 95 %), daß es Leiden gibt, die auch etwas Fisch oder Fleisch als Zukost nützlich erscheinen lassen, muß ebenfalls dargelegt werden. Wenn diese Belehrungen nicht allzu ledern und wenn sie mit etwas Humor und Beispielen aus dem lebendigen Leben versehen sind, dann wird das Umstellen der Küche den meisten zur Herzenssache, nicht nur zur Stoffwechsel-Sache.

Ebenso ist es mit der *Alkoholfrage*. Gegenüber dem unermeßlichen Schaden, den die Rauschgetränke in unserem Volkskörper anrichten, genügt es wirklich nicht, um es der Wichtigkeit halber hier noch einmal zu sagen, die fein aufgeschlossenen, tatbereiten Fastenden für eine Art »Mäßigkeit« zu begeistern, die ihrer werten »Gesundheit« hinfort »nicht mehr schadet[9]«. Nein, für die wachere Seele eines fastenden Menschen stellt sich das Thema etwa so: Die Alkoholfrage ist nicht die Frage, wieviel Äthyl-Alkohol in Form von Bier, Wein, Sekt, Likör und Schnaps er seinem Körper einverleiben »darf«, ohne die von irgendeiner Autorität festgestellte, noch unschädliche Mäßigkeitsgrenze zu überschreiten. Nein, vielmehr lautet die Alkoholfrage für unser Volk und für alle Welt ungefähr so: Wie helfe ich für mein Teil, das Meer von Blut und Tränen austrocknen, das hervorgerufen wird durch die Sitte, berauschende Getränke bei allen möglichen Gelegenheiten zu genießen? Was kann ich für mein armes Teil dazu tun, daß ein Stoff, der ständig die Kriminalität und die Zahl der Unfälle und Katastrophen erhöht, der ausreichend verdächtig ist, ein die Keimbahn schädigender Faktor zu sein, der unsere Volkswirtschaft schwer unproduktiv belastet, ja, der mehr, als mancher ahnt, am traurigen Ausgang des Weltkrieges schuld war[10], daß dieses »Schandzeug« *(Sven Hedin)* aus dem Sittenleben unseres Volkes möglichst ganz verschwindet? Wie kann ich für meine Person unserem Volke dazu verhelfen, daß immer schneller der Brauch, solchen Stoff zu genießen, als das erkannt wird, was er ist, nämlich als eine mörderische, volksschädliche Sitte[11]? Was kann ich einzelner Mensch dazu tun, daß solch Getränk, einmal erkannt in seiner wahren Rolle, vom Tische anständiger Menschen verschwindet, und daß das Heer derer immer stärker anschwillt, die für ihre eigene Person darauf verzichten? Wie kann ich in unserem Volke die Erkenntnis wecken, daß das in der gesamten Gärungsindustrie angelegte Kapital ein volksschädliches Kapital ist, daß alle seine mammonistisch werbenden Methoden durch Kino, Presse, Rundfunk und künstlerische Plakate, ähnlich wie die der Zigaretten- und einer gewissen Arzneimittel-Großindustrie, eine noch viel zu wenig erkannte öffentliche Gefahr darstellen? Antwort: *Ich selber muß alkoholenthaltsam leben*. Das ist das mindeste. Ich muß ferner ohne Menschenhaß und Enge die durch unerhörte Massensuggestion der Interessenten verlangsamte Aufklärung nach Kräften fördern. Als Vater, als Mutter, als Arbeitgeber, als Arzt, als Lehrer, als Pfarrer muß ich darum mit allem Ernst, aber auch mit allem Takt, durch mein Beispiel und meine ruhig belehrenden Worte denen die Augen öffnen, die meiner Führung anvertraut sind. Gewiß ist die

Alkoholabstinenz einstweilen noch nicht Sache der Massen, sondern erst einmal der Führer, der Verantwortlichen! Und da erhebt sich auch schon sehr ernst die Frage: Wer ist *nicht* verantwortlich? Wessen Beispiel zieht *nicht?* Wer mag überhaupt verantwortungslos leben? Ich habe die Erfahrung gemacht, daß die Fastenden nach solcher Art von Aufklärung zum mindesten *kritisch* werden gegenüber der Trinksitte und den »Tafelfreuden«, daß gar manche aber auch mithelfen, daß es bald besser werde, und daß damit ihr Leben durch eine hohe Aufgabe, eine soziale, ja sogar menschliche Aufgabe bereichert wird. Unsere Themen zur Alkoholfrage heißen: »Die gesundheitliche Alkoholfrage« (worin auch die Versuche *Kräpelins* und seiner Schüler *Kürz, Smith* u. a. einbegriffen sind), »Grundsätzliches zur Alkoholfrage« (hier wird die innere, die psychologische Seite der Alkoholfrage behandelt[12]), ferner »Trinksitte und Frauenschicksal«. Da der Verfasser nunmehr rund 40 Jahre in der Trinkerrettung und in der sozialen Arbeit des Guttemplerordens steht (schon in der Kaiserlichen Marine 9 Jahre lang), werden hier lediglich seine Erfahrungen wiedergegeben, die dahin gehen, daß die Alkoholtrinksitte die Frau und Mutter tatsächlich ungleich stärker belastet als den Mann, dergestalt, daß das biologische Massiv eines Volkes durch Alkohol und damit Zusammenhängendes[13] in unmittelbarer Gefahr ist nachzugeben, weil der regenerationsbedürftige Volkskörper solche Belastung einfach nicht mehr erträgt, weil heute die Überschußkräfte, die Reservekräfte, fehlen.

Diese Schulung geht in ein Nachdenken hinein darüber, ob eine Volkshygiene, die die Lösung der Rauch- und Trinksittenfrage vergißt, und es gibt wirklich keine andere Lösung mehr als die Enthaltsamkeit aller berufenen Führer, ob eine solche Hygiene auf Anerkennung ihres Ernstes und ihrer Folgerichtigkeit noch Anspruch erheben darf.

Daß diese gründliche und konsequente Behandlung des Alkoholthemas die Rauschgetränke vom Tische der in ihre Heimat zurückkehrenden Faster verschwinden läßt und daß sie im Verein mit Tabakabstinenz und mit der Behandlung der Ernährungsfrage die Atmosphäre des Hauses reinigen kann, habe ich oft genug erlebt, um über die Berechtigung und Notwendigkeit der *radikalen* Fassung des Themas der Kulturgiftnot im klaren zu sein.

Die lebensreformerische Schwester der Alkoholfrage ist die Tabakfrage. Die viel zu wenig bekannte traurige Rolle der Tabakgifte in unserem armen Volkskörper wird natürlich verschleiert durch die Tatsache der »rauchenden Masse« (zirka 90 % der erwachsenen Männer). Ganze Völker rauchen. Und die geringe Minorität der Nichtraucher besteht bekanntlich weniger aus gesunden Nichtrauchern als vielmehr aus Tabakintoleranten und gesundheitlich Schwachen, die ihr Niveau nicht noch mehr senken dürfen. Die ganz selbstverständliche Senkung der biologischen Wertigkeit des ganzen Volksmassivs, eben der »rauchenden Masse« entgeht deshalb aus einleuchtenden Gründen jeder exakten Feststellung.

Die Wirkung des komplexen Kreislaufgiftes Tabak ist für den Organismus derart deutlich abträglich und der Schaden derart deutlich nachzuweisen, daß wir bei der Erörterung der Tabakfrage vor den Fastenden erst einmal folgenden Satz aufzustellen pflegen: Wer etwa das deutsche Standardwerk »Tabak und Organismus« von Dr. med. *Fritz Lickint*[14] gelesen hat, wer dies streng sachliche Werk *mit gesundem Verstand und ungeschädigtem Willen* gelesen hat – der raucht nie mehr in seinem ganzen Leben. Man kann nun meinetwegen vor seinen Hörern noch über den Nikotingehalt des Tabaks reden, über die Pyridinbasen, das Kohlenoxyd, das Ammoniak, die Spur Blausäure im Tabakrauch und über das im Tabakteer enthaltene krebserzeugende Benzpyren. Man kann auf die jedes biologische Feingefühl warnende Störung des sympathischen Nervenapparates, auf die bekannten Schwindelerscheinungen, das Angstgefühl, die Schlafstörungen, die Gefäßkrämpfe und die Schädigungen der Sinnesorgane hinweisen. Man kann auch die allerübelste Wirkung des Tabakrauches so einleuchtend wie möglich hervorheben, nämlich die Kreislaufschädigung, kann von Extrasystolie, von Koronarinsuffizienz, Angina pectoris, Myodegeneratio cordis, Thrombangiitis obliterans, Hochblutdruck und intermittierendem Hinken sprechen. Man kann sogar mit der Gewichtigkeit eines pathologischen Anatomen über die deutlichen Zusammenhänge zwischen Tabak und Magen- bzw. Duodenalgeschwür reden.

All diese noch so interessanten Darlegungen pflegen erfahrungsgemäß die Willenssphäre unserer fastenden Zuhörer – wenigstens soweit sie herzhafte Gewohnheitsraucher sind – kaum zu bewegen.

Auch die volkswirtschaftlichen und sozialen Argumente (sieben Milliarden Goldmark jährlich, Bodenvergeudung, Tabakgewerbekrankheiten, usw.) haben bedenklich wenig Werbekraft in der Richtung etwaiger Tabakgegnerschaft.

Mehr Eindruck pflegt gewöhnlich der Hinweis auf die höhere Krebsbereitschaft des tabakgeschädigten Organismus zu machen. Hört der zum Umdenken bereite Faster etwa die ungewöhnlich eindrucksvolle Statistik, daß die steil ansteigende Zigaretten-Konsumkurve (von 7 auf 40 Milliarden in wenigen Jahrzehnten) von der ebenso steil ansteigenden Lungenkrebs-Kurve genau begleitet wird, und geht dem Aufzeichnen dieser Kurve etwa die Erörterung der Tabakteerversuche im Tierexperiment voraus, dann werden wirklich mitunter heilsame Abstinenzentschlüsse wach.

Hoffentlich diskreditiert jedoch der Verfasser nicht all diese mit großem Fleiß von der ernsten Wissenschaft gesammelten Daten, wenn er gestehen muß, daß bei seinen ärztlichen Schulungsstunden die folgende, so leicht verständliche Darlegung fast immer stärker wirkte als alles vorher Angeführte:

Des Menschen Lunge, dieses unerhört feine Organ (man beschreibe die Anatomie der Atmungsorgane), eignet sich eigentlich zu allem anderen eher als zu einem Rauchfang. Nicht einmal die ebenfalls zarten aber doch robusteren *oberen* Luftwege, nämlich Nase und Nasenrachenraum, passen zu der Rolle eines Kamines. Jedes gesunde Tier flieht mit sicherem Instinkt jeglichen Rauch, zumal den ausgesprochen giftigen des Tabaks. Die erstaunliche Unvernunft, diesen einzuatmen, statt ihn zu fliehen, bringt groteskerweise nur der »wissende Mensch« (homo sapiens) fertig, die Krone der Schöpfung. Die Rache der so verhöhnten Natur zeichnet sich dann später durch eine gewisse Tücke aus, indem die Quittung über die Sündensumme meist erst auf der eine Überschau gewährenden Lebenshöhe (zwischen 40 und 60) überreicht wird. Sollte die Quittung infolge besonders dauerhafter Erbmasse einmal etwas später kommen, so bleibt doch die Aussicht immer noch derart ernst, daß etwa ein kalkulierender seriöser Kaufmann im Kommerziellen ein derartiges Risiko nicht eingehen würde. Sapienti sat!

5. Die heilende Selbsteinrede

Eine wichtige Rolle spielt bei der Schulung der sich gesund fastenden Kranken auch das sog. *Coué-Mantram.* Wir verstehen darunter die immer wiederholte Selbsteinrede in Form leicht faßlicher Sprüche und Sätze, die in behauptender, feststellender (affirmativer) Form Besserung und Heilung vorwegnehmen. Der alte Meister *Coué,* der gütige, hilfreiche Apotheker aus Nancy, hat bekanntlich selbst ein Sprüchlein geformt, das bald alle Nationen der Welt in ihrer Sprache als Zauberformel summten: «Tous les jours de toutes façons je vais de mieux en mieux», »Every day in every way I'm feeling better and better« und in unserem lieben Deutsch: »Jeden Tag in jeder Hinsicht geht es mir besser und besser.« Wir loben dieses Sprüchlein und erklären seine Wirkung aus der Formkraft des horchenden und gehorchenden Tiefenbewußtseins. Aber damit um Himmels willen kein psychologisch-schulmäßiger und lehrhafter »Vortrag« daraus wird, knüpfen wir gern an frommen Glauben und an alte Legenden an, weil da nach unserer Erfahrung mehr »Tiefenpsychologie« und Wirkenskraft wohnt als in allen fachlichen Quellenwerken. Es sind ja doch bei solchen Schulungen Menschen an unserem Tisch oder vor unserem Pult, die keine philosophisch-begrifflichen Finessen verstehen, für die das Gelehrtenlatein Chinesisch ist und die man wegen der 10% »Gebildeten« doch nicht vor der Türe und unversorgt stehen lassen darf.

Wir bringen in den Fastenvorträgen Beispiele in Hülle und Fülle aus dem täglichen Leben und aus der Geschichte, Beispiele, die von der Macht des Gedankens und besonders des *gesprochenen* Gedankens zeugen. Jeder Faster soll sich nun sein eigenes Sprüchlein bauen, das er trägt wie sein eigen Kleid, seinem Körper, seiner Art angepaßt. Natürlich ist die Sprache, in der die Fastenden anzureden sind, einfacher als die vorstehende Darlegung. Unsere Kranken brauchen Bauernkost, Frischkost, keine edelreifen Delikateßwaren. Ich kann versichern, daß sie den Sinn und die Praxis der Stoßgebet-Selbsthilfe (wie ich das Eigen-Mantram gerne nenne) sehr bald verstehen und daß das Kurieren unter derart verstehenden Kranken doppelte Freude macht.

6. Minderwertigkeitsbewußtsein

Eine weitere Aufgabe der ärztlichen Seelenführung besteht in der Bekämpfung der Hoffnungslosigkeit, des Minderwertigkeitsbewußtseins der Entstellten, Verkrampften, Beladenen. Den Weg zur Lösung dieser Aufgabe zeigte mir einmal ein böses Wort, das ich in einer Zeitung der rheinischen Wein- und Sektfabrikation fand. »Biologischer Schund« hieß das Wort. Gemeint waren die Alkoholenthaltsamen, Nichtraucher, Vegetarier, Rohköstler, überhaupt die sog. Lebensreformer, von denen dies Interessentenblatt annahm, sie bestünden nur aus schwachen, weibischen, genußunfähigen, übersensiblen, kranken, nervösen Menschen. Die populäre Ansicht spukt darin, daß Bier und Zigarre zu den Attributen der starken Männer zählen. Ich griff das Wort auf, es war etwa im Jahre 1913, und schrieb damals einen Aufsatz, in dem es mir gelang, nachzuweisen, daß merkwürdigerweise fast alle großen führenden Menschen der Weltgeschichte in diesem Sinne »biologischer Schund« waren, daß vielleicht nur *Goethe* und

Bismarck ganz seltene Ausnahmen sind und daß das Leben überragender, gottgesandter Menschen fast immer ein »Dennoch« und »Trotzdem« gewesen ist, also ein Martyrium der Genialität. »World's work is done by its invalids« sagt ein englisches Wort. Der Genius wählt sich sein irdisches Vehikel nicht nach *unserer* Bio-Logik [15]. Also sind unsere Schutzbefohlenen zum mindesten in guter Gesellschaft. Unter unseren Augen erhellen sich die gramverdunkelten Mienen, wenn wir dieses näher ausführen. Und wenn wir dann gar noch darauf hinweisen, daß unser großes Vorbild im Fasten und Beten, er, »das lebendige Wort«, unser Herr und Heiland ausgerechnet die »Mühseligen und Beladenen« ruft, dann löst sich mancher Krampf, und manche Last wird leicht. Der Fastende ist tatsächlich besonders dankbar für *solches* Gut-Zureden, zumal der unkomplizierte, schlichtfromme Mensch.

7. Mut gegenüber Sachverständigen-Urteilen

Gerade bei solchen schlichten Menschen droht aber gegenüber unseren Bemühungen, dem Fasten als echter biologischer Methode Geltung zu verschaffen, ein wohl zu beachtendes, merkwürdiges Hindernis. Diese Patienten haben nämlich oft eine solche Achtung vor dem Urteil sogenannter Sachverständiger, daß man seine liebe Not hat, ohne ungerechte, kränkende Herabsetzung der guten Fachleute (Physiologen, Juristen, Chemiker, Volkswirte, Sachverständige für das Gärungsgewerbe, Psychologen, Mathematiker, Logiker, Pädagogen usw.) diese bedenkliche Autoritäts-Hörigkeit[16] etwas herabzumindern, so daß unter der lösenden Wirkung des Fastens schließlich das Fasten unbefangener wird.

Die Sachverständigen für Religion, das Kultusministerium von Athen verstand *Sokrates* nicht. Richter und Hinrichter hatten in diesem Fall viel zu tun, um das aufkeimende Neue auszurotten. Es gelang aber nicht. *Pythagoras* entdeckte schon im Altertum das heliozentrische System. Der größte damalige Sachverständige für Mathematik und Astronomie, *Ptolemäus*, Professor an der Universität zu Alexandria, schrieb unter die Arbeit des Kollegen *Pythagoras* »Πάνυ γελοιότατον!«, »Geradezu lächerlich!«, was den wissenschaftlichen Tod für den Autor bedeutete. Und nun drehte sich in den Gehirnen der zeitgenössischen Wissenschaftler die Sonne weiter um die Erde. Es bedurfte noch eines *Kopernikus* und eines *Galilei*, dem es bekanntlich auch nicht leicht gemacht wurde [17], um die liebe Sonne wieder zum Mittelpunkt zu machen. *Kolumbus* hätte Amerika nie entdeckt, wenn er auf die berühmten Gelehrten gehört hätte, welche die Königin *Isabella* von Kastilien fürsorglich zusammengerufen hatte. Das Echo auf *Galvanis* Entdeckung war das schallende Gelächter der »Fachleute[18]«. Ebenso erging es *Franklin* mit seinem Blitzableiter.

Semmelweis kämpfte für seine bahnbrechende neue Theorie von der Entstehung und Verhütung des Kindbettfiebers mit den gesamten Professoren seines Sonderfachs im In- und Ausland. Er wurde zwar nicht hingerichtet wie *Sokrates,* aber er starb doch an der Hetze. *Er* unterlag. Seine *Idee* siegte. *Garrison* lehrte, es ginge auch ohne Sklaverei. Die Nationalökonomen verneinten es. Die Sklaverei wurde trotzdem abgeschafft. Als im Jahre 1833 mit dem Bau der Eisenbahn Nürnberg–Fürth begonnen werden sollte, erklärte der Rat der Sachverständigen, nämlich das Bayerische Ober-Medizinal-Kollegium, in Form eines autoritären Gutachtens wörtlich: »Die schnelle Bewegung muß bei den Reisenden unfehlbar eine Gehirnkrankheit, eine besondere Art des Delirium furiosum erzeugen. Wollen aber dennoch Reisende dieser gräßlichen Gefahr trotzen, so muß der Staat wenigstens die Zuschauer schützen; denn sonst verfallen diese beim Anblick des schnell dahinfahrenden Dampfwagens genau derselben Krankheit. Es ist daher notwendig, die Bahnstrecke auf beiden Seiten mit einem hohen dichten Bretterzaun einzufassen.« Das ist der bekannte »Bretterzaun« der jeweiligen Sachverständigen, jedesmal, wenn ein neuer »Dampfwagen« auftaucht. Gerade vor hundert Jahren, 1835, wurde dann »trotzdem« die erste deutsche Eisenbahn eingeweiht.

Wir erzählen unseren Fastern auch gern (warum nicht auch einmal »reine Wissenschaft«), wie *Harvey* (1628), der Entdecker des Blutkreislaufes, mit Spott und Hohn überschüttet wurde, wie *Lavoisier,* der Entdecker der Luft-Zusammensetzung, *Baumé,* der Entdecker des Aërometers, *Robert Mayer,* der Entdecker der Erhaltung der Kraft, jedesmal Spielbälle boshaften Spottes ihrer gelehrten Brüder vom gleichen Fache wurden. *Robert Mayer* nahm die Sache so tragisch, daß er einen beinahe gelungenen Selbstmordversuch machte. Dem prächtigen deutschen Manne *Friedrich List,* dem ersten Erfasser der Idee des Staatsbahnnetzes in Preußen, dem durch den sachverständigen Berater *Friedrich Wilhelms* III., den General-Postmeister *Nagler,* der Bescheid zuging: »In Preußen dürfen keine Eisenbahnen gebaut werden« (!), war damit alle Hoffnung zerstört. Ein Professor hatte als technischer Referent des Ministers *Nagler* schon die Bahnbauten als verderblichen und gefährlichen Schwindel begutachtet. Aus

Verzweiflung über seine Kollegen vom Verkehrsfach erschoß sich *Friedrich List.*

Als Graf *Zeppelin* mitten in seinen Forschungsarbeiten einer sachverständigen Ermunterung recht sehr bedurft hätte (denn der alte Kavallerie-Offizier war technisch Laie), »bewies« unser größter deutscher Sachverständiger, *v. Helmholtz,* daß das lenkbare Luftschiff ein Hirngespinst sei. Gut, daß der zähe Soldatendickkopf sich nicht beirren ließ. Kaiser *Wilhelm* II. nannte ihn erst vor einer Reihe von Zeugen einen »alten Narren«, allerdings drei Jahre später, nach seinem ersten großen Erfolg, »den größten Mann des 20. Jahrhunderts«. Auch das mag den alten Grafen kaum gejuckt haben.

Wer weiß heute noch, daß *Daniel Defoe* das Manuskript seines herrlichen *Robinson Crusoe* lange Zeit bei keinem Verlag anbringen konnte, ebenso *Andersen* seine entzückenden Märchen? Wer weiß, daß selbst der um die Vererbungslehre hervorragend verdiente Augustinerpater *Mendel* zuerst radikal totgeschwiegen wurde? – Genug, die Werdenden – jeder Fastende ist ein Werdender – gewinnen gar bald einen gewissen Abstand von der Überbewertung des sogenannten Sachverstandes. Sie fühlen und wissen bald, daß wir auch heute, in der Mitte des Weltgeschehens, noch mitten in den Clownerien des menschlichen »Sachverstandes« stehen und daß nichts schwerer ist als ein wirklich unbefangenes *Sach*-Urteil.

Ein Faster sagte mir einmal: »Ein Sachverständiger müßte eigentlich wegen Befangenheit immer abgelehnt werden!« Das zeigt uns zugleich die *Gefahren* einer solchen Autoritäts-Erschütterung und erlegt uns die Pflicht auf, diese Gefahren zu meiden. Und sie *lassen* sich meiden. Es *gibt* gewisse Maßstäbe der Echtheit, Güte, Wahrheit, die kaum je versagen. Nur liegen diese nicht auf der Ebene des analytischen Verstandes, der hier nur nachprüfende Aufgaben hat, sondern höher, in der durch Intuition geleiteten Empirie[19].

Einen deutlichen Wink gibt uns auch das Wort *Christi:* »An ihren Früchten sollt ihr sie erkennen.« Der einfache Mensch findet merkwürdig oft mit untrüglicher Sicherheit heraus, was als dem Ganzen mehr dienlich, gut und recht sei, während der komplizierte Mensch an dem »wenn« und »aber« seines Sachverstandes oft gründlich scheitert. Schließlich ist es auch nicht allzu schwer, das Kantsche Sittengesetz als Korrektiv zu verwerten, um die Gefahr der über das Ziel schießenden Autoritäts-Erschütterung zu bannen, obwohl ich persönlich alle die zahlreichen, schlicht-tiefen Worte der Heiligen Schrift für so weit überlegen und für derart unvergleichlich halte zur

Führung in eine Sicherheit und Klarheit des Herz- und Verstandes-Urteils, daß wir ohne Gefahr jedes anderen Maßstabes ermangeln könnten.

8. Die Ur-Angst

Nachdem so der Fastende aus der Enge unmaßgeblicher »Autorität« sich milde und mit einigem Humor gelöst hat, kommen sehr bald ganz grundlegende Fragen. Sie bleiben fast nie aus.

Der Fastenarzt soll die Seelen Fastender, also der von Erdbindungen freieren Menschen, heilend führen. Das kann er aber nur, wenn er ihre Angst löst, die Ur-Angst, die Angst vor dem Tode[20]. Sie ist nur zu lösen, wenn die Menschen wieder in ein lebendiges Abhängigkeits-Verhältnis kommen zu Gott, also durch Religion, durch »Wiederverbindung« mit ihrer Ur-Heimat, dem Vaterherzen, dem Mutterschoß, in dem ihr Ich seinen ewigen Ursprung hat. Wenn nun der Fastenleiter sich redlich Mühe gibt, seine Fastenden in einem Gotteserlebnis zu verankern, um ihr Lebensschifflein vor den Stürmen ihres neurotischen Anteils zu sichern, dann kommen gar manche mit einer Frage und Klage, die uns erschüttert, ja anfangs wohl in die größte Verlegenheit bringt. Sie sagen uns etwa: Was Sie da sagen und worauf bei Ihnen immer wieder das und jenes Wort zielt, »Gott«, »Christus«, »Ewigkeit«, das ist mir ganz lieb, und ich freue mich daran wie an einem schönen Lied, einem blühenden Baum oder an einem Regenbogen. Aber in mir ist eben alles tot, was Gott betrifft. Das ist nur ein Name für mich. Nie hörte ich etwas, nie sah ich etwas, was mir Gott offenbaren konnte. Kein Anruf kam. Alles schweigt mich an. Totenstille, Leere umgibt mich. Ich kann auch nicht beten; denn da ist nichts, mit dem ich reden könnte.

9. Die Elementarschule

Ach, da fehlen viele Voraussetzungen! Da fehlt Elementares. Hier heißt es, erst einmal gehen lernen – wie ein Kleinkind. Hier muß erst die ABC-Schule der Wirklichkeits-Erkenntnis absolviert werden. Die Grundbegriffe müssen beigebracht werden, ja, ein Grund muß erst gelegt werden, auf dem so etwas wie das Erleben einer tiefen Wirklichkeit *aufgebaut* werden kann.

Das ist nun eine merkwürdige und schwierige Aufgabe für einen Arzt, dessen Arbeit mit ihren begrifflichen und technischen Voraussetzungen eigentlich auf ganz anderem Gebiet liegt. Der Doktor hat kein pädagogisches Seminar besucht, hat auch weder Philosophie noch Theologie studiert. Und doch verlangt die Aufgabe gewissermaßen den betreffenden Sachverstand. Mit wenig Vertrauen in die genannten Disziplinen, aber mit etwas Gottvertrauen machte er sich dennoch an die Aufgabe. Und siehe, es fand sich ein Weg, eine Möglichkeit für die Elementarschule des numinosen Erlebens, der tieferen Wirklichkeit, des Gotterlebens. Das fast atemberaubende Glück der Erkenntnis, daß es einen Weg gibt, der zum Gotterleben führt und damit zur Heilung und Lösung, macht dann oft das rein Ärztliche der Kur fast nur zu einem Rahmen, in dem erst das *Eigentliche* steht, gewissermaßen die höhere Integrationsstufe des Ärztlichen.

a) Der Blickpunkt

Was suchen wir[21] armen Menschen, besonders die Kranken? Gesundheit, Glück, Harmonie, Einklang zwischen Innen und Außen, eines Teils mit seinem Ganzen, eines Fremdlings mit seiner Heimat. Diese Heimat aber ist ER, der Vater genannt wird. Den suchen wir in Wirklichkeit alle. Auch die Leugner, die sogenannten Atheisten, auch deren Größter, *Friedrich Nietzsche*. Sein ergreifendes Lied ist wert, hier einmal im ganzen wiedergegeben zu werden:

»Noch einmal, eh' ich weiterziehe
und meine Blicke vorwärts sende,
heb' ich vereinsamt meine Hände
zu Dir empor, zu dem ich fliehe,
dem ich aus tiefster Herzenstiefe
Altäre feierlich geweiht,
daß allezeit
mich Deine Stimme wieder riefe.
Darauf erglüht, tief eingeschrieben,
das Wort: Dem unbekannten Gotte!
Sein bin ich. Ob ich in der Frevler Rotte
auch bis zur Stunde bin geblieben,
Sein bin ich, und ich fühl' die Schlingen,
die mich zum Kampf darniederziehn
und, mag ich fliehn,
mich doch zu seinem Dienste zwingen.
Ich will Dich kennen, Unbekannter,
Du tief in meine Seele Greifender,
Mein Leben wie ein Sturm Durchschweifender,
Du Unfaßbarer, mir Verwandter!
Ich will Dich kennen, selbst Dir dienen!«

Auf dieser dunklen Erde, dieser Brücke über den »Strom der Zeit« *(Eichendorff)*, braucht der Mensch unbedingt einen festen Punkt, einen Blickpunkt und Haltepunkt, der seinen Glauben stützt, der ihn fähig macht, in dieser »Tiefsee« zu atmen, zu gedeihen, zu leben, ohne zu verzweifeln[22]. Zwei kleine Bilder illustrieren uns das. Eines aus dem Alten Testament. *Daniel* in Verbannung, im Palaste des *Nebukadnezar*, »hatte an seinem Söller ein offenes Fenster nach Jerusalem« (Daniel 6, 11). Ein anderes Momentbild aus der Geschichte: *Philipp* II. von Spanien auf seinem qualvollen Schmerzenslager in seiner Burg Escorial läßt sich durch die zwei Meter dicke Wand des Doms einen Durchblick mauern, so daß er von seinem Bette aus stets den Crucifixus auf dem Hochaltar erblicken kann.

Beides, das offene Fenster nach Jerusalem, der Heimat, und der Blick auf das Kreuz durch die dicke Mauer, beides ist ein Sinnbild dessen, was da gemeint ist. Es ist, um einen modern-technischen Vergleich zu gebrauchen, wie wenn wir durch den Steckkontakt unsere »an sich« dunkle Lampe mit einer elektrischen Kraftzentrale verbinden. Nun erst leuchtet sie auf.

b) »Entrümpelung«

Dieser Akt aber setzt voraus, daß wir etwas von einer Verbindung wissen, daß irgendwie schon Augen und Ohren offen wurden. Zum Öffnen, Wecken, Erleben gehören überdies Anfangsgründe, gehören Methoden, gehört eine Elementar-Schulmethode. Um diese geht es uns hier. In Kürze: Erst einmal allen Trödel und Plunder beseitigen! »Entrümpelung« vornehmen! Herunter von der Seele, was da noch an Haß, Groll, Prozessen, Vorurteilen, Geldgeschichten u. a. m. eine ungebührliche Rolle spielt, wobei allerdings zu beachten ist, daß z. B. ein Bettler an seinen drei Mark mit größerer Gier hängen kann als der Reiche an seinen Hunderttausenden.

Der Faster ist geneigter, die Entrümpelung des Dachbodens und der Herz-Belétage vorzunehmen als der Nichtfaster in »seiner Sünden Maienblüte«. Dazu verhilft ihm die aus der Psychologie des Fastens bekannte Tatsache, daß alle an der Seele haftenden Aggregate während der asketischen Situation loser sitzen. Sie lösen sich deshalb auch leichter. Eine unglückliche, hoffnungslose Liebe z. B. wird während des Fastens leichter überwunden, ein Umstand, der uns die Verweigerung der Ernährung bei seelischen Konflikten auch von der Seite der Zweckmäßigkeit her besser verstehen läßt.

c) Erste Anfänge

Aufgabe des seelsorgerisch einigermaßen begabten Fastenleiters ist es nun, den Lösungsprozeß durch seine *Kollektiv-Behandlungen* (die sog. *Vorträge)* und die *kurzen morgendlichen Aussprachen* zu beschleunigen und zu verstärken. Ist das einigermaßen geschehen, dann kommt eine *kleine Schulung im Zuhören-Lernen,* im schweigenden Achtgeben. Wie ein lauschendes Kind sich auf die Zehenspitzen stellt und mit großen Augen und offenem Mund alles Neue – und was ist nicht alles neu? – beobachtet, schweigend, Eindruck gewinnend, so soll gewissermaßen die innere Haltung des Menschen werden, naiver, harmloser beobachtend, nichts für zu gering achtend, immer dankbar, immer werdend, wartend, still. Die großen, stets aufnehmenden, bildhungrigen, merkwürdig staunenden Augen *Goethes* sind kein Zufall. Ewige Kinderaugen. Die gekniffenen, unruhigen Schweinsäuglein gewisser »verstehender«, darum problemloser Großstadtmenschen sind der extreme Gegentyp. Die Schulung im Zuhörenkönnen geht gewöhnlich erheblich rascher, als man denkt. Es soll ja auch nicht alles während der Fastenperiode geschafft werden. Die Kranken wollen nur einen Weg kennenlernen, den sie zu Hause und im Alltag dann bewußt und ruhiger und ihres Zieles gewisser gehen sollen.

Nach der »Entrümpelung« (ich weiß keinen besseren Ausdruck) und nach der Belehrung über das Schweigen- und das Staunenkönnen (den Anfang jedes Philosophierens), kommen Andeutungen über die *ersten Spuren des Unsagbaren, des Numinosum, des Heiligen.* Das Unscheinbare, Unaufhörliche unseres Alltags ist voller Gelegenheit und Anrufe, die der schlafende, ungeweckte Kraftmeier des sogenannten Tagesbewußtseins gar nicht hören kann. Das Geheimnis steht hinter allen Wänden, stets bereit, uns zu besuchen. Ist es Entweihung, jetzt schon zu zitieren, was erst bei Intensitäts-Steigerung des inneren Wachwerdens greifbar werden dürfte? »Siehe, ich stehe vor der Tür ...«? Ein Vergleich aus dem »Waldweben« des Wagnerschen *»Siegfried«* dient mir oft, schwer Deutbares deutlicher zu machen. *Siegfried* hat den »Drachen«, das Zweck- und Freßgeschöpf, mit seinen niedren, bäuchlings zielenden und zu Schlaf und Besitz führenden Bindungen bekämpft und sogar getötet. Er schmeckt das Blut, erlebt halb ahnend im höheren Bewußtsein den Tod des bauch-rutschenden Ungeheuers, und da auf einmal fällt eine geheimnisvolle gläserne Wand – bricht das Numinosum ein in seine Welt. Das Waldvöglein redet ... Das vorher nur sinnenmäßig Erfaßte wird ihm ganz eigen, wird »Ereignis[23]«.

Die Verbindung ist hergestellt mit einer Zentrale, die dann schließlich zum »religiösen Erleben« führt, zu *»Brunhildens* Erweckung«, zum vollen Erwachen des höheren Bewußtseins. Aber uns geht es beim fastenden Menschen ja erst einmal um leise Anfänge, eben um die ersten Elemente, um das ABC der Wirklichkeits-Erkenntnis, und da sind dann die stillsten, anspruchslosesten Dinge oft gerade von entscheidender Wichtigkeit. Dem bereiten Menschen werden sie zum Anruf, zum Wort, das Ant-Wort verlangt. Da kann die ferne schlagende Turmuhr, der Geruch der ersten Veilchen, der aufgehende Mond[24], die Mittagsstille im Juli über reifendem Kornfeld[25], ein liebes Menschengesicht, ein kleines Lied die dünne Wand durchbrechen. –*Martin Buber* spricht von dem uns zugereichten Welt-Concretum als dem Antwort heischenden Gottes-Anruf.

d) Katalysatoren

Einem Kriegsfreiwilligen 1916 hüpfte mitten im flandrischen Trommelfeuer ein Singvögelchen, sorglos zwitschernd, vor seinem Schützengraben hin und her[26]. Infolge seiner Wirkung war dieses das größte Ereignis seines Lebens. Der Mann hatte die Vorbedingungen erfüllt. Nun »fehlte das gerade noch«. Fällt in eine bestimmte gesättigte Lösung ein gewisses winziges Stäubchen, so gibt es eine stürmische, umgestaltende Reaktion. Man nennt dieses stäubchenhaft kleine Ding den »Katalysator«. »Die größten Ereignisse sind nicht unsere lautesten, sondern unsere stillsten Stunden«, sagt *Friedrich Nietzsche.*

Ein Mensch, der fastet und in der Zeit höchster Ansprechbarkeit auf Feinreize sich die Möglichkeit der Metanoia, der heilenden inneren Wendung, entgehen läßt, beraubt sich unter Umständen der größten Chance seines Lebens. Es setzt mich immer wieder in Erstaunen, wie gut selbst einfache, ganz ungelehrte Menschen im Fastenzustand in gewisse Tiefenlagen des Bewußtseins zu führen sind, wo Vorbedingungen zu lebendigerem Erlebnis erfüllt werden.

Beispiele

Den Menschen, die das Lauschen, das Stillesein in ihrem gehetzten Dasein verlernt haben, deren Seele »tot« ist, wie sie so gerne sagen, denen aber der schmerzliche Wunsch nach einem besseren höheren Erleben eben nicht erstorben ist (darunter leiden sie ja gerade!), denen hat der Leiter des Heilfastens nun Bilder auf Bilder zu geben, Beispiele auf Beispiele, möglichst aus dem Alltag, nur nicht zu »geistreich«, nur nicht zu kompliziert. Dabei tun kleine Sprüche und Gedichte oft Gutes, z. B.:

»Du hast zu Sternen nie mehr aufgesehen,
nie mehr bist du in Waldesluft gegangen,
du hast das Suchende vergessen,
das Lauschende hast du verloren.
Es kommt der Tag, du wirst ergriffen stehen,
da wacht es auf, das brennende Verlangen,
zum zweitenmal wirst du ermessen,
in welche Wunder du geboren.«

Uli Klimsch

Um nun gewisse einfache Gesetze kennenzulernen, deren Beachtung zum ersten Grunderlebnis führen kann, nämlich zum Erlebnis, daß die Stimme heiliger Stille im Alltag zu reden beginnt, lassen wir gerne einen bestimmten schlichten, aber ganz echten Dichter sprechen[27] und zeigen an seinen Liedern, *daß* und – wenn möglich – *wie* da Verbindungsfäden führen von den Dingen zu unserem Herzen und umgekehrt, ferner, daß und wie unser Herz umzuschaffen sei und daß diese merkwürdigen Fäden gewissermaßen stromleitend werden – Anrufe vermittelnd, Zurufe des hohen Regisseurs aller Dinge.

Wie oft in 25 Jahren haben wir es schon erlebt, daß das »Waldweben« einsetzte und das »Waldvöglein« auf einmal verstanden wurde! –

10. Die Hochschule

Nach der »Elementarschule«, die nie bessere Erfolge aufweist als während eines tüchtigen Fastens, darf dann auch die »Hochschule« kommen. Das könnten natürlich die Evangelien sein. Aber ich möchte davon abraten, geradezu ärztliche Bibelstunden einzuführen. Der sakrale Klang der Bibel paßt aus triftigen Gründen nicht in unsere Kollektivbehandlung. Unter so manchem anderen eignet sich für unsere Seelenführung, für den Aufbau auf dem Fundament der »Elementarschule« ganz besonders *Rainer Maria Rilke* in seinem »Stundenbuch«. –

a) Aus R. M. Rilkes »Stundenbuch«

Rilke – besonders im Stundenbuch, seine anderen Dichtungen sind zu kompliziert – paßt vor allem für den schon bewegten Suchenden, für den

»Wanderer zwischen zwei Welten«. Gewiß stellt er Ansprüche an geistige Fassenskraft, aber man kann durch geschickte Auswahl der Lieder, Sprüche, Gedichte fast jedem Fastenden Stärkungsmittel und Nahrung der Seele geben. *Rilke* kann für den nach Licht Suchenden, dem die »Sprache Kanaans« etwas störend ist, so etwas wie der Psalmist des 20. Jahrhunderts sein. Die Herrlichkeiten des Psalters *Davids* müssen ja doch erst wieder einmal erschlossen werden für den heutigen Intellektuellen. Der Bauer, der Kleinbürger, der schlichte fromme Christ haben sie wohl noch, lieben sie, nähren sich geradezu davon. Der Intellektuelle aber braucht merkwürdigerweise Umwege zu diesem alten religiösen Schatz. Ein solcher Weg ist meines Erachtens *Rilke* und gerade in seinem Stundenbuch. Wir können hier nicht alle passenden Dichtungen des längeren hersagen. Man müßte es ja eigentlich tun, denn es wäre lohnend, im einzelnen die Stellen aufzuweisen, die besonders tragend und atmend und spendend sind, die der Seele des Fastenden Leben und Schwung vermitteln können. Aber *nennen* wollen wir wenigstens einige besonders wertvolle Stücke. Da ist z. B. die kleine Dichtung, die mit den bezeichnenden Worten beginnt: »Du, Nachbar Gott ...« und dann gleich das nächste Gedicht: »Wenn es nur einmal so ganz stille wäre ...« Wenn einer wissen will, wie sehr die letzte Stufe seelischer Entwicklung, die Unio mystica, abhängig ist von wahrer Abgeschiedenheit und Stille, dann sage man ihm auswendig (man lernt das auswendig!) diese zwei kleinen Verse von der Stille und ihren Möglichkeiten. Eine kleine Zwischenbemerkung: Es gibt feine kleine Sprüche und Verse, die wir überhaupt unsere Faster einfach auswendig lernen lassen, weil sie unseren Alltag so beglückend begleiten, weil sie so heilend und beruhigend wirken und weil sie so gut über die kleinen Nöte des Fastens hinüberhelfen, zum Beispiel:

Es gibt ein Wissen, das uns frommt,
wohl dem, der es versteht,
wohl dem, der weiß, woher er kommt,
und weiß, wohin er geht [28]!

Karl Bartes

Doch nun zurück zu unserem *Rilke*. Das nächste brauchbare Stück beginnt mit den Worten »Du siehst, ich will viel ...« Darin kommen die einfachen und so wirkungsreichen Worte vor:

»Es leben so viele und wollen nichts
und sind durch ihres leichten Gerichts
glatte Gefühle gefürstet.
Aber du freust dich jeden Gesichts,
das dient und dürstet ...«

Und gar bald stoßen wir dann auf das gehaltvolle Lehrgedicht »Wer seines Lebens viele Widersinne versöhnt« ... und wir freuen uns darin an dem schönen Wort:

»Du bist der Zweite seiner Einsamkeit,
die ruhige Mitte seinen Monologen ...«

Auf der nächsten Seite nehmen wir mitten aus einem Gedicht die Worte, die wieder wie ein echtes Mantram klingen:

»Wenn du der Träumer bist, bin ich dein Traum,
doch wenn du wachen willst, bin ich dein Wille.«

Und wieder auf der nächsten Seite finden wir ein Wort mitten im Text, das uns erschauern läßt, »... du grenzenlose Gegenwart ...«, weil wir etwas ahnen, fast fühlen von – Ewigkeit.

Eine Weile später stellt Rilke fest: „Es gibt im Grunde nur Gebete ...«. Ja, *»im Grunde«*, sagt unsere tiefste Einsicht. Ein fruchtbares Thema zur Vertiefung für eine glückliche Abendstunde mit der kleinen Fastengemeinde! Und 24 Seiten später kommt in einem längeren Gesang, mitten im Text (es ist vorher eine bange Not geschildert)

»... dann brauch' ich dich, du Eingeweihter,
du sanfter Nachbar jeder Not,
du meines Leidens leiser Zweiter,
du Gott, dann brauch' ich dich wie Brot.«

Dann wieder braust ein dithyrambischer Gesang der Gottesliebe: »Lösch mir die Augen aus: Ich kann dich sehn ...« oder (auf derselben Seite) das rührend feine, zarte Poem: »Und meine Seele ist ein Weib vor dir ...«, wobei wir meist nicht vergessen, auf die »anima humana naturaliter christiana« hinzuweisen und auf das alte schöne Bild vom »Bräutigam« der Seele, der christlichen Fassung von Kopf und Herz, Logos und Eros, Sonne und Erde, Puruscha und Prakriti (indisch). Die weitaus geeignetste aller *Rilke*-Dichtungen für unsere Fasten-Seelenführung ist aber ohne Frage jene herrliche Plauderei, die mit den Worten beginnt: »Wenn etwas mir vom Fenster fällt ...« Die geheimnisumwobene Stelle: »Ein jedes Ding ist überwacht von einer flugbereiten Güte ...«, verfolgt jeden Aufnahmebereiten bis in den grauesten Alltag hinein und macht einsame Minuten zu Geschenken, besonders, wenn es dann weiter klingt und singt von dem verlassenen, bodenlosen, abgekämpften, zerquälten Stadt-Menschen:

»... Da muß er wieder lernen von den Dingen,
anfangen wieder wie ein Kind,
weil sie, die Gott am Herzen hingen,
nicht von ihm fortgegangen sind.
Eins muß er wieder können: fallen,
geduldig in der Schwere ruhn ...« –

Wie denkt *Rilke* sich einen kommenden Propheten und Führer? Anscheinend als echten homo vegetus. »Mach Einen herrlich, Herr, mach Einen groß ...

Erneue ihn mit einer reinen Speise,
mit Tau, mit ungetötetem Gericht,
mit jenem Leben, das wie Andacht leise
und warm wie Atem aus den Feldern bricht.«

Rilke haßt die großen Städte. ».... Ihre kleine Zeit verrinnt ... «

»und draußen wacht und atmet deine Erde,
sie aber sind und wissen es nicht mehr ...
Sie gehn umher, entwürdigt durch die Müh',
sinnlosen Dingen ohne Mut zu dienen ...«

Wahrhaft erschütternd ist die Klage über die Menschen der großen Städte. Das Ethos eines Deutero-Jesajas schwingt in diesen Klagegesängen. Herausgelangt sind die armen Städter aus dem großen Rhythmus der Natur. Tag ist für sie kein rechter Tag in den künstlich erhellten Büros der tief gebauten Häuser, Nacht ist nicht Nacht im hellen Bogenlicht. Aufgang und Untergang der Sonne, aufziehende Gewitter und seltsam gemütbewegendes Spiel des Horizontes, alles fehlt in der Steinwüste der Großstadt ...

» ... Nichts von dem weiten wirklichen Geschehen,
das sich um dich, du Ewiger, bewegt,
geschieht in ihnen ... «

» ... und ihre Menschen dienen in Kulturen
und fallen tief aus Gleichgewicht und Maß ... «

Dem fastenden, jeder Anregung aufgeschlossenen Menschen zu seiner Heilung das »Gleichgewicht und Maß« wiederzugeben, dessen er bedarf, dazu dient die Harfe *Rilke*s, diese wahrhafte Hochschule der Erkenntnis des »wirklichen Geschehens, das sich um dich, du Ewiger, bewegt ...« Wirklich, es wird uns von Jahr zu Jahr klarer, daß das Geheimnis des Erfolges nicht im »Fasten« liegt und nicht im »Beten« (in der Wiederverknüpfung mit der Ursache), sondern im Zusammenwirken von »Fasten« und »Beten«. Beten und Fasten gehören zusammen wie Einatmen und Ausatmen, wie oben und unten, wie Himmel und Erde[29]. –

b) Die »Bunten Abende«

Sehr bewährt und praktisch sind die sogenannten »Bunten Abende«. Das Wort klingt etwas nach »Unterhaltung«, soll aber hier etwas anderes bedeuten. Es sammeln sich im Laufe der Jahre Kalenderzettel, Zeitungsausschnitte, Gedankensplitter, Einfälle aller Art an, die von uns in Mappen verwahrt werden. Man fügt in den Rahmen der eine knappe Stunde dauernden Ansprache für die fünf bis sieben bis zehn »Sorgenkinder« allerlei Treffendes, Wirksames zusammen und gibt ihm einen inneren Zusammenhang. Die Anzuredenden bekommen nun ihre Korrektur in einer Form, die zugleich den anderen, ohne daß sie wissen, wer gemeint ist, Anregung und Belehrung bietet. Am folgenden Morgen beweist dann eine kleine Aussprache oft, daß die Mahnung verstanden wurde oder wenigstens irgendwie wirksam war. Ich nenne das gern »breitwürfiges Streuen«. Also für jeden *etwas!*

Im Dezember, wenn die kleine Zahl der Fastenden und die Vorweihnachtsstimmung und die kurzen Tage allem ein gemütlicheres Gepräge geben, das man schon intim, traulich, behaglich, geheimnisnahe nennen könnte, da werden oft auch die Themen anders. Aus den Mappen wird alles herausgesucht, was die Heilige Nacht betrifft. Welch ein Klang für Fastende: »Welt ging verloren, Christ ward geboren!« ... Das ist auch die Zeit, in der über den Kerngehalt, den esoterischen Gehalt unserer herrlichen deutschen Märchen gesprochen wird. Es ergeben sich gar manche Beziehungen zum Neuwerden durch Fasten und Beten, wenn wir *Grimm, Andersen* und *Bechstein* durchforschen, unsere klassischen Märchenerzähler.

11. Über das Beten

Da beim Fasten der ärztlichen Seelenführung (Psychagogie) das zugrunde gelegt wurde, wonach die Fastenden zu fragen pflegen, d. h. was der sich entkrampfende Seelenkörper (sit venia verbo) verlangt, so konnte es nicht ausbleiben, daß gar bald sogar das Gebet zur Erörterung gestellt wurde.

Eine große Verlegenheit! Denn das offene, aktive, laute Gebet gehört nicht in eine ärztliche Praxis[30]. Es blieb also, um der Forderung zu entsprechen, die Aufgabe, *»über«* das Gebet zu sprechen. Fasten und Beten, also das Beten des Fastenden ist gut und richtig und zusammengehörig. Gar bald stellte sich dann auch heraus, daß gerade die Ansprachestunde, die vom Gebet handelte, für den fastenden Kranken ganz besonders hilfreich und fruchtbar war.

Es werden starke, reiche, kraftspendende Gebete gezeigt, vom alten schönen Wessobrunner (anno 800) über *Hartmann von der Aue* (anno 1200) und *Heinrich von Laufenberg* (gestorben 1459) zu *Nikolaus von Flüe* (1417–1487 [31]) über *Paul Flemming* (1609–1640 [32]) und *Karl Friedrich Drollinger* (1688–1746 [33]) zu *Johann Wolfgang von Goethe* (1749–1832 [34]), von der lieben *Luise Hensel* (1798–1876), deren Kindergebet »Müde bin ich, geh' zur Ruh ...« eine wahre Perle ist, und *Julie Hausmanns* (1826) »So nimm denn meine Hände ...« über unseren treuen *Wilhelm Raabe* (»... Schweige in deinem Schmerze ...«) zu Prinz Emil *von Schönaich-Carolath* (1852–1908 [35]). Unerschöpflich ist der Reichtum *Gerhard Tersteegens!* Aus seinen Versen, Sprüchen, Liedern quillt wie aus einem tiefen, heilenden Brunnen, Wasser des Lebens [36].

12. Beten und Fastenarzt

Dieses Kapitel handelt von der wichtigsten aller »Hilfsmethoden«, von der Führung der Seele des Fastenden. Um aber eingehend darzulegen, was er mit dieser Seelenführung meinte, war Verfasser gezwungen, einmal seine ganz persönliche Auffassung und Arbeitsmethode so zu beschreiben, daß jeder Leser sich ein Bild von ihnen machen kann. Es wird hier beschrieben, wie es *einer* machte, der damit gute Erfolge hatte und daraus Freude gewann. So *kann* man es also machen. Die Hauptsache ist und bleibt aber: daß der Fastenleiter seine *eigene* Seele, *sein* lebendigstes Leben in sein Werk hineingebe, zum zweiten: daß er verstehe, wie sehr zum Fasten das Beten gehört. Das Fasten ist günstige Vorarbeit für eine tiefenpsychologisch geschulte Psychotherapie. Allerdings nur eine Vorarbeit. Es nutzt an sich nur dem Soma, während die Psyche die (dann somatisch sich offenbarenden) Elend-Quellen weiter sickern lassen kann. Erst das Beten (bitte diesen Begriff im weitesten Sinne zu fassen!) vermag diese Quellen zu stopfen, vermag ganze Arbeit zu leisten. –

Und wiederum sei es gesagt, weil es wichtig genug ist, immer noch einmal anzuklingen: Die in diesem Buche eingehend geschilderte »ärztliche Seelenführung« (Psychagogie) sollte *ein* Beispiel zeigen, *einen* praktischen, begangenen, erprobten Weg, nur einen Versuch, eine Methode, von der der Verfasser sagen kann, daß sie erfolgreich war. Ich weiß aus Erfahrung, daß immer wieder die Bitte, der Wunsch, das Verlangen da und dort wach wird: Möglichst genau zu bezeichnen, »wie es gemacht wurde«.

Während Fasten, *Röder*-Methode und Homöopathie einigermaßen feste Größen darstellen, nur wenig unter der ärztlichen Hand ihr Quale und Quantum verändernd, stellt die Führung eine so variable Größe dar, wie eben *Menschen* verschieden geartet sind. Und doch läßt sich ein festes Gesetz für die Wirksamkeit solcher Führung aufstellen: Sie muß ganz und gar persönlich und eigenwüchsig sein, darf nichts Routiniertes, Angelerntes aufweisen, nichts Gebogenes, Ungerades! Wie der liebe *Christian Morgenstern* sagt:

»Sieh nicht, was andre tun,
der andern sind so viel.
Du kommst nur in ein Spiel,
das nimmermehr wird ruhn.
Geh' einfach Gottes Pfad,
laß nichts sonst Führer sein,
so gehst du recht und grad
und gingst du ganz allein.«

Also ganz im Eigenen ruhn! Alles ausschöpfen, lieber Kurarzt, was der große Schöpfer in dich hineingeschaffen hat! Man kann doch nicht mehr geben als eben sich selbst. *Man darf aber auch nicht weniger geben.*

Ich könnte mir so gut denken, daß einer, dem die gewaltige Bedeutung des Heilfastens aus diesem Buche aufleuchtet, nun etwa *ganz andere* Hilfsmethoden anfügte, daß er etwa statt des Röderns einen anderen Zugang fände zur Anregung der vegetativen Zentrale (vielleicht mehr Sonne, Wasser, Luft usw.), statt der Homöopathie womöglich ein besonderes feines Elixier und Arcanum, statt der vegetarischen Reformdiät eine *noch* wirksamere Form der Ernährung, und daß er dann die große Seite des »Betens« ausfüllen würde mit dem Kräftespiel *seiner* ärztlich-menschlichen Seele, mit sich selbst, mit dem ganz und gar *anderen* Menschen. Nur: *Ausfüllen* muß er die Seite des »Betens«. Fasten verlangt Beten! *Wie* er das macht, das ist also seine persönliche Sache. Er muß natürlich von unserem uralten ärztlichen Erbgut etwas haben, dem »Priesterlichen«, muß homo religiosus sein, soll ihm das Ganze gelingen.

Nicht als ob der ganz nüchterne, schwunglose, unpriesterliche Mediziner das Fasten etwa *nicht* mit Erfolg anwenden könnte! Gewiß wird ihm manche gute Kur gelingen, sicher werden ihm dann immer noch mehr Erfolge winken als mit allen anderen klinischen Methoden. Aber die Krönung des

Werkes, das Umdenken, die Neuordnung des Lebens, die *tiefere* Gründung der konkreten Existenz des fastenden Menschen, diese wunderbarste aller Möglichkeiten einer richtigen Fastenkur, die fehlt dann eben. Man kann bekanntlich die Poesie nicht kommandieren, erst recht aber nicht jene schwingende Transmission zum Numinosum, die der via regia des Heilfastens erst das eigentlich Regenerative (Wiedergeburtliche) gibt. –

Schließlich darf noch ganz bescheiden in der Reihe der unterstützenden Verfahren genannt werden: *Die Musik als Helferin zur Krankenheilung.* Dies »Heilverfahren« ist sehr alt, wohl so alt wie die Menschheitsgeschichte selbst. Rhythmus und Klang haben seit *Orpheus'* legendären Zeiten eine kaum je versagende umstimmende Wirkung auf die Trieb- und Willens-Sphäre aller beseelten Geschöpfe. Gerade während des Fastens, also in einer Zeit, da der Mensch merkwürdig ansprechbar und umstimmungsbereit ist, lassen sich bestimmte Musikstücke und bestimmte Lieder in erstaunlicher Weise verwenden, natürlich in erster Linie in all den Fällen, die mehr oder weniger deutlich »psychisch überlagert« erscheinen, und die sind bekanntlich viel zahlreicher, als man früher annahm. Seit 20 Jahren finden mit einiger Regelmäßigkeit Schallplattenkonzerte oder reguläre kammermusikalische Abende statt von etwa 1½ Stunden Dauer. Die Musikstücke der Schallplatten-Abende werden möglichst einfühlend und bestimmten Heil-Absichten entsprechend erklärt und tun unter solcher Erklärung und Führung ihre ganz besondere Wirkung. Es findet sich tatsächlich eine ganze Reihe von Musikstücken deutscher Meister, deren Stimmungsgehalt, deren Rhythmus und Melodik äußerst brauchbar sind, um den inneren Heilwillen und zumindest die Heil-Atmosphäre zu verstärken, so etwa das *Schubert*-Quartett »Der Tod und das Mädchen«, ferner die Beethovensche Schicksals-Symphonie. Letztere ist therapeutisch geradezu unausschöpfbar. Daß bei dieser Gelegenheit von *Beethovens* Leiden und Schaffen, dem »Dennoch« und »Trotzdem« seines Lebens gesprochen wird, ist selbstverständlich.

13. Psychokinese

1951: Das belangreiche Thema der heilenden Seelenführung (Psychagogie) während der Fastenkur verlangt heute durchaus den Hinweis auf das 1947 erschienene Buch des Prof. *I. B. Rhine* von der Duke-Universität Durham, Nord-Karolina, USA, »The reach of the mind«, welches unlängst in guter deutscher Übersetzung unter dem Titel »Die Reichweite des menschlichen

Geistes« erschienen ist, Herausgeber Dr. med. *Rudolf Tischner*, Deutsche Verlagsanstalt Stuttgart, 1950.

Das Buch hat großes Aufsehen erregt — und mit Recht — weil es u. W. den ersten unerbittlich exakten experimentellen Nachweis liefert von der Möglichkeit, durch geistigen Akt, durch Denken und Wollen, also allein durch Wille und Vorstellung, den Fall von Würfeln (!) zu beeinflussen. Da die Anordnung der Versuchsbedingungen nicht dem geringsten Zweifel an ihrer Zuverlässigkeit Raum läßt (man lese selbst und urteile dann!), könnte das *Rhine*sche Forschungsergebnis revolutionierend wirken.

Die Tatsache der Psycho - Kinese bzw. Tele - Kinese scheint damit entscheidend bewiesen zu sein. Es wäre nun nicht das erste Mal, daß eine zeitgenössische Wissenschaft etwas Neues ablehnt oder totschweigt, weil es in die wohlgeordneten Schubfächer der noch geltenden Weltbild-Registratur nicht recht hineinpaßt, und weil es etwa — wenn schon erwiesen — so doch nicht begreifbar sich darstellt. Hüten wir uns! Wir haben uns seit Jahrhunderten fast jedesmal blamiert, wir Naturwissenschaftler des europäischen Kultur-Kreises, sobald unserem traditionellen Misoneismus ein neues Faktum vor den Triumphwagen rollte (vgl. Seite 134 ff. des Abschnittes über Sachverständigen-Urteile). Und wir stehen heute wieder einmal ganz offenbar vor einem großen Wendepunkt der Erdgeschichte. Es wendet sich ein großes, bedeutendes Blatt im Buche der Schöpfung und deckt eine bestimmte Seite langsam zu. Wir sehen gerade noch deutlich auf ihr den zwar heuristisch und propädeutisch notwendig gewesenen, aber bereits erledigten naturwissenschaftlichen Materialismus, alle Gebiete des Lebendigen seit langem tingierend, verzeichnet stehen.

Die *Rhine*schen Forschungs-Resultate haben übrigens nur nüchtern, trokken und höchst exakt und in akademisch-autoritärer Gestalt dargelegt, was seit langem in der internationalen Forschung — ich nenne nur die Namen *Richet, Durville, Crookes, Zöllner* und *Bozzano* — schon bekannt, aber eben noch nicht eingegangen war in das Pantheon der höchsten, nämlich der Universitäts-Weihen.

Immerhin haben wir jetzt doch wenigstens schon eine Art von *Archimedes*-Punkt, wo wir im Blick auf die Fasten-Hilfsmethode der Psychagogie vielleicht die Hebel ansetzen könnten zu folgender kurzer Betrachtung:

Kann der Geist selbst das Starre bewegen, wo mag dann die Grenze seines Könnens sein? Wir wissen ja schon längst, daß die Imagination das körperliche Gefüge funktionell, ja sogar materiell zu verändern vermag. Und darüber hinaus: Die Kraft des Gebetes und der Meditation, wirkt sie nicht folgerichtig immer dann, wenn je einmal der archimedische Angriffspunkt im geheimnisvollen schmalen Pneuma-Sektor (der »engen Pforte«) des therapeutischen Universal-Wirkungskreises steht? Aber wenn in einem rechten Fasten das gelöste, das entkrampfte seelische Gefüge durch Transparenz dem Pneuma, der höchsten Integrationsstufe der Therapie, eine Chance gibt, fallen dann nicht »die Würfel« wie gezielt im Sinne der Heilung? Wie gut, daß *Rhine* die so nüchterne Laboratoriumstüre geöffnet hat! Das übrige tut dann schon das asklepiadische Licht, das erst jetzt eindringen kann in das Studier- und Experimentier-Gemach, in das Krankenzimmer und in das Sprechzimmer und wo nur immer ein Arzt die klinische Welt bewegt, die Mensch genannt wird, die aber als inkarnierter Funke der geistigen Zentralsonne doch ein für alle Mal das Maß aller Dinge auf Erden ist.

VII. EINIGE FÄLLE

Ich habe es mir sehr überlegt, ob ich diesem Buche einige Fälle von typisch verlaufenem Fasten beifügen sollte; denn sie sind ja auch bei ehrlichstem Wollen der subjektiven Auswahl unterstellt und beweisen bekanntlich dem kritischen Leser nicht besonders viel.

1951: Aber sie mögen auch heute hier stehen bleiben, wie sie 1935 in der ersten Auflage erschienen sind. Und sie haben sogar noch ihre Geltung. Es soll aber nicht vergessen werden, daß sie alle noch aus einer Zeit des Anfangs (ohne Labor und geschulte Assistenz) stammen und daß in den folgenden 16 Jahren nicht nur die Zahl der Kuren von 3200 auf weit über 25000 stieg, sondern — auf Grund der Erfahrungen — auch die Indikations-Breite und der Erfolg dieser komplexen Kur.

Eine Ärztin fastete im September 1934 wegen eines recht beschwerlichen *Gallensteinleidens.* Keine leichte Kur. Ich bat sie, ihre eigenen Notizen mir zu geben (es fehlt leider die Gewichtsabnahme, die indessen nichts Besonderes bietet). Zu Hause nahm sie noch ein Darmbad (19. September 1934). Von Mittag an wurde nichts gegessen.

Ich zitiere nun wörtlich:

»Donnerstag, den 20. September 1934. Obstfasten.

Freitag, den 21. September 1934. Erster Fastentag, drei Eßlöffel Agarol, Kopfschmerzen.

Sonnabend, den 22. September 1934. Zweiter Fastentag, sehr viel Übelkeit, heftige Kopfschmerzen, ab und zu leichte Schwindelanfälle. Nach dem Darmeinlauf Abgang von dünner Galle und einer etwas bräunlichen und grün-gallertigen Gallenabsonderung, außerdem wenig Darmschleim.

Sonntag, den 23. September 1934. Dritter Fastentag, mehr Gallenabgang, zum Teil schwarz aussehend. Stücke beim Herausfischen wie bräunlich-grüngelbliches Gelee aussehend.

Montag, den 24. September 1934. Vierter Fastentag. Gallenabgang noch verstärkt. Viel Übelkeit, Auftreten von heftigen Schmerzen in der rechten Rückenpartie, Atmen tut etwas weh, Gehen strengt an. Bewegungen, besonders Drehen, schmerzhaft.

Dienstag, den 25. September 1934. Fünfter Fastentag. Schmerzen so heftig, daß heiße Packungen gemacht werden müssen. Untersuchung des Arztes. Keine Pleuritis. Gallenabgang noch steigend.

Mittwoch, den 26. September 1934. Sechster Fastentag. Schmerzen so heftig wie vorher, viel Übelkeit, Schmerzen im Oberbauch. Beim Treppenheruntergehen bei jedem Tritt Stiche in der rechten Oberbauchseite und im Rücken.

Donnerstag, den 27. September 1934. Siebenter Fastentag. Vor Verzweiflung über die Schmerzen heiße Rückenpackung und Massage (war nicht verordnet, der Verfasser), nachts Aufwachen mit wühlenden Schmerzen im Darm (? der Verfasser), dabei kalter Schweiß, heftige schneidende Schmerzen und Stiche, ungefähr eine halbe Stunde dauernd, als würde der Leib zerschnitten, als setze jemand immer erneut ein Messer an. Bei Benutzung des Zimmereimers geht eine Menge grüner Flüssigkeit ab nebst vielen Blähungen. Flüssigkeit nicht mehr fäkal.

Freitag, den 28. September 1934. Achter Fastentag. Nach dem Darmeinlauf gehen kollernd und klappernd rund-würfelartige Gebilde ab, braun-grünlich, hart, an den Ecken bei festem Druck abbröckelnd, zum Teil fast walnußgroß (? der Verfasser), dann noch drei kleinere von Würfelgröße und 15 - 20 ungefähr erbsengroße. Danach lassen die Schmerzen im Rücken nach. Das Atmen ist frei. Gehen und Auftreten ohne Beschwerden. Im Leib noch wundes Gefühl.«

Soweit der Bericht der Ärztin. Die mäßig ikterischen Skleren wurden dann weiß. Derart schwere und unangenehme Ausscheidungskrisen sind glücklicherweise sehr selten. Der Aufbau ging ohne Störung weiter vor sich. Das war ein fanatisch durchgehaltenes Fasten, *ohne* Morphium, Atropin und homöopathische Mittel (Belladonna, Veratrum, China). Eine glatte »Operation ohne Messer«. Die sehr energische Patientin lag keinen Tag zu Bett.

Unmittelbar nach Beendigung meines eigenen 4-Wochen-Fastens (ebenfalls wegen *Gallenleidens)* im Dezember 1926, am ersten Aufbautage, überfiel mich, ganz plötzlich einsetzend, ein so heftiger Gallenkolik-Schmerz, daß ich verzweifelt nach dem Arzt des Sanatoriums schellte. Der Kollege Dr. M. war schon in fünf Minuten zur Stelle. Aber eine Minute vor seinem Eintreffen hatte schon ebenso schnell der Schmerz nachgelassen und ich schämte mich des Alarmes [1].

Zwanzig Jahre sind seitdem vergangen. Nie wieder hat sich je meine Gallenblase gerührt.

April 1927 kam Frau H. L. aus W., 38 Jahre alt, wegen *chronischem Gelenkrheumatismus* zu einer Fastenkur. Am siebenten Fastentage kam eine typische Polyarthritis rheumatica mit Fieber bis 39°. Ich ließ die Patientin ruhig weiterfasten. Nach einer Woche Entfieberung, glatte Heilung auch der chronischen Arthritis, wie alle späteren Nachrichten bestätigen. Homöopathisch während des akuten Stadiums: Pulsatilla C 6, später C 30.

Am 18. März 1935 kam Frau G. K. aus B., 35 Jahre alt, wegen *chronischem Gelenkrheumatismus* zur Fastenkur. Nach fünf Tagen: Akuter Gelenkrheumatismus (mit Fieber zwischen 38 und 39°), der unter weiterem Fasten schon in fünf Tagen entfieberte. Am 8. April wurde die Patientin ziemlich beschwerdefrei entlassen [2].

Ein älterer Postbeamter, Herr W. R. aus E., 50 Jahre alt, kam wegen *Nierenkoliken* am 4. Mai 1925 zur ersten und am 10. Mai 1926 zur zweiten Fastenkur. Es bestand auch Leberschwellung. Gegen Ende jeder Kur (14 bzw. 17 Fastentage) kamen unter leichten Kolikschmerzen Trümmer von Uratsteinen, zackig, usuriert von Reiskorn- bis Halbbohnengröße zum Vorschein. Die Leberschwellung ging vollständig zurück. Im Januar 1935 letzte Nachricht: Keine Beschwerden von seiten der Niere und Leber.

Frau H. H. aus B., 47 Jahre alt, kam am 17. Februar 1929 mit schwerer *Arthritis deformans* kaum mehr mit zwei Stöcken gehfähig. Nach einundzwanzig Fastentagen wurde sie mit derartig erheblicher Besserung der Beweglichkeit zurückgeschickt, daß die Ärzte der großen Universitätsklinik, in der sie vorher behandelt worden war, anfragten, unter welcher Methode das »Wunder« geschehen sei. Eingehender Briefwechsel! Leider ließ die Patientin sich später einen schmerzhaften Großzehenballen operieren und erhielt danach zwölf Morphiumspritzen. Danach Rückfall fast in den alten Zustand. Später noch drei Fastenkuren, die zwar leidliche Besserung brachten, die aber nie mehr den großen Erfolg der ersten Kur zeitigten (homöopathisch während der ersten Kur Causticum und Thuja je C 30 abwechselnd).

Frau L. B. aus D., 48 Jahre alt, kam am 24. Oktober 1934 mit *Unterschenkelgeschwüren* an beiden Knöcheln von je Fünfmarkstück-Größe nach Thrombophlebitis. Unter dem Fasten heilten die mit varikösen Stauungswällen umrandeten Geschwüre so rasch, daß die Patientin schon am 9. November geheilt entlassen werden konnte.

Nun mögen drei Fälle von *krankhafter Blutdruckerhöhung* folgen[3]:

Die drei Fälle sind einem Bericht *Eisenbergs* entnommen:

1. Frau F. M., 52 Jahre alt, leidet seit 1922 an Kopfschmerzen, seit drei Jahren an sich wiederholenden »Bronchialkatarrhen«; sie ist kurzatmig und dick geworden, Stuhl angehalten, Gewicht 211 Pfund. Herz: Grenze links zwei Querfinger außerhalb des M. C. L., rechts einen Querfinger rechts vom Sternum. Töne rein, Aktion regelmäßig. RR 198/120, Stauungsbronchitis, kein Ödem. Wa.-R. negativ. Arteriosklerose, Myokardschaden. Fastenkur: Beginn am 20. Juli 1934. Nach acht Tagen spürbare Erleichterung. 3. August RR 155/90 (am 14. Fastentag). Im ganzen siebzehn Fastentage. Am 14. August 1934: RR 130/85. Entlassung in wesentlich gebessertem Zustande. Lunge frei.

2. Frau C. L., 54 Jahre alt, ist seit einer Extrauteringravidität 1913 oft »schwach« und »aufgeregt«. Seit 1925 leidet sie, langsam zunehmend, »an erhöhtem Blutdruck.« Druckgefühl auf der Brust und im Kopf. 1930: Cholecystektomie. Am Herzen außer einem stark betonten zweiten Aortenton kein krankhafter Befund. Befund am 20. April 1932: RR 260/130: Hypertonie. Nach achtzehn Fastentagen, die unter recht großen seelischen Widerständen durchgehalten werden, RR 185/100, im Laufe des Sommers 1932 ist sie ohne Druck im Kopf und auf der Brust und weit leistungsfähiger als vorher. November 1932: RR noch 185. Am 25. April 1933: Zweite Fastenkur, nachdem ihre alten Beschwerden wieder aufgetreten sind. RR 245/110. Fastet erheblich leichter als das erstemal. Subjektive Besserung nach acht Fastentagen. Am 10. Mai (15. Fastentag): RR 160/90. Die Blutdrucksenkung dauerte bei dieser Frau nach der ersten Fastenkur also etwa gut ein halbes Jahr an.

3. Herr F. L., 54 Jahre alt, 1932 leichter Diabetes, Leistenbruch rechts, Ekzem der Achselhöhle und Weichengegend. In letzter Zeit häufig Blutandrang nach dem Kopf, Taubheit in den Fingern, Lahmheitsgefühl in beiden Armen, links mehr als rechts, zuweilen Schweregefühl in beiden Knien und im rechten Fuß. Stuhl: in letzter Zeit angehalten. Urin o. B. Herz: Grenze links M. C. L., rechts rechter

Sternalrand. Töne rein, RR 210/100, beginnende allgemeine Arteriosklerose, leichter Myokardschaden. Am 6. August 1934 Einleitung einer Fastenkur. Schon nach wenigen Tagen Rückgang der Beschwerden: Kopf klarer, Bewegung der Glieder leichter, RR am 14. August 1934: 185/90, am 21. August 1934: 150/85. Im ganzen 18 Fastentage. Am 29. August Entlassung in wesentlich gebessertem Zustande, RR 135/80.

Statt der Hunderte von *Misch-Fällen* möge ein ungefähr typischer Fall hier stehen:

Frau G. Sch. aus E., 39 Jahre alt, blutarm, unreine Haut (Akne), alte Go., kam am 5. April 1934 mit Rückenschmerzen, Fluor, aufgetriebenem Leib und schwerer, mit allen nur auftreibbaren Industrie-Laxantien behandelter Stuhlverstopfung, zuweilen Urticaria-Anfälle. Depressiver Gemütszustand. Das 21tägige Fasten verlief unter vielem Gutzureden einigermaßen leicht und ohne besondere Krisen. Der Aufbau ebenso. Die Verstopfung wurde geheilt. Regelmäßige Stuhlentleerung, die bei vernünftiger Ernährung andauerte. Merkliches und auffallendes Aufblühen, körperlich und seelisch. Man »beglückwünschte« sie in ihrer Heimat »von allen Seiten« (so erzählte sie im April 1935, als sie eine zweite Kur machte).

Nach ungefähr 3/4 Jahren, nach Diätfehlern im Sinne der bürgerlichen Küche: Rückfall (wenn auch nicht bis zur alten Schwere). Seit 4. April 1935 war Patientin wieder hier zur Kur, die glatt und gut verlief. Am 12. Mai 1935. Die Kur verlief weiter ohne Störung, 21 Tage Fasten. Aufbau im Gegensatz zu vorigem Jahr etwas schwieriger, schließlich normaler Stuhl. Praktisch geheilt in begründeter Hoffnung, daß unter gründlicherer Küchenreform die Heilung von Dauer sein wird.

Einige *Asthma-Fälle:*

Frau Ch. S. aus B.-L., 52 Jahre alt, kommt am 25. Januar 1932 wegen eines 2 1/2 Jahre schon bestehenden Bronchial-Asthmas, das durch allopathische Einspritzungen zeitweilig unterdrückt wurde, das aber seit drei Monaten schwer und qualvoll rückfällig wurde. Ein 17tägiges Fasten, ohne Krisen, ohne homöopathische Hilfe, heilte das Asthma vollständig. Nach drei Jahren kommt die Nachricht, daß kein Anfall mehr aufgetreten ist und Patientin sich dauernd wohl fühlt.

Herr G. L. aus E., 58 Jahre alt, Ingenieur i. R., litt seit 1913 zunehmend an Bronchial-Asthma, das sich im letzten Jahre derart verschlimmerte, daß er pensioniert wurde. Er kam am 27. Juli 1934 zur Kur und fastete 20 Tage unter Abnahme von 25 Pfund. Am Schluß der Kur machte der Patient (übrigens gegen die Erlaubnis des Arztes) fünf Stunden lange Märsche in den Bergen. An den Lungen hörte man keine Geräusche mehr. Er wurde in bestem Zustande entlassen am 22. August 1934.

Fräulein M. B. aus D., 66 Jahre alt, kam am 16. August 1933 mit schwerem Status asthmaticus zur Kur. Sie lag bereits 1930 einmal mit »eitriger Bronchitis« vier Wochen in einem großen Krankenhaus und litt seitdem schwer an Bronchial-Asthma. Alle allopathischen Mittel waren erschöpft und schließlich erfolglos. Ein schweres, sehr tapfer durchgehaltenes 15tägiges Fasten war leider erfolglos. Gewichtsabnahme 14 Pfund. Schwere Asthmaanfälle, dazu noch kritische Beschwerden der Fasten-Entspeicherung (Erbrechen, Kopfschmerzen). Die letzte Eintragung im

Krankenblatt lautet: 16. September 1934. »Entlassung in getröstetem, aber sehr asthmatischem Zustand.« Ein Brief ihrer besorgten Schwester vom 24. September 1934 wurde dahin beantwortet, daß hier ein wirklich seltener Mißerfolg vorliege, man hoffe aber, daß es sich um einen der Fälle handle, deren Umstimmung erst einige Wochen später eintrete. Tatsächlich kam dann am 16. November 1934 von der Patientin selber die glückliche Nachricht, daß sechs Wochen nach Beendigung der Kur die Asthmaanfälle *vollständig* aufgehört hätten, und von dritter Seite kam (im März 1935) wieder die frohe Kunde, daß die Heilung bis heute anhielte.

Nun einige Fälle von *Fettleibigkeit:*

Frau H. N. aus A., 56 Jahre alt, wurde nach den Wechseljahren sehr korpulent. 1932 leichte Apoplexie, konnte 14 Tage nicht sprechen. Kopfschmerzen. Am 5. März 1934 zur Kur. Nach drei Obsttagen, in denen sie 4 1/2 Pfund abnahm (unter stärkerer Diurese), begann mit dem üblichen Glaubersalz das Fasten.

Vor dem ersten Obsttag: Gewicht 178 1/2 Pfund, nach drei Tagen 174 Pfund; es folgten 14 Voll-Fastentage mit folgender täglicher Gewichtsabnahme: 172 (nach Glaubersalz), 170, 169, 168, 167 1/2, 166, 165, 164 1/2, 163 1/2, 163, 162 1/2, 162, 161, also eine Abnahme von 17 1/2 Pfund.

Am 24. März Entlassung in gutem Zustande.

Frau L. L. aus A., 48 Jahre alt, kam am 4. August 1931 zur Fastenkur mit einem Gewicht von 228 Pfund, Körpergröße 167 cm, Kurzatmigkeit, Schmerzen in allen Gliedern und starker Schweißneigung. Als Landwirtsfrau war sie praktisch arbeitsunfähig. Sie nahm im 21-Tage-Fasten bei starker Diurese 23 Pfund ab, dann noch bei der vorgeschriebenen, sehr brav eingehaltenen Diät weitere 18 Pfund, so daß sie am 26. November 1931 185 Pfund wog und auf diesem Gewicht für die nächsten drei Jahre so ziemlich stehen blieb. Sie wurde sofort nach der Fastenkur *voll arbeitsfähig.* – Nachtrag: Seit März 1935 klimakterische Beschwerden und (bei zugegebener »liberaler« Diät) wieder Zunahme bis nahe an 200 Pfund. Nun treten auch wieder leichtere rheumatische Beschwerden auf. Am 8. April zur Konsultation. Rat: Erneute Fastenkur! 10. August 1935: Patientin fastet wieder. Usw.

Fälle von *Schuppenflechte* (Psoriasis):

Fräulein J. R. aus E., 18 Jahre alt, kam am 16. Mai 1928 mit einer den ganzen Körper, besonders aber das Gesäß, auch das Gesicht und den behaarten Kopf bedeckenden schuppig-krustigen Psoriasis. Die schon viele Jahre behandelte Kranke hatte schon alle erreichbaren dermatologischen Prozeduren hinter sich. In 21 Fastentagen 18 Pfund Abnahme. Entlassen am 16. Juni 1928 mit glattem Gesicht und Kopf und sehr erheblichem Rückgang der psoriatischen Eruptionen. Völliges Wohlbefinden. Patientin machte dann innerhalb der nächsten 12 Monate noch drei Fastenkuren mit insgesamt 82 Vollfastentagen, weil inzwischen durch Diätfehler wieder neue Schübe aufgetreten waren. Ergebnis: Völlige Heilung bis auf talergroße Inseln von Psoriasis an Rücken, Gesäß und Oberschenkeln. Letzte Untersuchung am 15. April 1935. Heilung hält an. Vegetarische, kochsalzarme, basenüberschüssige, vitaminreiche Ernährung, selbstverständlich auch alkoholfrei. Homöopathisch war nur einmal Berberis aquifolia gegeben worden. Das vorher schrecklich entstellte arme Geschöpf ist jetzt ein blühendes, schönes Mädchen geworden, dem die Lebensreform (nach eindrucksvoller Erfahrung im Jahre 1928, da sie als Hotelküchen-Schülerin »mitaß«!) zur Selbstverständlichkeit geworden ist.

Herr M. St. aus E. kam 1934 am 10. Juli zur Fastenkur wegen einer Psoriasis geographica und nummulata am Rumpf und im Gesicht. Nach 17 Fastentagen war der Ausschlag am Rumpf erheblich abgeblaßt und zurückgegangen, am Kopf bis auf Reste verschwunden. Schon nach vier Aufbautagen in völligem Wohlbefinden entlassen, unter Ermahnung, Küche und Lebensgewohnheiten umzustellen. Seitdem keine Nachricht mehr.

Einige Fälle von *Migräne* bzw. von *habituellem Kopfschmerz:*

Aus den neun Arbeitsjahren, in denen noch keine Krankenblätter geführt wurden, entsinne ich mich einer Lehrerin M. H. aus H., 40 Jahre alt, die im Vorfrühling des Jahres 1926 wegen jahrzehntelang bestehender schwerer Migräne zum Fasten kam. Die Anfälle traten etwa alle 14 Tage auf und dauerten zwei bis vier Tage. Am schlimmsten Tage mußte die Bedauernswerte oft (trotz aller Migränemittel) den Dienst versäumen. Die 17 - 20 Tage dauernde Fastenkur verlief ohne Kopfschmerz und ohne jede Krise, ebenso glatt verliefen die Aufbautage. Selten sah ich bei der Entlassung einen glücklicheren Menschen. Da kam, etwa sieben Tage nach der Entlassung, ein Jammerbrief. Wenige Tage nach der Entlassung hatte sie zu Hause einen Migräne-Anfall von solcher Schwere und mit so qualvollem Erbrechen, wie sie ihn noch nie in ihrem Leben durchgemacht hatte. Ob mein homöopathisches Mittel, das ich schriftlich verordnete, etwas half, weiß ich nicht. (Es war entweder Tabacum oder Veratrum album.) Ich hörte dann über ein halbes Jahr lang nichts mehr von der Patientin und hatte den bedauerlichen Fall schon fast vergessen. Da kam plötzlich wieder Nachricht, und zwar aus den Bayrischen Alpen, von einer Hochtour: Ihr Gewissen diktiere ihr, dankerfüllt mitzuteilen, daß der damalige »schreckliche Anfall« bis dato der letzte gewesen sei ...

Frau G. W. aus M., 43 Jahre alt, kam am 10. Juni 1933 zur Kur. Sie hat vier gesunde Kinder. »Seit frühester Jugend fast ständig Kopfschmerzen«, die über dem linken Auge beginnen und nach dem linken Hinterkopf ausstrahlen. Ruhe, Dunkelheit, Schlaf besserten. Sonne und Menses verschlimmerten. Blutdruck 125.

Das Fasten verlief ohne Beschwerden. Die Kopfschmerzen waren sofort verschwunden. Am vierten Fastentage noch ein leichtes Aufzucken des alten Kopfschmerzes. Am 7. Juli Entlassung ohne jeden Kopfschmerz bei bestem Wohlbefinden. Patientin blieb ein Jahr lang von Kopfschmerzen ganz frei, dann traten sie ab und zu ganz leicht wieder auf. Wegen der entscheidenden allgemeinen Besserung durch die erste Kur fastete Patientin im Sommer 1935 wieder 14 Tage lang und blieb seitdem beschwerdefrei (letzte Nachricht März 1936).

Fälle von *Ekzem:*

Fräulein A. H. aus W., 18 Jahre alt, kam am 4. September 1933 mit einem seit dem 16. Lebensjahr bestehenden, trockenen, schuppenden Ekzem des Gesichtes, der Arme und Beine. 21 Fastentage heilten das Ekzem vollständig. Am 5. Oktober, nach gutem Aufbau, entlassen. Im Vorfrühling, unter der üblichen »bürgerlichen Küche« (und vielleicht auch der Seeluft) kam ein Rückfall. Das Rückfall-Ekzem hatte dieselbe Lokalisation, war aber leichter und weniger quälend. Am 7. März

1934 eine zweite Fastenkur von 27 Tagen. Ergebnis: Ekzem im Gesicht, an den Beinen und Armen verschwunden, letzte kleine Reste noch an den Händen feststellbar, die aber nicht mehr jucken. Mit besten Vorsätzen für Lebensreform am 17. April 1934 bei vollem Wohlbefinden entlassen.

Fräulein O. L. aus P., 26 Jahre alt, kam am 29. August 1934 mit einem seit dem 13. Lebensjahr bestehenden juckenden Ekzem der beiden Hände und Arme und einer seit vier Jahren bestehenden Furunkulose des Gesichtes (teilweise auch Akne). 23 Fastentage. Am 20. Fastentage war das Ekzem völlig geheilt, ebenso die Furunkulose. Am 25. September erfolgte die Entlassung bei bestem Wohlbefinden. Patientin machte den besten Eindruck, auch in bezug auf den Ernst ihres Entschlusses, durch bestimmte Lebensweise einen Rückfall zu verhüten.

Fälle von *Nierenentzündung:*

Frau L. J. aus H., 44 Jahre alt, kam am 20. April 1934 zur Kur. Nach einer Anfang März durchgemachten Mandelentzündung hatten sich die Erscheinungen einer akuten, dann chronisch verlaufenden Nierenentzündung eingestellt. Im Urin Albumen (Esbach 1,0). Blaß, zart, schlechter Appetit, subakute Mandelentzündung. Depressiver Gemütszustand. Nach sechs Carell-Tagen (dreimal täglich 200 g abgerahmte Sauermilch) und sieben Vollfastentagen, wobei die Patientin 10 Pfund abnahm, war der Urin vollkommen eiweißfrei und die Stimmung lebensfroh. Der Aufbau verlief ohne Störung. Die Kranke blühte sichtlich auf, bekam Farbe und Frische. Am 16. Mai wurde sie bei bestem Befinden entlassen. Patientin blieb gesund.

W. E., 30jährige Ehefrau, Familie o. B. Selbst als Kind Scharlach, später häufig Mandelentzündungen. April 1935, im 8. Schwangerschaftsmonat, spürte Patientin Absterben der Frucht; im Urin viel Eiweiß festgestellt; bald darauf Totgeburt (spontan); 3 Monate im Krankenhaus; aus den Mandeln wurden damals mehrfach Eiterpfröpfe entfernt. Aufnahmebefund vom 4. November 1935: Guter Kräftezustand, mittelgroß, Gewicht 119 Pfund, auffallend blaß, vasomotorisch übererregbar. Mandeln groß, Rachenschleimhaut verdickt, darauf abwischbare Eiterflöckchen. Herzspitzenstoß in der M. C. L. hebend, RR. 200/135. Im Urin wenig Eiweiß, Sed. vereinz. Ery, ein gran. Cylinder. 2 Obst-, 19 Vollfastentage ohne Beschwerden. Bei dem täglichen Rödern wurden mehrfach Eiterpfröpfe aus den vergrößerten, zerklüfteten Mandeln abgesaugt. 10 Pfund Gewichtsabnahme. RR. am 11. Fastentage 150/110, Urin: ganz leichte Trübung, Sed. o. B. Am 2. Aufbautag RR. 115/90. Bei der Entlassung RR. 130/100, im Urin noch Spur Eiweiß, Wohlbefinden. Weil nach Fasten und Röderkur noch immer Eiter von den Mandeln abgesaugt werden konnte, wurde in diesem besonderen Fall zu deren operativen Entfernung geraten.

Frau J. W. aus B., 58 Jahre, seit über einem Jahr Nierenentzündung nach Mandelentzündung. Am 6. März 1934 zur Kur. Leichte Rückenschmerzen. Im Urin Eiweiß: Esbach 0,75, hyaline und granulierte Zylinder, vereinzelte Leukozyten. Nach 9 Vollfasten- und 15 Carell-Tagen (dreimal 100 bis dreimal 200 g abgerahmte Sauermilch pro Tag, ansteigend) war der Urin eiweißfrei. Patientin wurde am 6. April bei bestem Befinden entlassen.

Ein Fall von pathologischer *Lebervergrößerung:*

Herr K. K., 59 Jahre alt, Kriminalsekretär, Mutter an Leberkrebs gestorben, zwei Schwestern wegen Gallenblasenleiden operiert. Er selbst bis auf Anginen in der Kindheit stets kräftig und gesund, ziemlich reichlich Bier- und Schnapsgenuß. Früher einmal Gonorrhoe, Lues negiert. 1926 setzte Druckgefühl ein im rechten Oberbauch; Leib wurde aufgetrieben; in Abständen von Wochen und von Monaten Koliken und Erbrechen, einmal mäßige Gelbsucht; Widerwille gegen Fett. Patient wurde damals von der mediz. Univ.-Poliklinik zu Bonn längere Zeit beobachtet. Die anfängliche Diagnose Leberechinococcus später fallen gelassen. Nach verschiedenen Diätkuren traten ab 1931 keine Koliken mehr auf, das Druckgefühl blieb aber unverändert, und es entstand chronische Obstipation. Nikotin reichlich, Alkohol gemieden.

Frühjahr 1934 erste Fastenkur, während deren Patient sich recht schlecht fühlte, hatte aber wesentliches Nachlassen des Druckgefühls mit allgemeiner Erleichterung zur Folge.

Neuaufnahme am 14. Oktober 1935. Befund:

Guter Allgemeinzustand. Skleren leicht ikterisch. An Herz, Lungen, Nervensystem kein pathol. Befund: RR. 135/75, Urin eiweißfrei. Leib meteoristisch aufgetrieben; Leberrand in Nabelhöhe tastbar, derb, ungleichmäßig, druckempfindlich, Milz nicht tastbar. Rektal nichts besonderes. Blutsenkung 18/35 mm.

Fasten. Am 28. Oktober ist die Leber deutlich abzutasten: Zwischen Proc. xiph. und Nabel springt ein rundlicher druckempfindlicher, über gänseeigroßer Knoten leicht vor, dem sich nach rechts unten noch mehrere große runde Höcker angliedern. Skleren weiß. Während der Kur ausgezeichnetes Befinden, macht große Spaziergänge. Fastenbrechen am 31. Oktober, 20 Pfund abgenommen. Im Aufbau nimmt Patient 4 Pfund zu. Spontaner Stuhlgang, Wohlbefinden. Blutsenkung am 5. November 8/20 mm. Laut Bericht vom 3. März 1936 ist die Lebervergrößerung inzwischen noch weiter zurückgegangen. Befinden anhaltend gut.

Nachdem in den letzten zwei Monaten bei beruflicher Überanstrengung (!) die alten Beschwerden wieder in Erscheinung getreten waren, hat Patient soeben zum drittenmal eine gründliche Fastenkur absolviert. Verlauf im großen und ganzen durchaus dem vorigen Fasten entsprechend. Leberschwellung wieder etwas zurückgegangen, Urin o. B. Befinden ausgezeichnet. Patient wird voll arbeitsfähig entlassen.

Zwei Fälle von *habitueller Stuhlverstopfung:*

Fräulein E. J. aus W., 27 Jahre alt, Heilgymnastin, kam am 2. Juni 1934 zur Kur wegen einer seit 16 Jahren bestehenden Stuhlverstopfung, deren offenbar spastischer Charakter wohl mit ihrem krampfigen Wesen, eventuell auch mit ihrem Beruf zu tun hatte. Alle nur möglichen Abführmittel waren schon angewandt worden und hatten ihre Wirkung erschöpft. Nach 16 Fastentagen, während deren das Gewicht von 115 auf 100 Pfund zurückging, folgte ein ungestörter Aufbau und ein regelmäßiger, geformter Stuhl. Am 23. Juni Entlassung in bestem Zustand. Patientin braucht voraussichtlich keine ärztliche Hilfe mehr, wenn sie die angeordnete Ernährungsweise befolgt.

Frau E. H. aus W., 49 Jahre alt, früher nie ernstlich krank gewesen, Neurasthenikerin, leidet seit 30 Jahren an schwerer Stuhlverstopfung (atonische Form). Ständiger Gebrauch von Abführmitteln. Schließlich haben nur noch starker Sennesblättertee und Glyzerinspritzen einigen Erfolg. Wassereinläufe bis zu 3 l versagen und werden vom Darm zurückgehalten und resorbiert. Seit vielen Jahren Neigung zu Schwindelanfällen, Kopfschmerzen, Schlaflosigkeit und kalten Füßen. Fünf normale Geburten, eine Fehlgeburt. 1928 eine Kropfoperation. Vielfache ärztliche Behandlung, auch diätetische, vermochte diese besonders schwere Obstipation nicht zu beheben.

Patientin kommt am 10. Mai 1936 zur Fastenkur als dem ultimum refugium. An den inneren Organen kein pathol. Befund. RR. 120/75. Lebhafte Reflexerregbarkeit; sonst o. B.

21tägiges Fasten wird gut vertragen; Gewichtsabnahme von 17 Pfund (erst 120, dann 103 Pfund Körpergewicht). Während des Fastens bleibt Glaubersalz ohne jede Wirkung, ebenso die Einläufe, so daß mehrfach starker Sennesblättertee und Glyzerinspritzen angewandt werden müssen und schließlich von dem täglichen Einlauf Abstand genommen werden muß. Sehr schwieriger Aufbau. Nach einer Woche noch keine irgendwie befriedigende Darmtätigkeit trotz Apsomol-Stuhlzäpfchen (Dr. *W. Schwabe*). Patientin wird mit genauen Diätvorschriften entlassen; sie ist trotz guten Zuredens recht depremiert.

Eine Woche später schon kommt Bericht, in dem Patientin mitteilt, daß das »Wunder« geschehen sei und jetzt jeden Tag spontan und normal Stuhlentleerung erfolge.

Die meisten Fälle von *Obstipation* verlaufen so oder ähnlich, Versager sind selten.

Ein Fall von *Gärungsdyspepsie:*

R. S. aus N., 55 Jahre alt, kam am 20. April 1935 zur Fastenkur. Seit mehreren Jahren gärige Durchfälle, die den Kranken herunterbrachten. Patient nahm in einem 17tägigen Fasten 15 Pfund ab. Kurz nach dem Fastenbrechen ein merkwürdiger Anfall von Husten und Erbrechen mit viel Schleim. In der Folge: bei gesteigertem Appetit und bei völlig verschwundenen Dyspepsie-Erscheinungen bis heute (28. März 1936) 4 Pfund Zunahme über das Gewicht vor der Kur, gutes frisches Aussehen und gesteigerte Arbeitskraft.

Hier wirkte das Fasten offenbar mehr im Sinne einer Umstimmungs- als einer Ausscheidungskur, denn »ausgeschieden« hatte der Kranke ja schon seit Jahren gründlich genug.

Ein Fall von *substernaler Struma:*

Aufnahme am 10. Februar 1936. B. P., 66 Jahre, Mutter an Basedow gestorben. Selbst mit 30 Jahren leichte »Kopfgrippe«, mit 50 Jahren Blasenkatarrh, sonst stets gesund und leistungsfähig bei leidlich vernünftiger Lebensweise. Seit 2 Jahren langsames Dickerwerden des Halses, bei Anstrengungen und Erregungen. Beengungsgefühl, nachts häufig pfeifender Atem. Kommt zur Fastenkur, um, wenn möglich, die vom Chirurgen für notwendig gehaltene sofortige Operation zu vermeiden. Befund: Guter Allgemeinzustand, 160 Pfund Gewicht, hypomanische Stimmungslage. Gesicht leicht zyanotisch, gestaut. Größter Halsumfang 44 cm. Beide Schilddrüsenlappen hühnereigroß, rechts derber als links, keine Knoten tastbar. Über dem Brustbein absolute Dämpfung. Herz perkutorisch in normalen Grenzen, Basistöne auffallend leise, Puls 74, regelmäßig. RR. 145/90. Übriger organ. Befund normal. Patient fastete 19 Tage bei völligem Wohlbefinden. Gewichtabnahme 13 Pfund. Halsumfang zuletzt 40 cm, linker Schilddrüsenlappen taubeneigroß, weich, rechts jetzt zwei deutlich fluktuierende, weiche taubeneigroße Knoten tastbar, fast kein Parenchym. Dämpfung über dem Brustbein nur bei lauter Perkussion feststellbar. Atmung völlig frei. Patient fühlt sich vollkommen wohl. RR. 125/75. Die Röntgenbilder sprechen für sich. Operation vom Chirurgen bis auf weiteres verschoben.

Nun ein Fall von *Neurasthenie:*

Herr C. S. aus D., 60 Jahre alt, cholerischer Neurastheniker mit Depressionen. Schlaflosigkeit, Kopfschmerzen, launisches, sprunghaftes Wesen. Dabei hochgebildeter Mann, intelligent, mit Aufgeschlossenheit für alles Schöne und Edle in Natur und Geschichte. Sexuell ungewöhnlich erregbar. Alkoholgenuß führt zu Exzessen in sexualibus (außerehelich) und zu roher Mißhandlung der Gattin. — Nach einer gründlichen Fastenkur vom 10. - 28. September 1931 bedeutende Änderung seines ganzen Wesens, wozu allerdings auch die seelische Behandlung in diesem Falle viel beitrug. Eine zweite Fastenkur vom 6. - 24. Mai 1934 hob diesen Mann, der ein alkoholintoleranter, unbeherrschter, aber sonst wertvoller Mensch ist, soweit »in den Sattel«, daß er nun mit dem Alltag und seiner Familie gut auskommt. Vegetarismus bzw. Küchenreform und Alkoholabstinenz tun dabei das ihre. Soweit Neurasthenie heilbar ist, ist dieser Fall geheilt worden. Berichte von dritter Seite bestätigen dies.

Der mächtigste Bundesgenosse des Heilfastens und seiner Hilfsmethoden war in diesem Falle – die hohe Intelligenz dieses Menschen, dessen plastischer Seelengrund den Logoskräften noch zugänglich war.

Fräulein A. M. aus H. im Eichsfeld, 40 Jahre alt, Lehrerin, kam 1941 mit starkem Ausfall ihrer schon ergrauten Haare. Nach einem gründlichen Heilfasten kamen, wie sie, nach einem Jahr sich vorstellend, berichtete, ihre Haare wieder, aber nicht grau, sondern ihrer »Jugendfarbe« entsprechend, dunkelblond.

Fräulein F. G. aus A., 62 Jahre, Lehrerin, verlor im Sommer 1942 ihre schon weißen Kopfharre völlig. Ursache vielleicht auch psychisch bedingt, da ein Todesfall in der Familie voranging. Im Oktober 1941 machte sie ein Fasten von drei Wochen durch. Nach vier Wochen beglückter Brief: Die Haare kommen wieder. Am 1. Juli 1942 stellt sich Patientin vor – mit blonden Haaren. (Man traue dem Verfasser zu, daß er etwaige Färbe-Nachhilfe erkannt hätte. Außerdem handelt es sich um einen schlichten und seriösen Menschen.) Am 1. Oktober 1943 sehe ich die Patientin wieder. Sie ist sehr überarbeitet und will wieder fasten wegen einer bestehenden Hypertonie. Diese wird durch Fasten korrigiert. Die blonden Haare bleiben, Patientin hätte sie aber lieber weiß, da bei ihrem Alter das Blond unnatürlich wirkt. In bester Verfassung Ende Oktober entlassen.

VIII. ZUSAMMENFASSUNG UND SCHLUSSWORT

1. Fasten als Heilweg

Wir sahen das Fasten den geschichtlichen Gang der Völker begleiten. Als kultisches und theurgisches Fasten begann es und gelangte dann über den Amerikaner *Dewey*, den Franzosen *Guelpa* und die Deutschen *S. Möller* und *G. Riedlin* als Heilfasten in unser modernes therapeutisches Arsenal. Hier ist es nun wirklich unsere beste Waffe gegen Siechtum und frühen Verfall. Noch immer ringt das mehrwöchige Heilfasten um seine Anerkennung in der Hochschulmedizin, teilt aber diese Kampfstellung mit fast allen Zweigen der biologischen Heilkunst.

Wir sahen dann ferner, daß das Laboratorium uns bereits eine recht ansehnliche Menge exakter Feststellungen über die Physiologie des Fastens gegeben hat, Beobachtungen, die eigentlich überall genügen sollten, um im Vertrauen auf diese Daten das längere Fasten ruhig zu wagen.

Viel wertvoller noch als alle Tierversuche und die äußerst exakte Beobachtung *Benedicts* an einem einunddreißig Tage fastenden Menschen *(Levanzin)* sind aber schon Hunderte von genau beobachteten Fällen aus der Praxis *(Dewey, Hazzard, v. Segesser, Schwerth, S. Möller, Guelpa* u. a.) sowie die Tausenden von nicht veröffentlichten Fällen mehrwöchigen Fastens in der Praxis vielbeschäftigter Fastenärzte, die übereinstimmend diesen Heilweg als eine Art via regia, einen königlichen Weg zur Heilung, bezeichnen.

Wir lesen in der »Geschichte der Medizin« von *Pagel* die unbedingt richtige Feststellung, daß von jeher die besten Kuren *Ausscheidungskuren* gewesen sind. Das Heilfasten ist aber die gründlichste aller Ausscheidungskuren, die wir überhaupt kennen.

Weiter lernten wir das Fasten kennen als eine Methode der *Umstimmung* (Alteratio). Das Zusammenspiel der Organe und besonders der hormonalen Drüsen scheint durch längeres gründliches Fasten tatsächlich neu geordnet zu werden.

Auch eine gewisse *Feinstimmung* (Sensibilisierung) lernten wir als Wirkung des Heilfastens kennen. Diese Feinstimmung erstreckt sich auf die Arzneien, besonders homöopathische Arzneien und ganz besonders auf Hochpotenzen solcher Mittel. Andererseits bereitet das Heilfasten auch psychotherapeutische Tiefenlösungen vor, eine Tatsache, die sich in den religiösen Erfahrungen aller Völker und Zeiten widerspiegelt.

2. Das vorbeugende Fasten

Infolgedessen ist das methodische mehrwöchige Fasten imstande, schwere chronische Krankheiten in höherem Maße als alle anderen Heilmethoden zur Besserung oder Heilung zu führen, wie Versuch und langjährige Praxis beweisen. Auf Grund langjähriger Beobachtung dürfen wir aber deshalb auch mit Recht annehmen, daß das alle 1–2 Jahre wiederholte Fasten Krankheiten *verhüten* kann. Dieses vorbeugende Fasten würde allerdings damit für den einzelnen Menschen und darüber hinaus auch für Sippe und Volk einen derartigen Wert bedeuten, daß sich hier eine kurze, ganz volkstümlich und allgemeinverständlich gehaltene schematisierende Erläuterung des Weges des Krankwerdens lohnt, weil es so leichter möglich ist, gewisse Schlußfolgerungen daraus zu ziehen.

3. Der achtstufige Weg der Krankheit

Ein Mensch hat ein entzündliches Exsudat bekommen, einen Erguß irgendwo, mit Fieber und Schmerzen. Er fragt nach der Ursache. Man nennt ihm einen Bacillus oder Coccus als unmittelbare Ursache. Er fragt weiter, warum sich hier gerade so ein Erreger bösartig vermehren konnte. Man antwortet ihm, der Erreger habe eben günstige Lebensbedingungen, einen guten Nährboden gefunden. Aber er fragt weiter, wie denn so ein »Nährboden« entstanden sein könne. Man erklärt ihm, daß irgendwo, bei ihm eben gerade an dieser Stelle, vielleicht eine Art Stauungsbezirk, eine Lymph- und Blutkapillar-Stagnation sich gebildet habe, ein »biologischer Sumpf«. Es fehlte eben an »Gefälle« für das sickernde, immer irgendwie strömende »Grundwasser« unseres Körpers, die Lymphe, das Gewebswasser. Wo aber ein Sumpf ist, da wächst auch eine Sumpf-Flora, in unserem Falle der Krankheitskeim. Weiter fragt der Neugierige, was denn wohl die Ursache sei für einen solchen Stauungsbezirk. Man spricht nun etwa von einer Blut- und Lymph-Entmischung, die das Blut und die Lymphe vielleicht klebriger, leimiger machen konnte, so daß diese Säfte die feinsten Gewebsspalten und

Äderchen nur schwer, langsam oder gar nicht passieren konnten. *Warum* sich Blut und Lymphe derart verändern konnten, fragt nun der leidende Mensch. Man spricht nun, schon etwas verlegener werdend, vom Fehlen bestimmter Mineralien in den Körpersäften, sucht nach bestem Wissen und Können ihm den Begriff »Elektrolyt« zu erklären und spricht schließlich auch von Elektrolyt-»Verschiebung«. Und sofort kommt die Frage, warum und wie es denn zu einem solchen Mineralsalz-Manko gekommen sein könnte. Man weist diesbezüglich den leidenden, leidigen Frager in steigender Verlegenheit auf eine übergeordnete Zentrale hin, von der wir annehmen müssen, daß von hier aus sämtliche Bestandteile unseres Elektrolyten in steter Harmonie erhalten werden. Und wir kommen dann gleich der sicher folgenden letzten Frage unseres Quälgeistes zuvor, nämlich der nach der Ursache des Versagens der Oberleitung, des *vegetativen Zwischenhirn-Zentrums*. Hier haben wir also endlich den Verbrecher, den kausalen Etappen- und Stafettenläufer, in seinen letzten Schlupfwinkel verfolgt. Letzter Grund, Ur-Sache der Krankheit: ein zentrales Ermatten, zentrales Versagen!

Aber der moderne Grübler gibt sich auch damit noch nicht zufrieden. Er fragt weiter, immer weiter! Und wir kommen jetzt mit etwas Bangigkeit im Herzen ganz in die Nähe bestimmter Gedankengänge der »christlichen Wissenschaft« einerseits, aber auch der modernen Tiefenpsychologie andererseits. Abwegiges, fehlerhaftes Denken, verbogener Wille und kranke Vorstellung wirken sich formend aus, auf dem gezeichneten Etappenweg, über die vegetative Zentrale, hinein in den peripherischen Organbetrieb.

Der Inder macht Avidya (Nicht-Wissen, Nicht-Erkenntnis, Nicht-Wachsein) verantwortlich für alles Übel; der Christ die Sünde, die Sonderung vom Willen Gottes. Dem Sünder fehlt »der Mitte Gesetz« *(Stefan George)*, und so fällt er notwendig in Unnatur und Krankheit[1]. Sünden gegen die Naturordnung, gegen die Lebensgesetze kennen keine Gnade. Die Gesetze des Lebens sind aber erfahrungsgemäß nicht nur Naturgesetze, und Krankheit und Leiden sind paradoxerweise im Grunde »gut gemeint«. —

Wollten wir nun in dieser *höchst* ursächlichen Überkrönung unsere Korrektur anbringen, so müßten wir lediglich Missionar und Seelenführer sein. Wir lernten aber nun, daß die Führung der Seelen am besten im *Fasten* gelingt. Und so sind wir denn wieder mitten in unserem Hauptthema. Wir bleiben auch darin, sehen uns aber doch erst noch einmal die merkwürdige achtstufige Ursachenleiter an, die wir vorhin den Weg einer Krankheit nannten. In Schlagwortandeutung: Die Leiter führt in umgekehrter Folge, das heißt von der Zentrale nach der Peripherie, ungefähr so:

1. Fehl-Denken,
2. Unstimmigkeit in der vegetativen Zentrale,
3. Elektrolytverschiebung,
4. Blut-Lymphe-Entmischung,
5. Biologischer Sumpf,
6. Nährboden,
7. »Erreger« (Bacillus, Krebszelle usw.),
8. Krankheit.

Das sind also acht Stationen, acht Etappen. Nehmen wir nun einmal an, auf der Straße begegneten uns acht Menschen, die diesen »Etappen« entsprächen. Der achte wird gerade im Sanitätsauto zur Klinik gefahren. Der erste dagegen geht lachend in wohltrainierter Mannschaft zum Fußball-Wettkampf. Das Sanitätsauto kreuzt zufällig seinen Weg. Und die Menschen 2 — 7, die gehen, radeln oder fahren, noch mehr oder weniger »gut« aussehend, zu ihrer Arbeitsstätte, ohne unmittelbares Bedürfnis, etwa einen Arzt konsultieren zu müssen. Alle aber sind eben doch auf dem Etappenweg zur letzten Station, der manifesten Krankheit.

4. Die Kranken der letzten vier Stufen müssen fasten

Nun lautet unsere Frage: Wer von ihnen soll fasten? Wem von diesen acht Menschen ist das Fasten notwendig? Wem wendet es eine Not? Natürlich unmittelbar nur dem achten, denn er ist »wirklich« krank. Und dem siebenten vielleicht noch, denn der fühlt sich, falls er die Unbehaglichkeit seiner mannigfachen Symptome nicht durch medizinische Bilanzverschleierung (Patent-Arzneien!) übertäubt, schon recht unglücklich, ist aber »gerade noch arbeitsfähig«. Er wäre, Aufklärung vorausgesetzt, wahrscheinlich zu einem Fasten zu bewegen. Vielleicht sogar auch noch der fünfte und sechste, denn diese beiden fühlen sich schon längst nicht mehr so »auf der Höhe« wie früher. Der erste, zweite, dritte und vierte unserer Reihe, also unsere noch kaum entstellten Mitbürger, fühlen sich wohl, sind voll arbeitsfähig. Sie genießen ihr Leben und würden es für einen schlechten Witz halten, wollten wir sie zu einem mehrwöchigen Heilfasten bewegen »zwecks Vorbeugung«.

5. Die Kranken der ersten vier Stufen sollten fasten

Und doch würde das jährliche vorbeugende Reinigungsfasten gerade den Menschen der *vier ersten Etappen* die *größten* Dienste leisten. Hier, wo die

Restitutio ad integrum noch am ehesten möglich ist, lohnt sich natürlich die Arbeit der Kur ganz besonders. Die ganze Herrlichkeit des ärztlichen Hochzieles, der Vorbeugung, leuchtet auf. Denn die vier »Gesunden« werden sonst noch einmal mit der Sicherheit eines Naturgesetzes ihre Fehler in Form von Krankheiten bezahlen müssen. Sie werden sicher viel früher als nötig über die dem Menschen gesetzte Katastrophenschwelle kommen, wenn vorbeugende Abbuße (Fasten) sie nicht von der schicksalhaften Vergeltung und dem unerbittlichen Zahltermin befreit. Sie stehen auf den ersten Stufen der kausalen Leiter. Vom zwangsläufigen Weiterklettern bis zum unzeitigen Katastrophenpunkt befreit sie nur das Fasten oder – die Katharsis einer akuten Krankheit, die ja ähnlich wirken kann, die aber doch oft ein unerwünschtes Ende nimmt. Gewisse bilanzverschleiernde allopathische Industriemittel schieben wohl den »Zahlungstermin« auf, häufen aber gefährliche innere Verschiebungen und Disharmonien, falsche Lösungen und Spannungen, hindern die Anpassung, stören die Abwehr und machen oft die unter Fieber-Sturm oder Fasten mögliche Restitutio ad integrum nahezu unmöglich[2]. Darum sagen wir in Anlehnung an ein bekanntes Wort: »Faste in der Zeit, so hast du in der Not« (nämlich in bösen Epidemiezeiten die Abwehrkräfte des »reinen Blutes«). Vielleicht, nein sicher lebst du dann auch länger. Ein Beitrag zur Makrobiotik, zur Kunst, sein Leben zu verlängern ...

6. Die zehn letzten Lebensjahre

Auf Grund von vielfältigen Erfahrungen halte ich die Annahme durchaus nicht für unberechtigt, daß der Mitteleuropäer sich im Durchschnitt um zehn Lebensjahre, d. h. eigentlich um die zehn schönsten Jahre seines Lebens bringt, und zwar infolge wahrhaft mörderischer Gewohnheiten und Unterlassungssünden. Gewiß lebt er heute länger – dank Frischzelle und Antibioticis. Ein Makrobiotiker trotz und mit allem Antibios! Wer aber aufmerksam die zunehmende Masse des geriatrischen Krankengutes in Klinik, Heim und Straßenlärm genauer beobachtet, der zweifelt nicht, daß die zehn, nein die zwanzig Greisenjahre der meisten heute mehr »Dasein« als »Leben« bedeuten.

Ein so philosophischer Kopf unter den französischen Ärzten wie *Carton* nennt als »drei mörderische Nahrungsmittel« den Alkohol, das Fleisch und den weißen Zucker[3]. Da hätten wir also schon drei Tatsünden. Und wenn wir nun noch eine schwere Unterlassungsünde finden wollen, dann brauchen wir gewiß nicht lange zu suchen. Das Versäumnis des jährlichen vorbeugenden Reinfastens stellt diese Unterlassungssünde dar. Daß sie allgemein geübt wird und damit unauffällig ist, macht ihr Gewicht nicht leichter.

Wenn unsere ägrotanten Tat- und Unterlassungssünden uns tatsächlich um zehn Jahre bringen, dann bringen sie uns damit also um die eigentlichen Früchte unseres Lebens. Man sagt, daß mitunter die besten Bücher der Weltliteratur in den letzten Lebensjahren ihrer Verfasser geschrieben worden seien. Sind dies doch die Jahre sublimster Reife und Erfahrung! Sie repräsentieren für den Menschen, für sein Volk und für die Welt tatsächlich die Quintessenz und Ernte eines ganzen Lebens, wenn auch heute in Frage gestellt durch mehr »Senilität«.

Wie töricht ist das bekannte Geschwätz von »lieber früher sterben«, dafür aber »das Leben dionysisch genießen«! Sogar hochgebildete akademische Genüßlinge und alle Trinkpoeten machen diese mörderische Dummheit mit. Selbst so manches Genie zerbrach schon elend an der Klippe dieser Torheit. Man vergißt natürlich die dem raffenden Tod vorangehenden langen Qualen, das Krankenlager, die langweiligen und martervollen Kuren, die zerstörten Hoffnungen, die bohrenden Selbstanklagen und die verzweifelten Anläufe gegen die endgültige Hinrichtung. Auch wird der schon erwähnte hohe Wert der Altersreife einfach vergessen und der wirtschaftliche und ideelle Verlust ernteschwerer Jahre für die Gemeinschaft außer acht gelassen. Kurzum, es wird von diesen merkwürdigen Lebenskünstlern alles, aber auch *alles* vergessen, was wie ein Turm-Palast ihr Bockbier-Zelt an Wert überragt.

Ich hoffe nicht, daß jemand auf den Einwand kommt, es gäbe ja dann noch mehr »alte« Leute. Wer so spricht, der vergißt, daß es sich gerade um ein *Hinausschieben* der wenigen unschöpferischen *wirklichen* Altersjahre handelt, also um ein längeres Jungbleiben, um ein längeres Schaffenkönnen.

Wir sind nur *scheinbar* abgeschweift von unserem Thema: Zusammenfassung alles dessen, was über das Heilfasten und seine Hilfsmethoden in diesem Buche zu sagen war.

Die Kunst, das Leben zu verlängern, also ihm den höchsten Wertzuwachs eben nicht zu *nehmen,* hat eine mächtige Freundin, eine gute Fee: die jährliche Fastenperiode. Sie hat aber auch eine furchtbar mächtige Feindin, eine *böse* Fee: die Dummheit. Jedoch selbst diese furchtbarste aller Krankheiten, deren Symptome Verstandesdürre, Einengung des Gesichtsfeldes und metaphysische Impotenz sind, selbst diesen sogar von Göttern für »infaust«

erklärten Fall sah ich schon gelegentlich einmal unter Fasten und Führung, sofern ein solcher überhaupt zum Fasten zu bewegen war, freier, gelöster und aufgeschlossener werden, kurzum, gescheiter. Diese Verwandelten lernten manchmal schließlich sogar ihre eigenen Zweifel bezweifeln und wurden »entkrampft«. »Intellektuelle« wurden sie ganz gewiß nicht, glücklicherweise, aber ähnlich wie Kinder, denen bekanntlich wunderbarerweise oft mehr gegeben ist als den Neunmalklugen, denen sogar aus Gnaden einmal geschenkt werden kann, Wesentliches vom Unwesentlichen unterscheiden zu können.

7. Das vorbeugende Fasten als Gesetz und Sitte

Finis coronat opus. Wie »krönen« wir nun diese Zusammenfassung, die beinahe zwangsläufig statt auf das eigentliche Heilfasten immer wieder auf das Sonderthema vom *vorbeugenden* Fasten zu sprechen kam und auf den Wert der Lebensverlängerung?

Indem wir den Gedanken gerade des vorbeugenden Fastens nicht mehr verlassen, sondern ihm die ganze Wucht der Fermate, »des Schlußakkordes« zugute kommen lassen! Der sogenannte *Gesunde* soll fasten! »Sein« jährliches, ehrliches Fasten soll ihn vor Krankheit und Siechtum bewahren! Er soll *nicht* warten, bis die Vorboten des Todes kommen, die Krankheiten. Dieses jährliche Fasten aber soll ihm eine heilige, mit Betrachtung und Besinnung ausgefüllte Zeit sein, in der er heilsame Entschlüsse faßt, die dann der ganzen Zwischenzeit bis zur nächsten Fasten-Periode zugute kommen. Die Stellung zur Rauch- und Alkoholfrage, die Reform der Küche, die Regelung und Säuberung des Geschlechtslebens, Schlaf, Atmung, Sonne, Luft und Wasser-Gebrauch, vor allem aber seelische Tiefenverankerung, alles soll in der heiligen Zeit des vorbeugenden Fastens betrachtet und bedacht und – ganz zu eigen werden. Natürlich geht das nur, wenn Fasten und Beten zusammengehen. Daher nennen wir die Zeit des Fastens: *heilige Zeit.* Ein Jungborn für ein ganzes Volk wäre die verpflichtende Einrichtung dieser heiligen Zeit. An anderer Stelle sprach ich's schon einmal aus[4]. Erst müssen alle Verantwortlichen und *Lenker* damit beginnen. Dieses vorbeugende Fasten, das noch viel wichtiger ist als das eigentliche Heilfasten, wird auf lange hinaus nicht Sache der Masse sein. Es gehört einstweilen nur zur Hochschulung und zur eigentlichen Volkshygiene. Allmählich erst wird es die Menge, die Masse gewinnen. Daraus wird aber dann ein Aufschwung kommen, der das erste Volk, das diesen Regenerationsgedanken faßt, an die Spitze aller Kultur heben könnte. Das klingt gewiß übertrieben, ja fast anmaßend. Aber das kann einer heute mit gutem und ruhigem intellektuellem Gewissen schreiben, der schon so viele tausend fastende Menschen genau beobachtet hat.

Unsere paar armen Alkoholgegner, Vegetarier und ethischen Lebensreformer in Deutschland, rari nantes in gurgite vasto, es sind gewiß brave und tüchtige Leute, aber die schaffen es nicht. Der Gedanke des regenerativen Umschaffens des seit fünfzig Jahren schwer bedrohten Volksmassivs muß aus dem Fasten kommen. Im Fasten liegt auch so etwas wie Buße, ein Zu-sich-selber-kommen. Ohne diese Buße gelingt kein großes Werk – auf die Dauer.

8. Erwachsenenschulen, Fastenheime, Heilige Zeiten, so wird Erneuerung

In England sind vor einigen Jahrzehnten von den Quäkern Erwachsenenschulen (Adult-Schools) eingerichtet worden, weil man einsah, daß in Dingen der Lebensreform erst einmal die Großen, die Eltern, belehrt werden müssen, damit durch diese dann die Kinder erfaßt werden können. Diese Schulen haben sich sehr bewährt.

Man sollte in unserem lieben Deutschland ebenfalls solche Erwachsenen-Schulen einrichten, in denen über Dinge der *Lebensreform* gesprochen wird und in denen dann auch der Fastengedanke erörtert wird. Das Heilfasten in kranken Tagen und das jährliche Reinfasten der »Gesunden« sollte dort ein besonders wichtiges Thema werden.

Vielleicht erlebt es dann die nächste Generation, daß in Deutschland in jeder Provinz mehrere Fastenheime stehen, je eines für Kranke und je drei oder vier in unserem Sinne für die Menschen jener vier Etappen zwischen der sogenannten absoluten Gesundheit und der werdenden Katastrophen-Bereitschaft. Aus der heiligen Zeit des stillen Fastens erwüchse dann ein unerhörter Segen. Wieder klingt es: »Machet euch die Erde untertan!« Die höchste Form der Erde ist aber unser Leib. Also geht es um die hohe Schule der Beherrschung! Es erwüchse daraus in wiedergeburtlicher Erneuerung ein Volk, das fasten und beten kann, d. h. ein gesundes Volk, ein Hort auch des Völkerfriedens, was im Grund doch nur das Starke, Gesunde sein kann.

ANHANG

Von der inneren Seite der Alkohol-Frage

Ein Vortrag. Im Jahre 1926

Nach meiner festen Überzeugung, die sich auf viele Erfahrungen und Nachdenken stützt, gehört der Mensch mit seinem innersten Wesen einer höheren ewigen Welt an, aus der er nach dem Willen seines Schöpfers in die Kampfarena des Lebens einwandert, um dann, wenn sein tierisches Vehikel, der Leib, stirbt, nach mancherlei Führung und Schulung zu seinem ewigen Ursprung, und das heißt, zu seinem göttlichen Schöpfer, zurückzukehren.

Das Bewußtsein dieser eigentlichen Zugehörigkeit, oder sagen wir kurz und schlicht: Das Bewußtsein seiner Gotteskindschaft (denn diese Heimat ist ER) stellt das köstlichste Besitztum des Menschen auf dieser Erde dar.

Statt vieler Hinweise auf diese alte Grundwahrheit, die wahre Ur-Tatsache aller religiösen Erfahrung[5], möchte ich hier nur einen einzigen nennen: Die so bezeichnende Sehnsucht lebendiger Menschen nach einer Erfüllung, nach einem Glück, das in keiner Weise mit den unserer armen Erde zur Verfügung stehenden Mitteln zu erreichen ist. Geld und Gut, köstliche Speisen, schöne Reisen, künstlerisches Schaffen, sinnliche Liebe, verfeinerter Luxus, Kunstwerke edelster Art, nichts, nichts vermag ja doch diese Sehnsucht zu stillen.

Eine Ahnung aber dieses höchsten Glückes durchzittert und durchschauert uns zuweilen vor aufopfernder, selbstverleugnender Liebestat, vor der Tragik echten Heldentums und vor wahrhaft edelmütiger Haltung einer starken, schönen Menschenseele. Es ist dann so, als wehe in unser dumpf-schwüles, drückendes Gefängnis klar-kalte, reine Höhenluft der Ewigkeit, oder als schauten wir durch den Riß des Blitzstrahles am wolkigen Nachthimmel einen Augenblick in fast vernichtend helle Himmelsherrlichkeit.

Wie seltsam: Opfernde Liebe, Heldenmut und Edelmut – umweht es diese drei nicht wie Schauer des Todes? Erblühen diese drei Himmelsblumen nicht geradezu aus der mehr oder weniger deutlichen »Verneinung des Willens zum Leben« (Dasein, Existenz)? Stehen sie nicht in offenbarem Widerspruch mit dem »ehernen« Naturgesetz der Selbsterhaltung, mit der natürlichen Wucht des grimmig sich selbst durchsetzenden Existenzwillens? Ach, es sind wirklich fremde Gäste, die drei. Die Heimat grüßt in ihnen. Die Heimat ruft. Die heimatliche Wirklichkeit, die wirkliche Heimat gibt ferne Lichtsignale über das dunkle Meer des Erdenlebens. So unvernünftig, so töricht, so gegen alles gescheite Rechnen. Zwei Hügel wissen davon Näheres zu erzählen, der, von dem die Bergpredigt klang, und der von Golgatha. Wer mag das hören! Wie störend und wie tödlich! Und der Mensch schaudert aufgerissenen Auges in ein fast zerstörend und tödlich aufzuckendes, dreimal heiliges

Licht, er weint, er bricht zusammen wie vernichtet, und erbebt – vor Glück, vor Seligkeit, vor einem Erfüllungs-Frieden, der höher ist als alle Vernunft.

Genug: Hier findet das alte Heimweh »Erfüllungspforten flügeloffen« *(Goethe).* Und zugleich durchdringt den nachdenklichen Menschen eine Ahnung, daß der Eintritt in die Pforten der Erfüllung, des höchsten Glückes, in diese Tore der ewigen Heimat nur durch den Tod des erdschweren Menschen, dieses Freß-, Zweck- und Machtgeschöpfes, erreicht werden kann. Nein, mehr als Ahnung! Es donnert und blitzt und leuchtet uns ja doch von allen Berggipfeln der Menschheitsgeschichte die heilige alte und immer neue Wahrheit: daß unser heiligstes Erbe erst dann angetreten werden kann, wenn der »alte Adam« stirbt, der enge Mensch, der sorgengehetzte, der mit »Furcht« und »Hoffnung« gefüllte »Philister« *(Goethe).*

Der Weiseste und Reinste, den je die Erde trug, der sich selbst aus Liebe opfernde Überbrücker des (von der Heimat uns trennenden) Abgrundes, unser Herr und Heiland *Jesus Christus,* und seine Apostel haben aber kundgetan, daß dieses Verwandeltwerden, dies »Sterben« schon vonstatten gehen kann, solange wir noch diesen Erdenleib tragen. Mysterienhafte Urweisheit wurde neu. Dies »Stirb und Werde«, diese Feuer- und Wassertaufe, ist also, das wollen wir festhalten und nie vergessen, der Weg zur göttlichen Urheimat, die enge Pforte, der Durchbruch zum »ewigen Leben«, die Erfüllung und Stillung unseres Heimwehs.

»Selig sind, die da Heimweh haben, denn sie sollen nach Hause kommen.« So fängt ein feines Buch des frommen Arztes *Jung-Stilling* an (des Freundes *Goethes).*

Gepriesen sei dies Heimweh! –

Natürlich haben seit uralten Zeiten auch die Menschen versucht, diese Sehnsucht zu »befriedigen«. Je nach feinerer oder gröberer Artung des Menschen beweist sich diese Himmelsbotin, die Agentin des größten Heimbringers in bestimmten Machenschaften, Haltungen und Gepflogenheiten der Menschen, mehr oder weniger deutlich. Schwingt nämlich der Rhythmus dieser Sehnsucht in den höheren Oktaven der Menschennatur, dann sehen wir das inbrünstige, wunderreiche Gebetsleben des Heiligen. Schwingt aber der Heimweh-Rhythmus in den niederen Oktaven, dann stoßen wir auf das recht gewöhnliche Phänomen der Langeweile und auf den gemein-menschlichen Trieb, sich von den Banden des Alltags einmal auf Stunden zu »befreien«, »sich« (nämlich das höhere, leise mahnende, recht schmerzhafte »Ich«) »einmal zu vergessen« und damit den Blick und das Gefühl für die Ketten zu verlieren.

Auf schon sehr tiefer (primitiver) Stufe gesellte sich zu dem auf der »Heimwanderung« begriffenen Menschen ein ebenso diensteifriger wie listiger Wandergefährte, der Rauschdämon Alkohol. Er versprach etwas höchst Erwünschtes, nämlich Stillung des Heimwehs. Und er hält auch sein Versprechen. Zwar geht die Kur verdächtig rasch und mühelos. Es kostet ja keinen Seelenkampf, keine Arbeit, kein Opfer. Nur Geld und etwas Zeit. Und auf chemisch-mechanische Weise kommt mit der Sicherheit eines Experimentes die Wirkung zustande. Nach denselben toxikologischen Gesetzen haust der Weingeist (und weint der Hausgeist!) beim vornehmsten Gelehrten und beim rohesten Viehtreiber, ohne Ansehen der Person. Er arbeitet billig und rasch, vertreibt die Langeweile, zaubert eine grimassierende Nachäffung hoher Seelenflut, beschwichtigt »Unzufriedenheit«, vertreibt »Grillen«, hemmt den Wanderschritt des sehnsuchtbeflügelten Heimatpilgers und gaukelt dem in schrecklicher Wüste nunmehr »Rastenden« blühende Oasen vor [6].

Übrigens ist diese kindische, verlogene »alkoholische Lösung« des Heimweh-Langeweile-Rätsels für den Menschen ebenso »natürlich« wie die tiefe, erscheinungsreiche Sehnsucht selbst. Keiner entgeht dieser ersten Etappe, diesem Fehlschlag, dieser Falle. Der Alkohol hat ganz sicher seine Bedeutung in Gottes Regiment wie der Krieg und die Pest und das Leid und überhaupt »das Böse«. Alle, alle kommen auf ihrem Heimwege, weil sie an Heimweh- und Herzschmerzen leiden, zu diesem mächtigen Scharlatan. Und es sind bezeichnenderweise oft gerade die heimwehkranksten Pilger, die am tiefsten auf dies erste »beste« Quacksalbermittel hereinfallen. Ja, es gibt geradezu eine Alkoholstufe für tüchtige Einzelne und edle Völker (an der sie völlig scheitern können), wie es eine Jäger-, Nomaden-, Acker- und Gartenbaustufe gibt für Individuen und Nationen. Und diese Stufen bestehen dann später auch zu gleicher Zeit und nebeneinander auf jeder Kulturhöhe – vielleicht für alle Zeiten. Ja, alle, wie gesagt, kommen einmal auf ihrem Wege mit diesem Lügner in Berührung, um ihre Sorgen zu »brechen« (!) und um »Balsam fürs zerrissene Herz« zu gewinnen, für das arme, unruhige, heimatlose, gequälte Herz. Oft treten auch Verwandte für diesen mächtigen Schwindler ein, so bei den Kamtschadalen der Fliegenpilz (Agaricus muscarius), bei den südamerikanischen Indianern das Kokablatt (Cocain!), bei den Turkmenen der Haschisch, bei den Chinesen das Opium, bei den Malayen der Betel usw. Und wenn es gerade das Alkoholgift nicht sein kann, so versetzen sich Derwische, tanzende Neger oder kirgisische Zauberer durch schnelles Drehen des Körpers bei rhythmischem Toben primitiver Musik in den gewünschten Zustand der mehr oder minder starken Beeinträchtigung des Tagesbewußtseins, wobei es dann wohl geschieht, daß das große Kind, das »Unterbewußtsein« seine merkwürdigen und fabelhaften Durchbrüche macht (von Dämonen niederer Sphären benutzt) hinauf in die festere Welt der Sitte, des Verstandes und der ursächlichen Bedingtheiten. Dies dionysische niedere Toben wird dann häufig mit einer gewissen Glorie versehen und »heilig« gesprochen wie bei bestimmten Völkern der »Morbus sacer«, die fallende Sucht, die fürchterliche Epilepsie [7].

Wenn manche Alkoholgegner behaupten, der Trieb nach dem Rausche, dem stufenweisen Entrücktsein, wohne nur dem Menschen inne, so irren sie sehr. Lüstern sammeln sich um herausquellenden gärenden Eichensaft die Massen der Insekten und liegen dann »selig« in der Nachbarschaft umher. Gierig saufen die Schweine die Branntweinschlempe des Brennereihofes, bis sie sich »kannibalisch« wohl fühlen. Daneben torkeln Huhn und Gans, im gleichen »Geiste« vereint mit den Schweinen. Und ebenso gierig frißt der Schafbock den narkotischen Ginster (Spartium scoparium), wo er ihn nur erwischen kann. Denn alle Kreatur auf dieser dunklen Erde hat die dumpfe oder wache Sehnsucht nach Ent-Fesselung, Ent-Rückung, Verrücktsein (wie und wodurch auch immer). Alle Kreatur sehnt sich nach Erlösung. Ja, der Rhythmus des Heimwehs schwingt tatsächlich bis in die *tiefsten* Oktaven der Gottesorgel Erde.

Schon vorher sprachen wir es ja einmal aus, daß wir den niederen Rauschtrieb einfach für die unterste Stufe der echten königlichen Heimat-Sehnsucht halten (für eine Erinnerung an eine Welt des Friedens und der Schmerzlosigkeit) und dann auf höheren Stufen des evolutionären Bewußtseins und Wachwerdens diesen selben Trieb für ein gar schlimmes Hemmnis des Weiterschreitens auf dem Heimwege. Denn die suchende Sehnsucht wandert wie ihre »kleine Ausgabe«, die Langeweile, gar oft nur bis zur Marktschreierbude des narkotischen Gauklers und bleibt gar oft am Glase hängen und ersäuft wohl darin. Wie hat der Volksmund recht, wenn er sagt, daß mehr Menschen im Glase als im Meer ertrinken! Das soll beileibe nicht heißen, daß nach Überwindung dieser übelsten und untersten »Etappe« nicht noch weitere Etappengefahren zwischen dem Wanderer und der »Feuerlinie« Gottes lägen. Und wenn wir dem alten *Leo Tolstoi* glauben dürfen, so spielt bei vielen Menschen auch die Kunst eine ähnliche Rolle. Freilich auf anderer, auf höherer Stufe, aber doch ebenfalls einlullend, »befriedigend«, hemmend. Wohl vermag selbst unedle Kunst niemals derart elementar alle höheren Seelenkräfte zu hemmen wie der Alkohol. Aber auch sie kann »zerstreuen«, wo Sammlung nötig ist. Auch sie kann »berauschen«, wo Nüchternheit not tut. Auch sie vermag zu »fesseln«, wo nur die blanke Wahrheit befreien kann. Auch sie vermag aufzuhalten, wo doch die Zeit drängt und der Abend naht und die Nacht, »da niemand wirken kann«.

Wir wollen aber der Kunst nicht unrecht tun. Die Kunst, die hohe Kunst, vor deren *höchsten* Darbietungen uns auch die Ewigkeit-Schauer der seligen Heimat anwehen, sie neben das niedere Rauschmittel, sie neben das chemisch-mechanische Großhirnrinden-Vergiftungsmittel stellen, heißt eine Halbgöttin mit einem dickwanstigen Teufel vergleichen. Die »Trunkenheit« hoher Kunst reicht oft in die Nähe des »Außersichseins« heldischer Größe und hoher Opferliebe. Aus hoher Kunst klingt es wie Tempelglocken. Tränen entlockt sie dem vor Heimweh und wachgerufener Sehnsucht erschütterten Menschen, weil sie nahe der Heimat zu Hause ist. Aus Wohlklang und Rhythmus und edlen Maßverhältnissen heraus gestaltet sie eine bessere, schönere Welt, zeigt sie Ausblicke »über alle Maßen«. Das derbe Fundament unserer Gefängnisse zittert und wankt; uns ist, »als in den Mond zu sehen« *(Goethe)*, und selige Ahnungen nähern sich den Pforten der Erfüllung.

Sicher ist auch hier »Rausch«. Aber hier schwingen doch Obertöne höherer Weihe. Hier rauscht die hohe Seelenflut. Noch keine Stille ist da. Aber es herrscht Sturm von der Art, wie ihn *Elias* erlebte, ehe das »stille, sanfte Sausen« kam (1. Kön. 19, 11 und 12).

Nein, der Alkohol läßt sich nur zur Kitschkunst in eine Vergleichsparallele stellen, zu Schmutz und Schund in der Kunst, zum Süßlichen, Unechten, Benebelnden, Giftigen.

Doch suchen wir den roten Faden wieder auf und eilen wir zum schlüssigen Schluß.

Es bleibt dabei: Der Weingeist schlägt das Heimweh tot und schläfert die wache Sehnsucht ein, wobei ihm seine dirnenhafte Schwester, die Schund- und Flitterkunst hilft. Und weil das Heimweh für uns Menschen das Köstlichste und Wertvollste ist auf dieser armen Brücke »Erdenwelt«, weil es geradezu unser Heimat-Berechtigungsschein ist, das Dokument unserer Reichsunmittelbarkeit, unseres angestammten hohen Adels, deshalb hole der Teufel diesen höllischen Genußstoff lot- und faßweise, diesen niederen Rauschgeist, den Stoff, der aus der kahmig-keimigen Fäulnis der Früchte unseres tropischen Paradieses sich einst bildete und der seit der würdelosen

Vergiftung eines biblischen Patriarchen noch so manche Seele gehemmt, gekettet, erstickt, geschändet und zerrüttet hat, der sie von ihrem Nachhauseweg abgezogen hat in den Sumpf der Mittelmäßigkeit, der Lauheit, des Philistertums, aber auch der Gemeinheit, des Verbrechens und des Lasters.

Deshalb sind wir Abstinenten, Enthaltsame, »Alkoholgegner«! Deshalb muß auch für ein noch erholungsfähiges Volk die Alkoholfrage nahe dem Mittelpunkt aller und jeder »Aufbau«arbeit stehen, jedenfalls über dem Niveau der bloßen Volksgesundheitsfrage. Denn es geht ja um die Seele. Es geht hier um Alles und Letztes. Wer begreift's? Dann wohl ihm! Und wer versagt hier? Dann wehe ihm! Hier ist letzte Entscheidung für Völker und Einzelne.

Deutsches Volk, warum singst du in deinen schönen Liedern immer von „deutscher Treu«? Siehst du nicht, daß durch deine Geschichte die Untreue sich zieht? Untreue wird oft vergeben. Aber die Untreue wider das höchste Selbst, »wider den Geist«, die wird nie vergeben. Ach, könnte das doch in Riesenlettern am Himmel stehen, als ein Riesenfanal am Himmel unserer Nacht!

Noch einmal: deshalb, weil es um ein Innen und nicht um ein Außen geht, sind wir Alkoholgegner! –

O schweres, tiefes Rätsel: daß Gott der Herr den Bösen immer wieder sein Unkraut in das Weizenfeld säen läßt!

Wie ist doch das Geheimnis der »Freiheit« das schwerste aller Geheimnisse! –

Von selbst finden sich die Hände der Freunde: Wir wollen dem Acker Gottes dienen und Seiner Saat, nach bestem Wissen und Gewissen. Sein heiliger Wille geschehe!

ER segne auch das Heimweh und lasse es in uns ungehemmt wachsen bis zur Grenze des Erträglichen!

Heilfasten zur Steigerung der Abwehrkräfte

O. Buchinger (jun.)

Vortrag Mai 72

Noch in der Mitte des Jahres 1937 befand ich mich in dem Glauben, daß die Beobachtung des sog. opsonischen Index, des unspezifisch humoralen Abwehrfaktors im Blute, einen Anhaltspunkt böte, um die *Abwehrkräfte* des Organismus beurteilen zu können. Doch aus zweierlei Gründen mußte ich die Arbeit abbrechen: Den Untersuchungen stellten sich unüberwindliche technische Schwierigkeiten entgegen. Hinzu kam die Gewissensfrage: Was stellten wir uns wirklich unter den *Abwehrkräften* vor? Man könnte geneigt sein, mit *Faust* zu fragen: „Wo faß ich dich, unendliche Natur", ohne daß uns gar so eilig das feurige Zeichen, in unserem Falle das des Mikrokosmos, als Antwort zuteil würde.

Der Begriff der körpereigenen *Abwehrkräfte* rückte zum erstenmal ein in die Bereiche wissenschaftlich-exakter Begreifbarkeit mit der modernen Haematologie *Otto Naegelis* und *Ludwig Aschoffs.* Schon um die Jahrhundertwende stand dabei die Untersuchung des weißen Blutbildes im Vordergrund des Interesses. Wenn man die Medizin*historie* im Zusammenhang mit dem Begriffe der körpereigenen Krankheits*abwehr* vor dem geistigen Auge Revue passieren läßt, so ist man einerseits voller Bewunderung über die Erforschung dessen, was wir als *Krankheitsresistenz,* als quasi mitgebrachte Nichtanfälligkeit des Menschen und was wir im übrigen als Immunität, als im Verlaufe des Lebens erworbene Widerstandskraft, auffassen können. Vielleicht sind wir doch etwas spöttisch veranlagt und glauben, nach der wechselnden Art des Umgangs der medizinischen Wissenschaft mit dem Begriffe der *Abwehrkräfte* an ein Phänomen des von dem nachkantischen Philosophen *Vaihinger* geschilderten *Fiktionalen Denkens.* Zwar ist es richtig, die *Abwehr*vorgänge deutlich als einen *Hilfs*begriff zu kennzeichnen, doch haben wir zugleich jeden Anlaß, diese Abwehrkräfte als etwas absolut Konkretes aufzufassen, das freilich schwer, wie z. B. in der Immunologie, *eindeutig* zu fassen ist. Selbst das modern eingerichtete Laboratorium sieht sich, wie noch vor rund zehn Jahren *Hermann Schultze,* der wissenschaftliche Leiter der Behring-Werke, sagte, *außerstande,* zu verhehlen, daß man z. Z. noch im Bereiche der Immunologie den Nachteil des Unvollständigen und Hypothetischen in Kauf nehmen müsse. Die heutzutage durch die Illustrierten und das Fernsehen gebildete *Laienwelt* empfindet die Doppeldeutigkeit des Begriffs der *Abwehrkräfte* unseres Organismus durchaus. Denn diese *Abwehr* ist einerseits etwas Wünschenswertes, um Krankheits- und Vergiftungsgefahren gewachsen zu sein, andererseits aber liest der Laie dramatische Berichte über die notwendige Unterdrückung der körpereigenen Abwehrmechanismata mit Hilfe von Immunsuppressiva bei Organtransplantationen.

Was bedroht unsere Gesundheit?

Die Bedrohung der Gesundheit kann sowohl exogener Herkunft sein, kann durch Bakterien und hineingelagerte Gifte, als auch endogenen Ursprungs sein, wozu wir degenerative Einflüsse rechnen wollen, während exogene wie auch endogene Momente zu chronischen Krankheiten führen können. Was alles aber setzt die Weisheit der Gottnatur ein (um diesen *Goethe*schen Begriff zu verwenden), um gewissermaßen von fünf Marschrichtungen her dem Ziele der Genesung entgegenzustreben? Das ist der fünffache Weg: Weil unser Organismus hierarchisch aufgebaut ist, wird es wohl in erster Linie der Hypophysenvorderlappen-Nebennieren-Mechanismus sein, gekoppelt mit den Bindegewebs- und Steroidhormonfunktionen. Von diesen Momenten hängen die Entzündungsvorgänge in beiderlei Richtung ab.

Nummer zwei betrifft die Aktivierung des Retikuloendothelialsystems, der weißen Haematopoese und der Gammaglobulin-Antikörperbildung.

Unter Nummer drei verstehe ich die heutzutage erst richtig gewürdigte Funktion des Bindegewebes, dessen große Bedeutung bereits im Jahre 1912 von *Felix Buttersack* umfassend beschrieben und mit der Bezeichnung „omnipotentes Mesenchym" charakterisiert wurde.

Für *Buttersack* (von dem man heute in dem Hochgefühl der 1957 offiziell geschehenen akademischen Entdeckung des Bindegewebes leider gar nicht spricht) war das Mesenchym, wie er sagte, das *Grund*gewebe schlechthin, und durch die ebenfalls 1912 erfolgte *Schade*sche Darstellung der Physikochemischen Medizin funktionell durchschaubar. *Zabel* und *Buchinger* wiesen nachdrücklich auf die überragende Bedeutung des auch im Zusammenhang mit den Abwehrfunktionen wichtigen Mesenchyms hin.

Nummer vier hingegen betrifft die – wie die bereits vorher genannten drei Faktoren, auch humoralpathologisch zu verstehenden – Leber- und Nierenfunktionen im ganzen Abwehrmechanismus,
während Nummer fünf im Zusammenhang steht mit dem gesamten Hirn- und Nervensystem. Von hier ausgehend finden wir zwei Einflüsse maßgebend wirksam: Das geistige Moment des Menschen, das sich des Hirns wie eines Pianos (manchmal freilich sehr *forte)* bedient, um gedankliche und emotionelle Impulse in die vielfältige Sprache des Körpers zu übersetzen. Andererseits besteht auch eine enge Verbindung des Zentralnervensystems mit dem Bindegewebe über das fortschreitende mesenchymale Schachtelsystem des Endoneuriums. Der Kreis schließt sich, denn der Organismus ist vom mesenchymal-neuralen Großgeflechtsystem durchwoben, in dem das omnipotente Bindegewebe mindestens (da wir ja von dem Abwehrmechanismus sprechen) als Depot- und Puffersystem wirkt und als vielfältiges Durchgangsorgan zugleich, wenn wir uns im übrigen damit begnügen wollen, auf die mesenchymale Regelung des Wasserhaushalts und des Ionengleichgewichts hinzuweisen.

Wir hatten vor, sowohl das Hauptprinzip der zellulären Abwehr nach den Lymphozyten, wie auch, könnte man es nur möglich machen, nach der Phagozytose zu beobachten und nach dem Verhalten der Immunglobuline. Doch ausgerechnet zu jener Zeit stieß solche Absicht auf personelle Schwierigkeiten.

Selbst ein nahegelegenes, großes wissenschaftliches Labor konnte mir nicht behilflich sein. Denn aktive Antikörper finden sich zwar in der Gammaglobulinfraktion, doch wissen wir von dieser, daß sie außerordentlich heterogen ist. Das kann man mit Hilfe der Chromatographie, der Elektrophorese und der Ultrazentrifugierung feststellen. Und das hülfe uns erst dann weiter, wenn man die Gammaglobuline scharf genug von den Betaglobulinen in der Elektrophorese trennen könnte.

So wird daher mein Referat in puncto exakter wissenschaftlicher Aussagen kaum befriedigen. Denn ich kann Ihnen allein nur Konkretes von den fastenärztlichen *Erfahrungen* berichten!

Nur? Leben wir nicht ohnehin in einer Zeit moderner Auffassungen, in der man geneigt ist, die Empirie mit skeptischem Sinn mehr in die zweite Reihe zu schieben und dafür der *statistisch-dokumentarischen Auswertung* mit einer gewissen Hybris allzu gern den Vorrang zu lassen? Das Ergebnis solcher Haltung ist einerseits die bewundernswerte Höhe naturwissenschaftlich-exakter Forschung, doch andererseits auch die wachsende Unsicherheit des praktizierenden Arztes, und wäre diese Unsicherheit noch so gut verborgen.

Das Heilfasten

Allgemeines über den therapeutischen und präventiv-medizinischen Segen des Heilfastens im Zusammenhang mit der Steigerung der Abwehrkräfte finden wir in dem Buche des hallenser Ordinarius für innere Medizin *Friedrich Hoffmann* aus dem Jahre 1719, und nicht minder deutlich beschrieben von *Richard Kapferer, Gustav Riedlin,* kurz vor und nach dem ersten Weltkrieg, und in geradezu klassischer Form von *Otto Buchinger* sen. im Jahre 1935, ferner finden wir solche Darstellungen in souveräner wissenschaftlicher Weise veröffentlicht von *Werner Zabel,* 1949, und in umfassender, verdienstvoller Akribie 1951 von *Eugen Heun,* der überhaupt eine reiche Publizistik für das heilende Fasten entfaltete. 1949 glaubte ich, die Abwehrkräfte würden gesteuert vom Hypophysen-Dienkephalonbereiche, und eben dort griffe die vis regenerativa des heilenden Fastens ein in der Weise eines positiven Streß-Einflusses.

Darüber korrespondierte ich damals mit dem kanadischen Endokrinologen *Hans Selye,* der im Januar 1971 65 Jahre alt wurde. *Selye* stimmte meiner Vermutung zu, über die ich 1950 nur en passant veröffentlichte. Überhaupt wurde kaum in einer der bisher erwähnten Veröffentlichungen expressiv verbis über das Fasten und die Abwehrkräfte des menschlichen Organismus *mehr* als nur andeutungsweise geschrieben.

Man begnügte sich eben mit dem großen und überzeugenden *Erfahrungsschatz.* Bedarf dieser überhaupt noch, vom Standpunkt des Fastentherapeuten und des Fastenden, einer wissenschaftlich-exakten Untermauerung? Gerade diese Empfindung mag der psychologische Grund dafür sein, daß wenig an wissenschaftlicher Literatur vorhanden ist. *E. G. Schenck* ist der Autor *des* Buches, das 1938 beträchtliches Aufsehen erregte wegen der erfolgreichen Bemühung, mit Hilfe des Labors der Heidelberger Universitätsklinik dem Heilfasten laborwissenschaftliche Fundamente zu liefern. *Schenck,* unterstützt durch seine zehnköpfige Assistentengruppe, stellte hinsichtlich der körpereigenen Abwehr im Fasten fest, daß die aus irgendwelchen Gründen zuvor vermehrt gewesenen Lymphozyten sich renormalisierten, und die segmentkernigen Leukozyten sich vermehrten. Er wies weiter nach, daß die Bakterizidie des Blutserums gegenüber haemolysierenden Streptokokken sich schon mit Fastenbeginn stark erhöhte, doch gegenüber symbiontischen Colibakterien sich anfangs verminderte. Von einer erheblichen und sehr gesteigerten Bakterizidie gegen Colibakterien kann erst von dem Beginn der dritten Fastenwoche an die Rede sein, wenn die umstimmende Säurekrisis einsetzt, die sog. Azidosis. Soweit *Schencks* Ergebnisse.

Auswirkungen des Fastens

Andere Autoren bestätigten *Schencks* Erfahrungen mit der gesteigerten Bakterizidie im Blutserum im Fasten: So *E. Lenz* gegenüber Staphylococcus aureus, *Druschky* gegenüber dem Milzbranderreger. Von *Fahrner* stammt die ausgezeichnete und ausführliche Zusammenfassung über die prophylaktische und kurative Wirkungsweise des Heilfastens, veröffentlicht in „Hippokrates" 17/66. Unter Punkt 7 streift *Fahrner* neben der (seit einer langen Zeit schon von vielen Chirurgen bestätigten) guten Wundheilung und Blutgerinnung im Fasten auch die guten Bakterizidieerfahrungen. Der Autor weist lediglich auf gelegentliche Beobachtungen milder Manifestationen bestimmter Prozesse im Lippen- und Mundhöhlenbereiche hin, die im Fasten auftreten können und auf herpetiforme oder aphthöse Viruskörperchen zurückzuführen seien. Das ist gewiß richtig. Aber anders als *Fahrner* finde ich den Schlüssel zum Verständnis in *Schencks* Beobachtung, daß im Fastenanfang die Bakterizidie im Blutserum gegenüber dem *symbiontischen* Bact. Coli herabgesetzt sei. Vielleicht sind überhaupt die gelegentlichen und immer sehr milden Ausbrüche von Herpes labialis und hin und wieder auch einmal von Stomatitis aphthosa im Fasten als eine Re-Akutisierung zur Überwindung aufzufassen. Denn auch diese Viren sind Symbionten.

Eine Fülle namhafter Autoren bezeugt die guten Erfahrungen mit dem Fasten zur Krankheitsüberwindung, zur Vorbeugung und zur günstigen Operationsvorbereitung. Ich nenne nur die Namen *August Bier, Ferdinand Sauerbruch, Kalk, Grote, Brauchle, Sievers, Hermannsdorfer, Dewey, Panchet, Mulzer* und *Fischer*. Doch auch dieser namhaften Zeugen bedürfte es eigentlich nicht! Einem jeden Pädiater ist die instinktive Nahrungsenthaltung im Prodromalstadium einer Krankheit bekannt, ja, sie gilt sogar als Hinweis auf eine wahrscheinlich sich anbahnende Krankheit. Mit unzweifelbarem Recht dürfen wir auch auf die statistisch gesicherte Tatsache hinweisen (der Hinweis ist *Parade* zu verdanken), daß in der Zeit der strengen Lebens- und Nahrungsmittelrestriktion von 1939 bis 1949 Krankheiten, die der Albdruck von Ärzten, Patienten und Nochgesunden sind, wie die bösartigen Geschwülste, wie Herzinfarkt, Angina pectoris, Diabetes und andere mehr, ganz entschieden in der Zivilbevölkerung zurückgegangen seien. Der Wunschtraum eines jeden Arztes, nun schien er sich zu erfüllen: Nach einer gewissen Übergangszeit senkten sich die Kurven der bedrohlichen Krankheiten, die freilich – mit Einsetzen des pausbäckigen Wohlstandes nach 1951 – wieder besorgniserregende Höhen erreichten.

Gern fragt man nach dem Wert der Heilfastentherapie zur Krebsvorbeugung. Unserer besonders guten Erfahrung nach könnte man gar nichts besseres als das Fasten empfehlen! In unserem Pyrmonter Haus wurden in den letzten 20 Jahren etwa 15 000 Heilfastenkuren absolviert. Die Majorität unserer Kurpatienten – und darüber sind wir sehr froh – kommt Jahr um Jahr zu ihrer Behandlungs- und Vorbeugungskur, so daß wir sie über einen großen Zeitraum in der Entwicklung ihres Gesundheitszustandes beobachten können. Selbstverständlich ist mit dem Kuraufenthalt auch eine unaufdringliche, doch konsequente Gesundheitsschulung verbunden, etwa im Sinne der traditionellen englischen „adults schools“. Die Erfahrung lehrt, daß diese erzieherischen ärztlichen Hilfen, die sich aus der gemeinsamen Betrachtung der Ursachenzusammenhänge ohne weiteres ergeben, im allgemeinen nur etwa drei bis vier Monate fruchtbar sind. Wenig später beginnen meist die Vorsätze einer vernünftigen Lebens- und Ernährungsweise zu erlahmen im Drange des Berufs- und Gesellschaftslebens. Doch können wir, ebenso wie alle fastenärztlichen Kollegen, mit Gewißheit sagen: Das *Carcinom* ist ein auffallend *seltenes* Ereignis unter denjenigen, die Jahr um Jahr zu ihrem Vorbeugefasten kommen! Wann wird endlich diese begeisternde Möglichkeit einer Krebsprophylaxis ein allgemein akzeptiertes ärztliches Wissen und – last not least – geradezu von Staats wegen propagiert? Der Arzt hat die Gewohnheit, sich nach dem *Wie*, nach dem Ursachenzusammenhang dieser Beobachtungen zu erkundigen. M. E. ist es legitim, das erfreuliche Phänomen zusammen zu sehen mit der Tatsache der Krebsseltenheit unter den Vegetariern, oder, um es mit einem Ausspruch zu sagen, der wohl von *Metschnikoff* stammt: „Le microbe n'est rien, le terrain c'est tout!“ – Das

Terrain, der Nährboden ist alles. Und dieser kommt im Organismus des Vegetariers ebenso wenig zustande wie in einem sich auf wiederholte Fastenperioden einstellenden Organismus. Da Krebs vorzugsweise in mehr alkalischem Gewebsmilieu gedeiht, nehmen wir an, daß wohl die Säurekrisis, die Azidosis also, die mit dem Übergang zur dritten Fastenwoche einsetzt, den carcinomfeindlichen Einfluß zustande bringt. Freilich ist in jedem Falle das *Voll*-Fasten als unmittelbare Krebstherapie *abzulehnen.* Die Domäne dieser königlichen Therapie ist und sollte bleiben die Vorbeugung und die Nachbehandlung eines möglichst früh erkannten und operierten Carcinoms. Kein Arzt wird sich jedoch allein mit Operation des Patienten begnügen, da es geradezu unerläßlich ist, sich in Form einer heilenden Seelenführung weiter um den Krebsbefallenen zu kümmern und um die Änderung seiner bisherigen Lebens- und Ernährungsweise. Etwa ein Vierteljahr nach der Krankenhausentlassung sollte der Patient die erste und ausführliche Heilfastenkur absolvieren, um die sonst noch weiterbestehende Praecancerose zu eliminieren. Ich zweifle nicht daran, daß man auf diese Weise die Rezidivhäufigkeit der Malignome endlich entschieden verringern könnte.

Ich bin mir dessen wohl bewußt, was ich vielleicht an Fragen und Debatten mit diesen ein wenig vorsichtig gehaltenen Hinweisen heraufbeschwören könnte. Möglichen Einwänden trete ich deshalb von vornherein entgegen mit dem Hinweis, daß ich an Hand einer Fülle von Erfahrungen spreche, für die jedoch ein *Beweis* im wissenschaftlich-kritischen Sinne nie erbracht werden kann. Wer wird überhaupt die erfolgreiche Fasten-Krebsprophylaxis beweisen können, wenn die Summe der Erfahrung nicht akzeptiert wird? Wer wird exakt abgrenzen können, was à conto Fasten und was zugunsten der Änderung der Lebens- und Ernährungsgewohnheiten zu buchen sei? Wer wird einem Patienten das experimentum crucis zumuten, gegen seine bessere Überzeugung das Nachsorgefasten zu unterlassen und möglicherweise solcher Art ein sonst vermeidbares Rezidiv zu riskieren? Seien wir infolgedessen dankbar für die großartige Möglichkeit, im Heilfasten eine so scharfe Waffe gegen die Übel der Überzivilisation und eben auch gegen das Krebselend zu besitzen.

Wie ist nun die eindrucksvoll günstige Wirkung des Heilfastens auf die Resistenzerhöhung, als Methode der Wahl zur Krankheitsbehandlung und Krankheitsvorbeugung insgesamt zu sehen und zu verstehen? Das Fasten bedeutet, bei regelrechter Indikationsstellung, eine Total-Mobilmachung *aller* noch vorhandenen Selbstausheilungskräfte eines Organismus, ein Heilungsweg, der allein nur dem intelligenten Wesen Homo sapiens offensteht, und durch den er seine souveräne Stellung in der Schöpfung bestätigt. Jejunium totaliter et aequaliter purgat saepe sanat! Die Fülle der ältesten und der modernen, auch wissenschaftlich fundierten Erfahrungen legt ein unmißverständliches consilium *pro* jejunio ab.

Doch genügt uns diese allzu pauschale Erläuterung noch immer nicht. Es ist seit langem bekannt, daß unser Organismus auf alle exogenen und endogenen Reize verschiedener Art mit Leukozytose und Neutrophilenerhöhung, mit Eosinopenie oder Eosinophilie, mit Hypoglykämie, mit verstärkter thymolymphatischer Involution, aber auch mit einer engen dienkephalo-hypophysären Nebennierenbeziehung reagiert auf einen Streß im Sinne des sog. *Adaptationssyndroms* nach *Hans Selye.* In *diesem* Zusammenhang finde ich den Schlüssel zum Verständnis der imponierend guten Fastenwirkung.

Wiederum erwähnen wir den Begriff der „Streß-Condition" nach *Selye* und sollten nicht vergessen, daß bei der Definition der Gesundheit wie auch der Krankheit (die ja die Mobilisierung der Abwehrkräfte bewirkt) die *Persönlichkeit* des Kranken oder des Nochgesunden mindestens ebenso berücksichtigt werden muß, wie der jeweilige gesamtkörperliche Zustand mit seinen Eigenarten, den Lebensgewohnheiten und den Schicksalszusammenhängen, mit den möglichen Ehekonflikten und der eventuellen Berufs- und Lebensfrustation. Die fastenärztliche Seelenführung ist ein kaum entbehrlicher Begleitzustand der Kur, eine schier unentbehrliche Arznei, die *Otto Buchinger* senior *Theurgie* im Fasten nannte, wahrhaftig eine Mangelarznei in unserem Krankenkassenzeitalter. Der Arzt tritt freilich seinem Patienten nicht in der Rolle eines Vorgesetzten oder gar eines weisen Marabut gegenüber oder in einer schulmeisterlichen Hypochondrie. Die Arzt-Patient-Begegnung besteht in dem Zusammentreffen zweier Menschen auf der gemeinsamen Bühne des Lebens, beglückt durch Freuden und heimgesucht durch Leid. Der Arzt kann Verständnis und menschliche Nähe fühlen lassen und manchen guten Rat geben. Vergessen wir also nicht die Stärkung der *seelischen Abwehrkräfte,* die beinahe eine unabdingbare Voraussetzung zur Genesung sind!

Unsere Zeit, so sagt man, sei geprägt von der *Angst,* sei es in Gestalt der Realangst oder der neurotischen Angst, die identisch ist mit der Furcht auch vor den eigenen Unsicherheiten. Die *Gewissens*angst aus dem Freudschen

Über-Ich bedarf wohl weniger einer Hervorhebung, da man, wie es scheint, sie gewiß heutzutage weniger trägt. Der Angst kommt eine zentrale Stellung in der Persönlichkeitsdynamik und in der Krankheitsentstehung zu. Es handelt sich oft um einen Spannungszustand mit überraschenden Verhaltensweisen und nicht minder überraschenden Motivationen. Zu dem psychoanalytischen System der im Individuum befindlichen Abwehrmechanismata gehört ein großer Katalog von Zusammenhängen, die näher zu bestimmen sich die Zauberpriester unserer säkularisierten Religion, nämlich die Soziologen und die ihnen nahestehenden Psychologen, anheischig machen.

M. E. aber sollte sich jeder Arzt dagegen *wehren*, um der Einmaligkeit und der Würde des Menschen willen, daß man krankheitsverursachendes Schicksal als ein bloßes soziologisches Schiefliegen bezeichnet oder im Krankenkassenwesen lediglich als einen Verwaltungsakt und kaum mehr. Zurückgezogen in seine Fastenzeit wie „Hieronymus im Gehäus" findet der an seinem Schicksal und auch an körperlichem Mißgeschick Leidende zu sich selbst im heiligen Rausch der Nüchternheit des Fastens, wie *Schoeps* sich ausdrückte. Psychophysisch tritt eine Neuordnung und ein neues Verständnis seines Lebens ein. Hier kann der Arzt dem Patienten zur Seite stehen, als Mediziner wie auch als Psychotherapeut, der in rechter Weise zu verhindern versteht, daß krankmachende und kränkende Lebensschwierigkeiten nur unterwunden statt *über*wunden werden. Mit der erneuten Bekräftigung der sinnvollen eigenen Existenz werden demnach im Fasten nicht nur im übertragenen Sinne, sondern ganz konkret auch die körperlichen Abwehrkräfte gefördert.

Zählen Naturheilweisen zu den Methoden der Heilung durch den Glauben? (1959)

Otto Buchinger (jun.)

Wie oft wird diese Frage gestellt! Anhänger der wissenschaftlich-exakten Forschung verbreiten gelegentlich – meist ohne Berechtigung – Unsicherheit mit solcher Charakterisierung und wollen damit sagen, daß den Naturheilweisen und der Fastentherapie leicht etwas Unseriöses anhaften können. Aber das kann mit jeder Behandlungsmethode der Fall sein: mit den Antibiotika und Chemotherapeutika, mit Ultraschall und auch mit mancher chirurgischen oder radiologischen Prozedur. Die Gefahr der Scharlatanerie ist dort, wo der Arzt wirkt, stets unsichtbar zugegen und mehr an die Persönlichkeit als an die wissenschaftliche Ausbildung gebunden. Wie kann man da einander „am Zeuge flicken"? Hier Naturheilweise, hier naturwissenschaftlich gerichtete Medizin? Peccatur intra ex extra.

Scharlatanerie oder nicht: das ist keine Frage des therapeutischen Verfahrens, sondern eine Frage der ärztlichen Selbstkritik. Und mancher medicus kann wirklich heilen; Segen heftet sich an seine Schritte, während er als wissenschaftlicher Denker versagt. Auf der andern Seite gibt es ausgezeichnete Wissenschaftler, die sich jedoch am Krankenbett oftmals als recht unzulängliche Ärzte erweisen. Da haben wir es nun: exakte wissenschaftliche Arbeit und ärztliches Handeln können manchmal Hand in Hand gehen, tun es jedoch keineswegs immer, ohne daß es etwa der segensvollen Arbeit des demütigen medicus practicus oder dem erfolgreichen Streben des Forschers Abbruch täte.

Das, was Wissenschaft sei und was nicht, erweist sich oft genug als willkürliche Abgrenzung und hier und da sogar einmal als Überheblichkeit, die dem aus der Erfahrung am Krankenbett geborenen Fortschritt hinderlich sein kann. Die *Heilfastenkur* kann mittlerweile mit aller Selbstsicherheit auch vor dem Forum der Wissenschaft bestehen. Dennoch ist die prinzipielle Diskussion „hie Glaubensheilung, hie Wissenschaft" ungemein wertvoll. Denn die letztere hat in der Tat häufig die Neigung, sich selbst absolut zu setzen, und bezahlt dies dann begreiflicherweise mit einer Einseitigkeit, die beklagenswert ist. Gibt es überhaupt D I E Wissenschaft? Eigentlich nicht, wenn man so fragt.

Es gibt nur wissenschaftlich arbeitende Forscher und ihre Lehrmeinungen in ihrer Zeit. Die Wirklichkeit und Wahrheit der ganzen Schöpfung und ihre bewegenden Kräfte lassen sich nicht so ohne weiteres von Menschenhirn buchhalterisch-systematisch in eine Koordinatenordnung fassen. Die Schöpfungsdynamis wird alle Regeln sprengen, in die sie der forschende menschliche Verstand fassen will, weil die Dynamis Gottes und auch die der menschlichen Seelenkräfte größer ist, immer sein wird und auch schließlich sein muß!

Der Wahrheitsgehalt wissenschaftlicher Aussagen hingegen kann gar nicht selten ausgesprochen fragwürdig sein, wie der fortwährende Wandel in der Medizingeschichte beweist. Freilich entbindet das den Arzt niemals von der Verpflichtung, so exakt zum Wohle seines Patienten zu arbeiten wie möglich, wenngleich wir modernen Menschen angesichts aller technischen Fortschritte doch die Illusion der Aufklärungszeit vom wissenschaftlich-exakten Weltbild nicht mehr hegen.

Alle Gegenstände der Forschung haben die Neigung, sich in dem einen oder andern Zusammenhang oder Ort dem Zugriff der wissenschaftlichen Erkenntnis zu entziehen. Und man spürt früher oder später, daß die Wissenschaft keineswegs alles vermag. Die oberste Verpflichtung ist es, die Wahrheit zu bekennen. Wie kann man aber dabei die Ansicht äußern, es gäbe etwas Bestimmtes nicht, nur weil es sich dem exakten Nachweis und der Berechenbarkeit entzieht? Es ist eben unendlich schwer, die Grenze zu ziehen zwischen der wissenschaftlich exakten Erkenntnis und den angenommenen, bloß geglaubten Möglichkeiten. Aber auf solche Grenze freilich sollte man scharf achten, sich mit aufrichtiger ärztlicher Selbstkritik wappnend, zugleich aber bereit sein, auch bisher nicht bekannten Erscheinungen zu begegnen.

In das jedoch, was insgesamt und arg simplifizierend „Glaubensheilung" genannt wird, spielen zugleich Unbehagen und Sehnsucht hinein: Unbehagen über unsere mechanisierte, technisierte, rationalisierte und gar zu sehr organisierte, kassenärztlich verbeamtete Heilkunst. Wird die Sehnsucht nach der menschengerechten Heilkunst alle Autoanalyzer- und Datenerfassungsanlagen eines Tages sprengen? Schlagworte wie „Glaubensheilung" sind nur dann verdächtig, wenn man mit ihnen allzu summarisch etwas deklassieren möchte, was man nicht rubrizieren, nicht katalogisieren und wohl auch nicht im ganzen Umfange begreifen kann. Der von offensichtlicher Voreingenommenheit zeugende Umgang mit Schlagworten führt in Wüstendürre, da nur noch Tabus den Weg säumen, und die so unentbehrliche magische Komponente ärztlichen Handelns selbst abstirbt. Dann aber werden Gesundheitsingenieur und Sanitätsschlosser ihre Werkbänke aufstellen – „Triumph, die Herzensglut vereist, es flackern die Reflexe!"

ANMERKUNGEN

Vorwort zur 1. Auflage

[1] Mancher wird sich wundern, daß ich Homöopathie zu den Naturheilmitteln rechne. Aber die Ähnlichkeitsregel ist fast einem Naturgesetz gleich und ihre therapeutische Anwendung so »biologisch« wie Wasser und Luft und Licht. — [2] Instinktmäßig findet der kranke Mensch und das kranke Tier diesen Ausweg. Der nackte Wilde Brasiliens fastet, wenn er krank ist, und der kranke *Napoleon I.* meinte: »Wassertrinken und nichts essen, das wird mir schon helfen.« — [3] *Francis Benedict,* A Study of prolonged Fasting. Ein Buch von 416 Seiten über *einen* genau beobachteten Fall von Fasten bei einem 40jährigen Malteser namens *Levanzin.* Dieser fastete 31 Tage. Carnegie Institution of Washington. 1915. — [4] *Sergius Morgulis,* Hunger und Unterernährung. 317 Seiten, rein wissenschaftlich, forschermäßig. Verlag Julius Springer, Berlin, 1923. — [5] *Hans Günther,* Die wissenschaftlichen Grundlagen der Hunger- und Durstkuren. 171 Seiten, Verlag S. Hirzel, Leipzig, 1930, mit vorzüglichem Überblick über die seitherige wissenschaftliche Literatur des Hungerns. — [6] *Edouard Bertholet,* Le Retour à la Santé et à la vie saine par le Jeûne. 352 Seiten. Lausanne, Henri Held, Imprimeur-Editeur, 1930. — [7] Inzwischen überholt. — [8] Die Zeit zum Verfassen dieses Buches mußte sich der Autor stunden-, viertelstunden- und fünfminutenweise abringen im stets störenden Trubel einer recht anstrengenden und unruhigen Praxis. Leider fehlte die Stille, die manches, das zu sagen war, besser hätte reifen lassen und gestalten können. Ich weiß, man wird es dem Buche anmerken, daß es nicht in einem Gusse niedergeschrieben wurde. Während eines langen Urlaubs, womöglich an einem See der südlichen Schweiz, wäre das Was und Wie reifer geworden. Dennoch aber scheint mir der Trost eines Freundes beachtlich: Man dürfe und solle es dem Buche anmerken, daß es mitten aus heißer Praxis heraus im Staube der Arena des Alltags entstanden sei. So sei es denn in Druck gegeben. 1957: Hier sei beiläufig noch erwähnt: unter ganz anderen Raum- und Zeitverhältnissen, im hohen Alter am Bodensee, kam es 1955 auf Anfrage und Anregung des Freiburger Hyperion-Verlages zu einem Erinnerungsbuch »Vom Marinearzt zum Fastenarzt«. Verfasser weiß wohl, was gegen die zahlreichen moder-

nen Autobiographien alles spöttelnd gesagt wird. Meine ganze Lebensgeschichte ist jedoch ein abenteuerlich-bunter Rahmen für die Erfahrung der notwendigen Lebensreform, für forschende Metaphysik und für *das Heilfasten* als der wunderbaren Rettung so manchen Lebens, auch des meinigen. Wahrlich mehr gnädige Führung als Verdienst! Dies schien mir die 250 Druckseiten eines neuen Buches noch einmal wert zu sein, zumal es ja auch die Geschichte dieses unseres Hauptwerkes und Lehrbuches wiedergibt, das 1935 unter einem so gefährlichen, aber trotzdem sonderbar glücklichen Stern herauskam.

Kapitel I

[1] Davon später. Das beste Fasten ist das vorbeugende, also, wenn man noch »gesund« ist. — [2] Besonders das Fasten wurde stark verankert. Wie enthusiastisch klangen *Mohammeds* Worte: »Beten führt auf halbem Wege zu Gott, Fasten bringt uns an die Tür des Himmels.« Man beachte die Zusammenstellung von Beten und Fasten! Nur keine Sorge wegen etwaiger Weltflucht und Untätigkeit, die aus diesem Beten und Fasten kommen könnten! Der Mohammedanismus hat einst unter diesem Doppel-Glockenklang die halbe Welt erobert. An einer anderen Stelle des Koran sagt der Prophet: »Fasten ist euch anbefohlen worden, damit ihr lernt, euch gegen das Böse zu schützen« (II. 183). Krankheit und Sünde, das weiß also der fromme Moslem, fliehen den Fastenden. — [3] Das Osterfasten der griechisch-katholischen, das Freitag-Fasten der römisch-katholischen Kirche, das Jom Kippur-Fasten der Juden usw. — [4] Fasten immer verstanden als vollständige Enthaltung von jeder Speise. — [5] Im Sommer 1932 fastete bei mir eine kräftige Frau ohne jede Schwierigkeit und mit bestem Erfolg 40 Tage hintereinander. Das ist allerdings die einzige Kur in 15 Jahren, die ich aus bestimmten Gründen so lange ausdehnte. — [6] *S. Möller*, Das Fasten als Heil- und Verjüngungsmittel, Volkshygienischer Verlag, Dresden. S. 8. — [7] Nach *Bertholet*. Ob da nicht auch halb unbewußt die biologische Überlegung eine Rolle spielt, daß Wunden beim fastenden Körper besser heilen, auch nicht so gefährlich sind? Man denke an Darm- und Magenperforationen! — [8] *Sutta-Nipâto* läßt *Buddha* sagen: »Wenn all mein Fleisch hinwegschwindet, immer heller die Seele wird, immer fester des Geistes Wachsein und Weisheit und Versenkung steht.« (Nach *Heiler*, Sadhu Sundar Singh, München, 1924, S. 45.) — [9] *Bertholet* S. 15. — [10] Professor Dr. *Fr. Hoffmann*, Leibarzt des Königs *Friedrich I.* von Preußen, Professor an der Universität Halle: »Wie man manche schwere Krankheit durch Mäßigung und Fasten kurieren kann«, mit einem Vorwort von Prof. Dr. *Schönenberger*, Berlin. —[11] *Bertholet* a. a. O. S. 15. — [12] Diese und die nächsten Angaben über die Mohammedaner entnehme ich dem Buch *Dr. Bertholets* »Le Retour à la Santé et à la vie saine par le Jeûne«, Lausanne, Editeur: Henri Held, 1930. — Was die ersten Christen, also die Christen der Urgemeinde, anbetrifft, so waren sie der Ansicht, daß alles Beten ohne Fasten nichts nütze. »Wir sind durch die Sünde in eine Krankheit gefallen, aber wir werden geheilt werden durch die Buße. Jedoch ist die Buße ohne das Fasten müßig.« (Nach Dr. *E. Arnold*, Die ersten Christen, Quellenbücherei.) — [13] *Hoffmann*, a. a. O. —

[14] Mystisch-asketischer Orden des Islams. Aus ihm stammen die feinsten Köpfe, wie z. B. *Dschelal Eddin-Rumi*, dessen feinsinnige Ghasele *Friedrich Rückert* übersetzte. — [15] Beten im weitesten Sinne gefaßt! (Meditation, Versenkung, Konzentration, Schweigen, Adoration.) *Grétry* meditierte und fastete. — [16] »Der Hunger wirkt auf die Natur des Menschen mit einer großen Kraft ein und kann als ein Mittel angesehen werden, das zur Heilung führt.« *(Hippokrates.)* — [17] Der alte Kirchenvater *Ambrosius* scheint das Fasten jeder Arznei vorgezogen zu haben: »Nach Medizin greifst du und gehst dem Fasten aus dem Wege, als ob du sonst ein besseres Mittel auftreiben könntest« (Ambrosius I S. 254). — [18] *H. Günther*, »Die wissenschaftlichen Grundlagen der Hunger- und Durstkuren«, 1930. Verlag Hirzel, Leipzig. — [19] Ein medizinalhistorisch interessanter Fund aus *Huttens* Gesprächsbüchlein von 1521:

»Fieber: So zwing ich dich.
Hutten: So prell ich dich.
Fieber: Wer, du *mich?*
Hutten: Ja, ich dich, vertrauend auf die Hilfe des Hungers, tüchtiger Leibesübung, Nüchternheit, eine harte Lebensweise in allen Dingen.«

Ein jedem alten Fastenarzt bekanntes, gar nicht seltenes Vorkommnis: *Fieber* flammt auf, mit mehr oder weniger Frost als Einleitung, bis 40 Grad und mehr. Benommenheit, Kopfschmerzen, sonst *nichts Objektives.* Nach 2, höchstens 3 Tagen fieberfrei und außer Bett. Eindruck: Abortive Erledigung alter Schuldsumme. Causa finita. Wie oft denke ich da an jenen alten tapferen Luetiker, den Ritter *Ulrich von Hutten.* — [20] A. a. O. — [21] Zitiert nach *S. Möller.* [22] *Bertholet*, a. a. O., S. 137. Diese Übersetzungen sind die zweite Übertragung in eine andere Sprache. Die einzelnen Wörter mögen daher mitunter nicht genau dem englischen Grundtext entsprechen, der mir leider nicht vorliegt. Für den richtigen Sinn stehe ich aber ein. — [23] Zitiert nach *S. Möller* a. a. O. — [24] *Dewey* veröffentlichte eine große Reihe sehr interessanter und lehrreicher Fastenfälle, die z. T. unter genauer Aufsicht anderer Ärzte verliefen. *Bertholet* zitiert sie S. 144 - 147 seines Buches »Le Retour à la Santé et à la vie saine par le Jeûne«. — [25] *Bertholet*, a. a. O., S. 153. — [26] *Dr. v. Seeland*, »Über das Hungern«. Biologisches Zentralblatt 1887/88. — [27] Verlag von Julius Werner, Leipzig. 133 Seiten. — [28] Verlag von Otto Salle, Berlin C 57. — [29] Volkshygienischer Verlag, Dresden-A. 19. 120 Seiten. — [30] Librairie végétarienne, Bruxelles. — [31] *Bertholet*, a. a. O. — [32] Vielleicht, weil er das letztere nie des öfteren angewandt hat. — [33] Zitiert nach *Bertholet*, a. a. O. — [34] Das Hauptgebiet der ärztlichen Tätigkeit *Möllers* war aber doch die Schrothkur. Die klassische Fastenkur tritt bei ihm zurück. — [35] Verlag Fr. P. Lorenz, Freiburg/Breisgau, 1928 — [36] Verlag Joh. Baum, Pfullingen i. Württ. — [37] Verlag Fr. P. Lorenz, Freiburg/Breisgau, 1928. — [38] Verlag Johannes Baum, Pfullingen i. Württ. — [39] »Fastenkuren — Wunderkuren«, Verlag Fr. P. Lorenz, Freiburg/Breisgau, 1922. — [40] Der Ausdruck »Wunderkur« schadet natürlich in nüchternen Ärztekreisen dem Ruf der Fasten-Methode. Sie hat wirklich mit » Wunder« nichts zu tun. Es gibt kaum etwas Natürlicheres als das Heilfasten. Aber daß einem Arzte, der zum erstenmal eine Reihe von Fastenerfolgen sieht, das Wort »Wunder« in den Sinn kommen mag, ist durchaus zu verstehen. — [41] Verlag von Holze und Pahl, Dresden 1914. — [42] Verlag Emil Pahl, Dresden 1928. — [43]Mit Interesse las ich auch *Georg Lindner*, »Die Elitekur für Ungeheilte« mit einem Nachwort von Dr. med. *A. Pfleiderer*, Ulm. Die Schrift erschien 1928 im Selbstverlag des Verfassers, München, Wörthstraße 43, III, und enthält interessantes kasuistisches Material. Ferner: *Rudolf Just*, »Fasten und Fastenkuren«, Jungborn-Verlag, Bad Harzburg. Die Schrift zeugt von reicher Erfahrung und guter Beobachtung. — [44] Als Anhang zu einer Broschüre von *Ferd. Bauer* »Fasten und energetische Diät«, Karl-Rohm-Verlag in Lorch, Württemberg, 1937. — [45] »Die Fastenkur vor Gericht.« Dresden 1926. — [46] »Der Arzt«, 1931, 5. Heft, S. 148. — [47] Aus Heidelberg, und zwar aus der Klinik des von mir besonders hochgeschätzten *Ludolf von Krehl* †, kam die erste Antwort auf die in der ersten Auflage gestellte Frage »Welche Klinik beginnt damit?« Es erschien im Frühling 1938 das ausgezeichnete Buch von *E. G. Schenck* und *H. E. Meyer* und ihrem Kreise, »Das Fasten« (Hippokrates-Verlag). Dieses höchst exakte, ganz wissenschaftliche Buch wendet sich nur an Ärzte und Kliniken. Mein Buch wendet sich auch an die Laien, um auf Grund 38jähriger Erfahrung für den Gedanken nicht nur des heilenden, sondern auch des vorbeugenden Fastens zu werben. — [48] »Fastenkur und Homöopathie«, Deutsche Zeitschrift für Homöopathie 1932, Heft 11. Homöopathischer Zentralverlag, Berlin W 50. — [49] Hier mußte allerdings immer etwas Seelenführung zu Hilfe kommen. Das Fasten kann im allgemeinen nur günstige *Voraussetzungen* schaffen. Insofern habe ich seit 20 Jahren mein früheres Urteil bedingter fassen müssen. Fasten braucht Seelenführung, womöglich tiefe psychologische Behandlung im weitesten Sinn: das »Beten« gehört dazu. — [50] Wie fein warnt aber gerade *Jesus* vor der Charakter-Untugend, im Fasten ein durch asketische Selbstquälerei erworbenes Verdienst zu sehen! »Wenn ihr aber fastet, so sollt ihr nicht sauer sehen wie die Heuchler ...« (Matth. 5, 16—18.) »Wenn du aber fastest, so salbe dein Haupt und wasche dein Angesicht, auf daß du nicht scheinest vor den Leuten mit deinem Fasten, sondern vor deinem Vater, welcher verborgen ist.« (Ebenda)

Kapitel II

[1] *Morgulis* (a. a. O.) sagt sehr klar und richtig: »Die Therapie erhält eine sichere Grundlage in der biologischen Tatsache, daß bei Unterernährung die schwächsten Teile eines Organismus zuerst der Zerstörung anheimfallen und aus dem Körper ausgeschieden werden. Es ist zweifellos wahr, daß sich hierauf eine rationelle Therapie des Magen-Darmkanals gründen läßt«. *M.* ist Physiologe. Er hat wohl nie Fastenkuren geleitet. Er kommt zu seinen Schlüssen auf Grund seiner Tier-Experimente über den Hunger. Er würde sonst die Einschränkung (»des Magen-Darmkanals«) nicht vorgenommen haben. — [2] Die Abbau-Reste der pathologischen Eiweiß-Substanzen erscheinen dann im Blute des Fastenden gleichsam als Bio-Katalysatoren. Sie wirken biodynamisch auf den Körper durch Erregung von Heil-Reaktionen, besser und zielstrebiger als die *exogene* Proteinkörper-Therapie. — [3] *Bertholet* faßt in seinem Buche »La Santé par le Jeûne« die hämatologischen

Versuche von Dr. *I. A. Ash* bei *Levanzin* (im Werke *Benedicts)* wie folgt zusammen (übersetzt aus dem Französischen): »... zuerst eine Vermehrung der roten Blutkörperchen, dann nach einiger Zeit eine leichte Verringerung und Auftreten von Kernformen, das Zeichen einer Regeneration der Zellen. Die weißen Blutkörperchen erfahren eine beachtliche Vermehrung. Wir erklären das bequem durch die Reinigungs- und Abwehrarbeit, die sich während des Fastens im Organismus vollzieht. Nun weiß man aber, daß besonders diesen beweglichen Zellen die Polizei- und Reinigungsarbeit unserer Organe übertragen ist. *Levanzins* Blut macht keine Ausnahme. Man fand bei ihm zahlreiche Übergangsformen unter den roten Blutkörperchen und eine vermehrte Zahl weißer Blutkörperchen, was immer ein Verschwinden und Ausscheiden der schwachen und kranken Zellen anzeigt.« Die Schlußworte seiner eingehenden Forschungen schließt Dr. *Ash* mit folgenden Worten: »Bei einem in jeder Hinsicht normalen Menschen, dessen geistige und körperliche Aktivität herabgesetzt wird, hält das Blut in der Gesamtheit seiner Elemente einer vollständigen Nahrungsenthaltung von mindestens 31 Tagen stand, ohne die geringste äußerliche pathologische Veränderung zu zeigen.« — [4] An der Grenzscheide zwischen arteriellem und venösem Blut, im Filterbezirk der feinen Haarblutgefäße gibt es beim Harnsäuremenschen eine Art schlackiger Verstopfung mit Ablagerungen, mit Niederschlägen. Diese je nach Wichtigkeit des Organs gefährliche »Sumpfbildung« im Kapillargebiet wird durch ein tüchtiges Fieber aufgehoben, da sich dann die Kapillaren erweitern und einen Teil der Moraststoffe ins Fieberblut abschwemmen, wo sie von Immunkörpern und vom Ausscheide-Chemismus erfaßt werden. Ähnlich wirkt aber ein richtiges methodisches Fasten. Vorbeugende Abbuße! Manchmal mit richtigem Fieber (vgl. die 2 Fälle auf Seite 153 unten). — [5] *Sicher* auch durch Transsudation in den Darm! — [6] Was sonst noch mit den Massen von Galle, häutigen Fetzen, Schleim und Bakterien während des Fastens mit Darmspülungen herausbefördert wird, fällt sicher schwer ins Gewicht für die Entschlackung des Körpers. — [7] Die ewigen Hungerversuche mit den armen Hunden und Kaninchen müßten endlich einmal ein Ende haben. Wir wissen meiner Ansicht nach heute schon so viel über die Physiologie des Hungerns und Fastens, daß wir durchaus dies Wissen kurmäßig für den Menschen verwerten können. Dagegen läßt sich bei 3—4 Wochen lang fastenden Menschen noch vieles wissenschaftlich beobachten. Seit der ersten Auflage (1935) sind bereits sehr beachtliche Ergebnisse in dieser Richtung erzielt worden *(L. R. Grote, E. G. Schenck, K. Saller* und vor allem *Zabel).* Diese Arbeiten beweisen schon allein, daß präzise physiologische Erkenntnisse über den fastenden Organismus ohne Tierquälerei nicht nur menschenwürdiger, sondern auch schlüssiger zu erzielen sind. — [8] Nach *H. Günther* hypertrophieren dagegen die Nebenschilddrüsen bei den Hungertieren mitunter. — [9] Auch die Nieren als wichtigste Reinigungspforten zeigen sehr spät, erst in dem letzten Stadium vor dem Hungertode, Degenerationserscheinungen. *Dewey* berichtet von den aufschlußreichen Sektionsbefunden des amerikanischen Pathologen *Yeo* an verhungerten Tieren und Menschen. Er fand je nach Wichtigkeit die Organe mehr oder weniger eingeschmolzen. Das Zentral-Nervensystem dagegen war völlig intakt. Welche Offenbarung des Inneren Arztes, der immer im Dienste des Bios steht! — [10] Nach *Benedict* ist bei längerem Fasten die Hälfte des Gewichtsverlustes überhaupt Wasserverlust. — [11] Es erscheint im Interesse einer Begriffsklärung notwendig, zu unterscheiden zwischen *Fasten* (nur der Mensch kann fasten!), *Hungern* (Mensch und Tier) und *Nahrungsenthaltung* (»Stoffwechsel-Sparumstellung« der Tiere beim Winterschlaf und zum Zwecke des Überdauerns, z. B. bei den Insekten). Siehe *O. Buchinger jun.*, *»Hippokrates«*, S. 461, 1949. — [12] Das Fasten im eigentlichen Sinne — d. h. Nein sagen zum Bios — vermag das Tier überhaupt nicht. Es kann lediglich, solange es appetitlos ist, die Nahrungsaufnahme verweigern. Echtes Fasten ist und bleibt eine Menschen-Angelegenheit. (Vgl. Dr. *Herbert Fritsche*, »Selbstzucht statt Instinkt«. Eine Vorbesinnung zur biologischen Lebensgestaltung, »Der Wendepunkt«, 1944, Heft 7). — [13] *Skramlik, E. von:* Das Prinzip der Sicherungen, Deutsches Gesundheitswesen 1946 Nr. 16: 488. — [14] Da ich selber in der Möllerschen Kuranstalt gefastet habe, kann ich beurteilen, was *Möller* unter Fasten versteht. Nur Wasser und etwas natürliche Zitronenlimonade (etwa 1 Teelöffel Zucker drin) ist das Tagesquantum. — [15] Hier reizt es mich, trotzdem einmal eine ganz »unglaubliche« und ketzerische Bemerkung zu machen, die natürlich mit der sog. Wissenschaft gar nichts mehr zu tun hat: Ist neben Luft und Wasser die feste und flüssige verdauliche Materie wirklich das einzige Lebensmittel? Wenn man viele langfastende Menschen beobachtet hat, wird man oft den Gedanken nicht los, daß da noch irgendeine kosmische Vibrationskraft vorhanden ist, die den fastenden Organismus erhält, »auflädt«. Sie muß irgendwie etwas mit »religio«, mit der Wiederverknüpfung an eine schöpferische Ur-Energie zu tun haben. Das jahrelange Nicht-Essen, die Inedia der *Therese Neumann* (Konnersreuth) halte ich nach Kenntnis der gesamten, stark angewachsenen Berichte für ein Phänomen, das uns auf die Möglichkeit einer merkwürdig wörtlichen Auslegung der bekannten Stelle Matth. 4, 4 hinweist: »Der Mensch lebt nicht vom Brot allein, sondern von einem jeglichen Wort, das durch den Mund Gottes geht.« Gewiß heißt es im griechischen Text »ῥήματι« und nicht »λόγῳ«; und doch kann nur der geheimnisvolle schöpferische Logos gemeint sein. Sollte der Mensch sich wirklich aus dem Weltall »aufladen« können, wenn er »das Wort« findet? Ich hörte von zwei Fällen von Inedia (nutritio spiritualis) in der Sorbonne (Paris), die aber nicht veröffentlicht wurden. Man konnte sie wohl nicht unterbringen in den Schubladen der akademischen Registratur. Wer denkt da nicht auch an Bruder *Klaus* aus Flüe (1417 — 1487)? Historisch bezeugte, 20 jährige Inedia Sancta (nutritio spiritualis). Geschehen auf dem Flüeli nahe Sachseln im Oberwaldner Land im Herzen der Schweiz. — [16] Vgl. auch *Luciani* beim Hungerkünstler *Succi* (zit. Bertholet). — [17] »Abstinentia est species evacuationis« *(Averroës n. Günther)*.

Kapitel III

[1] Aber auch der ganz »sachliche« Grund der bekannten Frühjahrs-Azidosis *(Straub)* fällt für die Wahl des Frühjahrs ins Gewicht. Im Falle stärkerer Schlacken und Neigung zu regelmäßig im Frühjahr eintretenden Grippe- und Erkältungsaffektionen würde ich sogar den Vorfrühling, also Mitte Februar etwa, als Fastenbeginn vorschlagen. — [2] Der Verfasser bittet den freundlichen Leser, ihm zuzu-

trauen, daß er aus sachlicher Überzeugung und nicht etwa pro domo als Sanatoriumsarzt spricht. Habe ich doch 20 Jahre lang stets mündlich und schriftlich dafür geworben, daß in jeder geeigneten Gegend Deutschlands ein Fastensanatorium stehen möge, als eine Stätte der Volksgesundheit und — Volkserziehung. — [3] Er brachte es dann in 17 Tagen auf 32 Pfund Abnahme, baute mit 2 Pfund Zunahme auf und schied bei bestem Befinden. — [4] Von dem immerhin großen Eindruck, den die *Guelpa* - Kur in lateinischen Ländern gemacht hat, zeugen übrigens auch zwei Dissertationen: a) Tratamentul lui Guelpa in Diabet (Bukarest). b) La Cure de Guelpa (Lille 1911) (nach *v. Segesser).* — [5] *Es gibt auch solche* Fastenpatienten, die an keinem Tage des Fastens die geringsten Beschwerden fühlen. Was sich bei diesen Fastern ändert, sind nur die alten Beschwerden (Neuralgien, Rheuma, Asthma, Migräne), die nämlich sofort verschwinden. Für diese Glücklichen ist es eben *keine* »Wüstenwanderung«. — [6] Der geringe Azetongehalt des Fastenurins ist erfahrungsgemäß ziemlich harmlos. Er ist an Bedeutung auf keinen Fall in Parallele zu stellen mit dem Auftreten von Aceton beim Diabetiker. — [7] »...Virtutem largiris et praemia ...« (Missale Romanum — 1700 Jahre alt.) — [8] Manchmal findet man im herauskommenden Klistier-Spülicht ganze, wurmähnlich gerollte Streifen alter, nunmehr abgestoßener Darmschleimhaut, die mitunter wie abgestorbene Askariden aussehen. — [9] Klinische homöopathische Arzneimittellehre, Verl. J. Sonntag, Regensburg. — [10] »Bauch herein? Brust heraus? — Stillgestanden?« Nein! Brust *und* Bauch heraus, *wie* es der Atem verlangt! Die Stille des Stehens kommt dann schon von selbst. Der Rekrut hält vor lauter Disziplin noch den Atem an. Ich habe das sechzehn Militärjahre lang selber beobachtet. [11] Verlag von Breitkopf & Härtel, Leipzig. 19. Auflage. 1929. — [12] Diese Atemschule ist jetzt in Lieme (Lippe). — [13] Vergleiche meine beiden Aufsätze »Führung und Fasten«, Verlag J. F. Steinkopf, Stuttgart. — [14] Nur in seiner »Wüste«! Hier reifen ja erst die Werte, die ihn sozial wertvoll machen. — [15] »Jeder Narr kann fasten, aber nur der Weise kann das Fasten brechen.« — [16] Die Ärztin Dr. *Margarete Freund*, die im Jahre 1926 einen Selbstversuch mit einem 20tägigen Fasten gemacht hat, bei dem auch recht eingehende Stoffwechseluntersuchungen stattfanden, nimmt an, daß man aus dem der Fasten-Azidosis schließlich folgenden erheblichen Ansteigen des Alkali-Vorrats des Blutes auf das biologische Ende des Fastens bzw. den Beginn des »Hungerns« schließen dürfe. Sie schreibt wörtlich: »Die Höhe des Alkalivorrates zeigt, wann eine Fastenkur ihr natürliches Ende gefunden hat. Der Arzt, der Fastenkuren zu Behandlungszwecken leitet, braucht sich nicht mehr auf persönliche Anzeichen, wie reine Zunge, frisches Aussehen, klaren Harn, Zurückgehen der Krankheitsanzeichen usw., zu verlassen, sondern sobald der Alkalivorrat sich wieder in physiologischen Grenzen bewegt, stehen dem Körper keine Schlackenniederlagen als Kraftquellen mehr zur Verfügung, es wird gesundes Gewebe abgebaut, das Fasten muß abgebrochen werden, soll es nicht zum Hungern werden. Mit anderen Worten: Ist die auffällige Zunahme des Alkalivorrates durch die fortschreitende Reinigung des Organismus bedingt, so hat man in der Blutalkalibestimmung ein brauchbares Mittel in der Hand, die oft schwierige Frage zu entscheiden: Hat der Kranke einen vollen Erfolg der Behandlung zu erwarten, wenn er jetzt abbricht bzw. setzt er sich der Gefahr des Hungerns aus, wenn er weiterfastet?« (»Untersuchung im 20tägigen Fasten«, Dr. *Marg. Freund*, In.-Diss., Julius Springer, Berlin 1927.) — [17] Natürlich muß auch Rücksicht genommen werden auf die Krankheit des Fastenbrechers. Vorsicht z. B. mit gewissen Geschmackskorrigentien, die stark Säure locken bei Hyperaziden. Anwendung solcher bei Achylikern. — [18] So redet mancher Faster. Es gibt recht häufig ein kontinuierliches 3 Wochen langes Fasten von geradezu köstlicher Unbeschwertheit. — [19] Diese Blähungen haben auch eine positive Seite. Sie entfalten den Darm, der, wochenlang kollabiert, nun durch die Gasblasen der beginnenden Faserstoffverdauung sanft bewegt und massiert wird. Jedes Ding hat seine zwei Seiten, sogar die verhaßten Blähungen der ersten Aufbau-Zeit. — [20] Basenüberschüssige Nahrung unmittelbar nach dem Fasten gleicht schnell etwaige Azidosis wieder aus. Blut und Gewebswasser werden alkalischer, vermögen mehr harnsaure Salze in Lösung zu halten und auszuscheiden. Es macht immer wieder einen großen Eindruck auf den Faster und erweckt sein Interesse, wenn der Harn vom ersten Aufbautage an die bekannte graugelbe und weiße Wolke zeigt, wie schlecht gekochte Erbsensuppe. — [21] Heute, 1957, werden andere nach ähnlichem Prinzip angewandt. Ein guter Rat: Nie pressen! Sonst kommen Hämorrhoiden. Stuhl kommt am 2. oder 3. Tag meist von selbst. —

Kapitel IV

[1] Zit. Günther, a. a. O. — [2] Anscheinend ein *besonders* bedenkliches Mittel, das in kurzer Zeit grauen Star und sogar Glaukom hervorrufen kann (*A. Vogt*, Zürich, Klin. Mbl. Augenheilk. Bd. 99 H. 11). — [3] Pulverisiertes Gewebe von Rinder-Embryonen! 1951: Leider hat die Zahl der durch künstliche »Entfettungsmittel« verpfuschten Fälle von gewöhnlicher Fettsucht, die jahraus, jahrein in unsere Klinik kommen, kaum abgenommen. Difficile est, satiram non scribere. Satire? Wie heißt Anklage auf lateinisch? Herz und Nerven klagen nämlich an. Oft kommen die Opfer mit dem warnenden Geleitspruch an: »Ihr Herz wird eine Fastenkur kaum aushalten«. Nun, mit *Hahnemann*, Fasten und allen guten Geistern geht es meistens — trotzdem. — [4] Ich bin im Laufe von 38 Jahren da immer weniger ängstlich geworden. Auch stark dekompensierte Herzen vertragen das Fasten *gut* — allerdings unter Stützung und Steuerung (Crataegus, Cactus grand.). — [5] Drei Wochen, bevor ich dies niederschrieb, entließen wir einen korpulenten Herrn (J.W., 54 Jahre, Kaufmann, 240 Pfd. Gewicht bei Aufnahme), der in 17 Tagen 32 Pfd. abgenommen hatte, bei so erheblicher Steigerung seiner Leistungsfähigkeit, daß er den festen Entschluß mitnahm: a) seine Küche gründlich zu reformieren, b) auf der geschaffenen und gewissenhaft einzuhaltenden Basis dieser Kur etappenweise jedes Jahr eine weitere Kur aufzubauen. Kein besonderer Fall, wie ich ausdrücklich sagen möchte, sondern ein *typischer!* Wozu Marienbad? Er war überdies schon mehrfach dort. — [6] Nachträglich scheint mir mein Urteil über die Kliniken nicht ganz gerecht zu sein. Denn gerade die »Führung« der Stoffwechselkranken und überhaupt die *kombinierte* Methode ihrer Behandlung läßt sich in Kliniken ja kaum durchführen, übrigens auch nicht in konsultativer Praxis, sondern eben *nur* in Sanatorien. Also bezieht sich mein Urteil *nur* auf Sanatorien. — [7] *Bertholet*, a. a. O., S. 90. — [8] Natürlich müssen die

oft törichten Eltern über eine vernünftige Kost (sehr *einfache* Kost!) aufgeklärt werden. Die meisten Eltern gehören überhaupt in eine Reform-Küchenschule, ehe sie einen Hausstand gründen. England hat sog. adult schools, Erwachsenenschulen. Wir sollten solche Schulen für Lebensreform haben. Ich komme im letzten Kapitel darauf zurück. — [9] Nach der eindrucksvollen Mitteilung von Prof. Dr. *L. R. Grote*-Dresden, jetzt Glotterbad, auf dem Wiesb. Kongreß am 20. April 1936. — [10] Der Organismus eines starken Fleischessers wird durch den Luxuskonsum von tierischem Eiweiß nach einer bestimmten Richtung hin sensibilisiert und reagiert dann auch allergisch gegenüber den endogenen Eiweißabbau-Produkten. Diese allergische Empfindlichkeit dehnt sich dann auch auf die bakteriellen Eiweißgifte aus, also auf solche exogenen Ursprungs. Somit haben also auch diejenigen recht, die einst (zu meiner Studienzeit 1897–1901) die Rheuma- und Gichterkrankungen für Infektionskrankheiten hielten. Sicher, die Harnsäure ist nicht die alleinige Ursache des Rheumas, ja nicht einmal der »Harnsäuregicht«. — [11] Eine Sache des Charakters, des Willens! Leichter ist natürlich das Fasten und dann die Rückkehr zur »guten Küche«, mit Aussicht, die Kur in jedem nächsten Jahre zu wiederholen. Wir empfehlen bei diesen Sybariten das lange Fasten mit gründlicher Einwirkung auf Willen und Vorstellung. So wurde schon mancher Gichtiker zum Lebensreformer. *W. Eisenberg* hat 1935 in Nr. 3 der »Deutschen Zeitschrift für Homöopathie« über eine Reihe von unter Einfluß der Fastenkur verlaufenen Arthritisfällen berichtet. Es handelt sich um die von uns beobachteten Fälle der letzten drei Jahre in Witzenhausen. — [12] Hier möchte ich ganz kurz eine Beobachtung wiedergeben, die ich während meines ganzen Lebens machen konnte. Die Krebskandidaten waren auffallend häufig Menschen, denen »noch nie etwas gefehlt hatte«, blühend gesunde Menschen, *viel essend und trinkend.* Mir schien beinahe, als ob Menschen, die schon oft krank waren, also empfindlichere, leidgeprüfte Menschen, weniger krebsanfällig waren als jene Gesunden. Und ich fragte mich oft: steht *der* Mensch in bezug auf Krebsanfälligkeit günstiger da, der noch nie in seinem Leben krank war, oder der, der schon allerlei Krankheiten *gemeistert* hat? Gelegentlich neigt man tatsächlich beinahe zur Bejahung der zweiten Frage. Nach *Auler* tötet der Impfkrebs 100 % *gesunder* Tiere! — [13] Die Mesenchym-, die Bindegewebszellen und ihre Interzellular-Räume sind die Speicherzellen für all die biologisch fragwürdigen Lagerstoffe, die das Fasten loslöst und abbaut. Das Grundgewebe ist ja ein Maschengewebe und ganz besonders für die Depotfunktion eingerichtet. 1951: Wir stoßen in der neueren Fasten-Literatur auf das Wort »Mesenchymblockade«, »das omnipotente Mesenchym« und »Bindegewebsorgan«. *(H. Schade* nach *Buchinger jun.*, vor allem aber bei *Zabel* a. a. O., S. 30 ff.) In den Schutt- und Rieselfeldern unseres Organismus dürfte sich beim Fasten ein Großteil der »Enthemmung fermentativer Prozesse« *(L. R. Grote)* abspielen, unterstützt durch Massage und abgewogene Gymnastik. — [14] *Gähwyler*, »Mesenchymal-Theorie und Krebsprophylaxe«, Bulletin der Schweizer Vereinigung für Krebsbekämpfung, 1934, Nr. 3. — [15] *Gähwyler* a. a. O. — [16] In der »Zeitschrift für experimentelle Medizin«, 1933, veröffentlichte *W. Weichardt* einen interessanten Bericht, aus dem hervorgeht, daß die Anregung, also die Erhöhung des Stoffwechsels, auf das Tumorenwachstum entschieden hemmend einwirkt. (Nach »Pharma-Medico«, München 25, Nr. 5 vom Januar 1934.) Demnach muß eine Stoffwechselsteigerung, die mit einer so gewaltigen Steigerung aller Abwehrprozesse verbunden ist wie das Fasten, zur rechten Zeit, d. h. in principiis, angewandt, eigentlich das ideale Vorbeugungsmittel gegen die Cancerosis sein. Menschen mit niederem Stand des Umsatzes, Menschen aus »Krebsfamilien«, »Krebshäusern« müßten also jährlich ihre Fastenkur machen. — [17] Mesenchym-Therapie: Licht, Luft, Massage, Kälte, Hitze, Wasser! Vor allem aber: Das rechtzeitige Fasten! Natur-Heilanstalten zur Stärkung und Reinigung des Grundgewebes! – Ich weiß wohl, daß die *Boström*sche Theorie der Krebsentstehung von den schulmedizinischen Größen *Fischer-Wasels* u. v. a. grimmig bekämpft wird. Auch *Erwin Liek* und sein geistvolles Krebsbuch, auch *Emil Schlegels »Krebskrankheit«* werden ja grob abgelehnt. Und doch ist die biologische Intuition von *Ellis Barker, Schlegel, Liek, Boström* (dem man »Senilität« vorwirft!) u. a. *therapeutisch durchaus Wege weisend.* Die Praxis, das Leben selbst zollt diesen Männern Beifall. Vor Jahren las ich in der »Zeitschrift für Spagirik« (1934, Heft 8) folgende Stelle: »Das Unterhautzellgewebe, jene Schicht der Haut, die unter der obersten liegt, ist ein Speicher der Lebenskräfte. Es ist eine sich über den ganzen Körper hinziehende innersekretorische Drüse, die die Lebensvorgänge verstärkt, Abwehrstoffe gegen Krankheiten erzeugt und die Bildung von Hormonen und Vitaminen anregt. Die Beschaffenheit des Unterhaut-Zellgewebes ist ausschlaggebend für den ganzen Menschen, ob er genügend Spannkraft besitzt, ob der Stoffwechsel richtig funktioniert, ob er eine Infektion übersteht und ob er früh altert.« Dieser Autor, ein Laie namens *Stephan,* muß immerhin Intuition und beträchtliches Ahnungsvermögen besitzen, falls er diese Gedanken aus sich selber schöpfte. Denn aus diesen, wenn auch laienhaften und unklaren Sätzen spricht uns ein tiefes biologisches Verständnis an. — [18] Ähnlich verhält es sich meines Erachtens mit dem Schweißfuß und der Rhinitis vasomotoria. Notventile des Körpers! Lagert das Fasten *nicht* um, dann bescheide man sich! — [19] *v. Noorden* nennt den Fastentag den »Sonntag für den Stoffwechsel des Diabetikers«. Ich möchte das ergänzen: Die Fasten*woche* ist aber die *Ferienzeit,* in der er sich erst richtig erholt. — [20] Vor Jahren wurde ich auf die sehr häufige Verbindung der Migräne mit Leberleiden und Gallenblasenentzündung aufmerksam. Hier öffnen sich meines Erachtens neue Wege, die wir auch jetzt gehen wollen. – Nach gründlichem Fasten (und evtl. schon während des Fastens) sollen Lebermittel je nach homöopathischer Indikation gegeben werden: Carduus, Chelidonium, China, Bryonia, Mercurius dulcis, Phosphorus, Nux vomica u. a., aber auch des alten braven allopathischen Glaubersalzes sei hier dankbar gedacht. — [21] Primitive, dumme und stark egozentrische Neurastheniker können gar nicht fasten. Sie quälen sich und den Fastenleiter oft mehr, als der Erfolg ihrer Kur wert ist. — [22] So berichtet z. B. *Kapferer* einen Fall, bei dem ein tobender, halluzinierender Kranker mit Wahnideen, den er behandeln durfte, durch eine 30tägige Fastenkur völlig geheilt wurde. (»Fastenkuren-Wunderkuren«, Verlag Fr. P. Lorenz, Freiburg/Breisgau.) Auch *Dewey* und *Guelpa* berichteten eine ganze Reihe solcher Fälle. — [23] Übrigens auch Myome und Verlagerungen! Fasten verkleinert die Geschwülste, es strafft und rafft die schlaffen Bandapparate. — [24] Vorausgesetzt, daß keine strikte Gegenanzeige besteht wie bei schwerer Perityphlitis. — [25] In praxi kann gelegentlich *jede* Krankheit Gegenindikation sein und eine »Gegenindikation« kann u. U. das Fasten zulassen. Den notwendigen Maßstab bildet immer die Frage: Halte ich den

Organismus noch für fähig, auf den starken Reizstoß des Fastens korrigierend zu antworten, d. h. bringt er noch genug Abwehrstoffe auf oder nicht? Daß der fastende Körper tatsächlich in gesteigertem Maße bakterizide Stoffe aufzubringen vermag, halte ich für ausreichend erwiesen. — [26] A. a. O.

Kapitel V

[1] Täglich *entweder* etwas Käse *oder* etwas Milch *oder* ein Ei. Das Gespenst der Eiweiß-Unterernährung habe ich bei dieser relativ eiweißarmen Kost noch nie spuken sehen. — [2] Unlängst sagte mir ein durch Fasten gesundeter, vorher schwerkranker Kaufmann, der seit nunmehr 3 Jahren vegetarisch lebt: »Herr Doktor, wenn Sie es fertigbringen durch Ihr Schreiben und Reden, daß alles Volk (!) vegetarisch lebt, dann kommt ja kein Mensch mehr zum Fasten ...« Wie sagte doch Serenissimus: »Ist doch wohl Satire, *Kindermann*, was?« — [3] Zeugen für diese Auffassung sind: *Cuvier*, *Wiedersheim*, *Ernst Haeckel*, *Adolf Roehrig* (Archäologe) und *G. Steinmann*. — [4] Der berühmte »Neandertaler« ist ein in den Schrecken der Eiszeit *verwilderter* Mensch. Er war übrigens Kannibale. Das ist nachgewiesen an Menschenknochen-Resten. — [5] Nichtsdestoweniger möchte ich in dieser Neuauflage auch die – abweichende – Anschauung meines früheren Mitarbeiters Dr. *Herbert Fritsche* zu Worte kommen lassen. Er vertritt mit *Westenhöfer*, *Adloff*, *Dacqué*, *O. J. Hartmann*, *Frechkop* u. a. Menschwerdungsforschern der Gegenwart die Anschauung, daß der Mensch stammesgeschichtlich nichts mit den Anthropoiden zu tun habe, höchstens diese mit ihm. Der Mensch sei hinsichtlich seiner anatomischen Gegebenheiten – auch vor allem seines Gebisses! – durchaus unspezialisiert, schöpferisch-indifferent angelegt, also weder ein (spezialangepaßter) Carni- noch Herbi- noch Omni- noch Frugivore; eben daß er als *Könner* (im Gegensatz zu den durch ihre Organe tyrannisierten *»Müssern«*, den Tieren) in der Lage sei, seine Nahrung selbst zu bestimmen, verpflichtet ihn nach *Fritsche* in besonderem Maße zu »menschenwürdiger Kost«. Nicht weil er »eigentlich«, als Frugivoren-Abkömmling, Vegetarier sei, solle er sich blutiger Kost enthalten, sondern weil er als *Mensch* sowohl so als auch anders könne, stehe er mit seiner Ernährung nicht so sehr vor einem biologischen, als vor einem recht eigentlich anthropologischen, ja, (wenn dies Wort recht verstanden wird) vor einem existenziell-anthroposophischen Problem. Näheres in *Fritsches* Arbeit »Selbstzucht statt Instinkt«, »Wendepunkt« 1944/7 und in seinem Buch »Der Erstgeborene. Ein Bild des Menschen«, 5. Auflage, Stuttgart 1953. — [6] *Joteyko et Kipiani*, Enquête scientifique sur les Végétariens, Lamertin, Bruxelles, 1907. Ebenso: *Bircher-Benner*, Grundlagen der Ernährungstherapie, Verlag O. Salle, Berlin, 1909, S. 143 - 45, wo auch die *Fisher* und die *Chittenden*-Versuche zu finden sind. — [7] »Vegetarische Warte«, 1912, Heft 15 - 17, 19 und 20. Aufsätze von Dr. med. *H. Meng* (unter dem Namen Heinrich Otto) mit einer Fülle wissenschaftlichen Materials. — [8] Vgl. die klassischen Versuchsergebnisse von Prof. *Chittenden* von der Yale-Universität USA, mit 6 Professoren, 11 Soldaten und 8 Studenten (durchtrainierte Athleten). Die Kraftleistungswerte stiegen genau mit dem abnehmenden Eiweiß-Quantum der Nahrung (150 - 50 g verdau-

liches Eiweiß pro Tag). — [9] »Untersuchungen und Erwägungen über den Hunger«, Deutsche militärärztliche Zeitschrift vom 5. März 1914. — [10] Hauptbeweis für die Berechtigung und Notwendigkeit meines Vegetarismus: »Myself!«. — [11] Nach einer sehr interessanten Arbeit des Schweizer Internisten *Stähelin*, die vor etwa 30 Jahren erschien, ergeben sich nach einer gründlichen Fleischmahlzeit Veränderungen im Organismus in feiner Andeutung, wie sie, in stärkerem Maße, beim Einbruch eines infektiösen Virus zu finden sind, nämlich: Müdigkeit, Temperaturerhöhung, Erhöhung der Blut-Viskosität und Vermehrung der weißen Blutkörperchen (Leukocytose). »Untersuchung über vegetarische Kost« (Zeitschrift für Biologie 1907, Bd. 31 [49] S. 199 fg.). Genaueres darüber in *Werner Kollaths* Büchern »Die Ordnung unserer Nahrung«, (Stuttgart 1942, Neuauflage 1951) und »Zur Einheit der Heilkunde« (Stuttgart 1942), beide im Hippokrates-Verlag. — [12] Übrigens, welchem praktischen Arzte ist es noch nicht aufgefallen, daß der Scharlach gerade die »Posaunenengel«, die »blühend gesunden« Kinder hinwegrafft? Auch stickstoffüberdüngte Pflanzen im Garten werden leichter befallen und durch Parasiten geschädigt. Dabei »Geilwuchs«! — [13] *Buchinger* »Das Naseninnere als therapeutischer Ort«. Biologische Heilkunst, XIV. Jahrgang, Nr. 36, Stuttgart. — [13a] Beim erwachsenen Menschen nur noch als ein häutiges Restchen vorhanden. — [14] Vgl. S. 9 - 15 des angeführten kleinen Buches »Die Röder-Methode«. Verlag: Bruno Wilkens, Hannover. — [15] Auch das operativ blutige Entfernen der gewucherten Tonsilla pharyngea bei Kindern hilft nicht nur sublata causa, sondern der gewaltige Operations-Wundreiz, der sich über viele Tage hin erstreckt und auch die weitere Nachbarschaft beeindruckt, hat eben die Wirkung einer sehr gründlichen Röder-Behandlung. Übrigens haben die Jahre und die verglichenen Kurerfolge uns belehrt, daß »das Rödern« noch besser an jedem 2. Tag bekommt statt täglich. Unerwünschte Reizhäufung wird vermieden, und die Tiefen-Wirkung ist die gleiche wie bei täglicher Behandlung (1951). — [16] *Buchinger*, a. a. O., Das Naseninnere usw. — [17] 1944 erschien »Hahnemann, Die Idee der Homöopathie« von Dr. *Herbert Fritsche*, 2. Auflage, Stuttgart 1954. Ich kenne kaum ein Buch, welches seinen Titel mit größerem Recht führt als dieses. — [18] In aller Bescheidenheit möchte ich hier unserem großen Kollegen sagen: Wir *kannten* schon 10 Jahre zuvor die merkwürdige Erhöhung der Reizbereitschaft durch Fasten, sprachen allerdings erst 1932 einmal davon in der Öffentlichkeit. *Bier* war also immerhin der erste, der diesem fruchtbaren Gedanken Form gab, einem Gedanken, der wohl in der biologischen Heilkunst noch eine wichtige Rolle spielen wird.

Kapitel VI

[1] Nichts ist im Verstand, was nicht zuvor im Sinn (in der Sinneswahrnehmung) war. — [2] Nichts ist im Körper, was nicht zuvor in der Seele war. — [3] Welcher erfahrene Arzt hat noch nicht erlebt, daß eine alte, stets rezidivierende Gesichtsrose, die er vergeblich behandelte, auf einmaliges »Besprechen« hin heilte? Ebenso oft heilen Warzen unter solchen und ähnlichen »Methoden«. — [4] Dr. *Alfred Strauß*, Graz, »Theurgische Heilmethoden , Linser Verlag, Berlin-Pankow 1925, S. 55. —

[5] Allerdings erweist er sich leider bald darauf durch seine Anordnung, das Kind als »krank« zu entfernen, als *arger* »Mediziner«. — [6] Gewiß, man mag auch das ruhig Suggestion nennen. Wenn wir die Suggestion ablehnen, dann nur die übliche Weise der Suggestion und nur für *uns*. Daß es hervorragende Ärzte gibt, die bewußt suggerieren, auch hypnotisieren, weiß ich. Jeder Arzt soll *sich* selbst und in *seiner* Weise geben. Der größte Arzt und Lehrer hat uns nicht nur eine *Lehre* gegeben, sondern *sich selbst*. — [7] Im Dezember 1924 war ein sehr verwöhnter Hamburger Großkaufmann bei mir, der zu Anfang voll Entsetzen die »Nasen-Rachen-Operation« von sich wies. »Das lerne ich nie! Das halte ich nie aus!« Es kostete einiges Zureden. Es kamen die zwei Weihnachtsfeiertage. Am zweiten Feiertag klingelt einer an, er bäte dringend ums »Rödern«. Das sei doch ein wahrer Kraftquell. Es war der Hamburger! — [8] Hier möchte ich einmal besonders anerkennend auf die mustergültigen Forschungen sowie die hervorragenden Bücher und Schriften unseres alten Vorkämpfers *Bircher-Benner*, Zürich, hinweisen. Auch auf die gut redigierte Zeitschrift »Der Wendepunkt«. — [9] ... und die bekanntlich ein Gummibegriff ist. — [10] Prof. Dr. *Hans Schmidt*, Halle, »Warum haben wir den Krieg verloren?« — Der Alkohol sabotiert alles, worein er sich mischt: Fabriken, Autofahrten, Lebensläufe, Kriege und – Revolutionen. Die Reibungen, welche die Trinksitte, der »mäßige Volksalkoholismus«, in einem modernen Staat hervorruft, dem durch Krieg und schweres Schicksal keine biologischen und materiellen Kraftreserven mehr zur Verfügung stehen, sind heute schon völlig ausreichend, um den Stillstand oder gar Verfall der großen, kunstvollen Maschine verursachen zu können. — [11] *Shakespeare*, Hamlet, 1. Akt: Prinz Hamlets Schilderung der Trinksitte seines Volkes! — [12] Ein solcher Vortrag wurde einmal (1926) nachgeschrieben in Kurzschrift und ist dann später als Flugblatt erschienen; er mag am Textschlusse dieses Buches (s. S. 171) stehen, als Beispiel, wie ungefähr so ein Vortrag hier gestaltet ist. — [13] Verarmung, Wohnungsnot, Geschlechtskrankheiten (70 % werden unter Alkohol erworben), Ehezerrüttung, Dienstentlassung, Degeneration, Konstitutionsschwäche, Kriminalität, Landesverrat (fast immer ist der Alkohol beteiligt), Unfälle usw. — [14] Hippokrates-Verlag, Stuttgart, 1232 Seiten stark, mit allein 210 Seiten Literaturangaben. [15] Man drehe bitte das obige Wort nicht um. Biologische Minderwertigkeit gibt noch in keiner Weise den Reisepaß nach Genieland! Sonst müßten ja alle Krüppel Genies sein. — [16] Sicher geht es auf dieser schwankenden Erde nicht ohne Autorität ab. Aber es bedarf der ganzen Autorität Berufener, *falsche* Autorität zu kennzeichnen und zu bannen. — [17] Er kam 1611 vor die Inquisition und mußte widerrufen. — [18] Man nannte ihn den »Tanzmeister der Frösche«, weil er die ersten Äußerungen der geheimnisvollen elektrischen Kraft an zuckenden Froschschenkeln beobachtet hatte. — [19] Man lege diesen Maßstab nur einmal an die Anschauungen und die Erlebnisse der biologischen Heilkunde! Die exakt naturwissenschaftliche Epoche der Medizin hat »Sachverständigen-Urteile« über uns gezeitigt, die sich später im Fossilienkabinett der Geschichte der Medizin sicher einmal geradeso lächerlich ausnehmen werden wie das berühmte Gutachten des Bayerischen Obermedizinalkollegiums über den ersten Bahnbau. — [20] Das persönliche Überleben des Todes ist heute längst keine Glaubensangelegenheit mehr, sondern ein durch Forschung und Erfahrung gesichertes Faktum. Wer das leugnen will, den können wir freilich als

Diskussionspartner nur ernst nehmen, wenn er sich mit dem Tatsachenmaterial vertraut gemacht hat, also wenn er etwa die lückenlose Beweiskette des Fundamentalwerkes »Das persönliche Überleben des Todes« von Dr. *Emil Mattiesen* (Verlag Walter de Gruyter & Co., Berlin, 1936) mit Erfolg anzufechten vermocht hat. — — [21] Man muß sich gar oft mit einbeziehen. Es ist pädagogisch entschieden wirksamer. — [22] Wäre der Verfasser in seinen Jünglingsjahren nicht durch den Atheismus von *Fr. Th. Vischer, D. F. Strauß, Jens P. Jacobsen, Paul Heyse, Felix Dahn, Ernst Haeckel* gegangen, dann wüßte er nicht, daß es immer Heroen der stolzen atheistischen Resignation gab, einer hohen Resignation, die Strauß' letztes Lied auf seinem Sterbebette in die müde verzichtenden, ergreifend-tapferen Worte ausklingen läßt:

»Was frommt dir, Seele nun,
als daß mit Ernst
du in dir selber ruh'n,
du sterben lernst?« —

[23] *Stefan George* singt:

»Dies ist die Stunde der Kür,
da sich der Weltgrund bewegt.
Wie uns der Abend umhegt,
tritt uns ein Gott in die Tür ...«

[24] »... Lösest endlich auch einmal meine Seele ganz.« *(Goethe).* — [25] Die Stunde des »Pan« bei den Griechen, die Stunde der »Roggenmuhme« bei den Germanen, der »Mittagsgöttin« bei den Slawen. — [26] »Da verstand ich die Predigt Gottes«, schrieb der Wachgewordene. Der junge Mann hatte mit dem Leben abgerechnet, gründliche Entrümpelung vorgenommen. Er befand sich in asketischer Situation. — [27] Fällt da nicht jedem sofort unser *Matthias Claudius* ein? — [28] Auch die zwei folgenden kleinen Verse sind wert, auswendig gelernt zu werden:

»Er ist ein Gast, der unbewegt
und doch in höchster Tat
das Erdendasein mutig trägt
und Gott und Welt bejaht.
Braucht er noch mehr? Er hat genug.
Zum Abflug stets bereit,
verwandelt er den Atemzug
der Zeit in Ewigkeit.«

Aber der erste Vers genügt meistens, er ist wie aus dem Volkslied oder aus einem alten guten Kirchenlied. Rhythmus, Musikalität und Schlichtheit sind einzigartig. Die anderen sind schon — geistreicher, sind »Kunst«. — [29] Gerade während der Korrektur zur 2. Auflage meines Buches erschien das Werk von Dr. *Johannes Faust* »Aktive Entspannungs-Behandlung« (Hippokrates-Verlag, Stuttgart). Ganz besonders gut ordnet sich diese Methode, die ja so natürlich und einfach ist, unserer kombinierten Heilfasten-Methode ein. Ein methodisches längeres Fasten arbeitet bekanntlich jeglicher Lösung vor. Es wirkt selber durchaus entspannend und lösend. Man mag nur einmal diese von Dr. *Faust* angegebenen Übungen mit einem Fastenden ausführen, und man wird erstaunt sein, wie leicht ihm die Entspannung fällt, körperlich und seelisch. Ansprechbarer und empfindlicher für Feinreize, beeindruckbarer und folgsamer wie der Fastende ohnedies schon ist, wird er nun den Weisungen des Entspannungs-Therapeuten viel weniger Widerstand leisten, wird ihm erheblich mehr Verständnis entgegenbringen als der im prallen Tonus der Vollernährung Befindliche. — [30] Vgl. das über Theurgie Gesagte. — [31] Kurz und schön:

»Herr, gib mir
was mich führt zu dir!
Herr, nimm mir,
was mich trennt von dir!
Herr, nimm mich mir
und gib mich ganz zu eigen dir!«

Nikolaus von Flüe, der große heilige Faster

[32] »In allen meinen Taten ... mit dem herrlichen dritten Vers:

»Es kann mir nichts geschehen,
als was er hat ersehen
und was mir selig ist ...«

[33] »O Geist, der Geister erste Quelle,
o Wesen unumschränkter Macht!
Schick einen Strahl von deiner Helle
in finstrer Geister trübe Nacht ...«

[34] »Im Namen dessen, der sich selbst erschuf
von Ewigkeit in schaffendem Beruf — —«

Das menschlicher Vernunft einleuchtendste aller Gebete! Die weiseste aller Zwiesprachen mit dem großen Ur-Geheimnis! Ein philosophisch denkerischer Leckerbissen! Und gerade darum — *kein* echtes, starkes Gebet!

[35] »Das Trauern gib auf
um verfehlten, verlorenen Lebenslauf,
es bleibt kein Suchen vergebens.
Dereinst kommt Kraft,
das Wollen schafft
Vollendung ewigen Lebens ...«

Eigentlich kein Gebet, aber in seiner Wirkung emporreißend wie ein echtes Beten!

[36] »Hier ist die stille Ewigkeit ...«
»Alles kann ich dir erzählen ...«
»Man lockt mich in die Wüste ein ...«
»Ich bin so satt der fremden Dinge ...«
»Ich bin im dunklen Heiligtum ...«
»Wie die zarten Blumen ...«

»Nun schläfet man und wer nicht schlafen kann, der bete mit mir an den großen Namen ... « ausklingend in die Worte:

»Nun kehr' ich ein,
Herr, rede du allein
beim tiefsten Stillesein
zu mir im Dunkeln.«

Ein Gebet, das unsere *schlaflosen* Faster gerne *auswendig* lernen. Ein feines Schlafmittel! — Überhaupt, das stille Aufsagen von guten Dichtungen und alten schönen Liedern hat seelenberuhigende Heilkraft, aber — auswendig lernen!

Kapitel VII

[1] Leider untersuchte ich nicht die dann später folgenden Stuhlentleerungen. Vielleicht passierte damals ein letzter großer Stein die Gallenwege. — [2] 12. Mai 1935. Von dritter Seite höre ich, daß es der Patientin »gut gehe«. Letzte Nachricht 16. Juli 1935: »sehr gutes Befinden«. Mai/Juni 1937 die zweite (vorbeugende!) Kur. Der chron. Gelenkrheumatismus macht seit der damaligen unfreiwilligen Fieberkur fast gar keine Erscheinungen mehr. Nunmehr leichtes krisenloses Fasten und ungestörter Aufbau. — [3] *W. Eisenberg* (mein Assistenzarzt 1931–34) hat für die Zeitschrift »Hippokrates« 28 unserer Fälle von Hypertonie zusammengestellt. »Blutdruck und Fasten« von W. Eisenberg, Hippokrates 1935, Heft 16.

Kapitel VIII und Anhang

[1] Die alten Brahmanen sagten bezeichnenderweise: »Die Krankheit ist eine Strafe. Zur Heilung muß man zunächst Agni um Vergebung der Sünden bitten« *(Fontane* nach *Bertholet).* Das ist uraltes Wissen eines religiös besonders aufgeschlossenen Volkes. Böses Wollen, falsches Meinen, also Sünde und Avidya, das sind tatsächlich Quellen täglichen Leides, auch der Krankheit. Der größte Arzt und Theurg, der je über die Erde ging, sprach einfach zu dem Gichtbrüchigen (Matth. 9, 2) »Sei getrost, mein Sohn, deine Sünden sind dir vergeben.« — [2] Ähnlich wirken übrigens oft auch Röntgenstrahlen. Bestrahlte Psoriasis, bestrahltes Ekzem trotzen am längsten dem Fasten oder machen es ganz erfolglos. — [3] *Bertholet a. a. O. Carton* hätte übrigens auch noch das gebleichte, chemisch versetzte, demineralisierte Weißmehl als viertes nennen können, ganz zu schweigen von »Luzifers Griff nach dem Lebendigen« (Gamber), der mörderischen Chemie in Boden, Wasser und Nahrung. — [4] »Führung und Fasten«, zwei Heilwege, Verlag von J. F. Steinkopf, Stuttgart, 20 Seiten. — [5] Alle Berggipfel der Menschheit leuchten im selben Lichte. Alle Weisen, alle Eingeweihten, die Erwachten und Berufenen aller Rassen und Völker der Weltgeschichte grüßen sich, nicken sich bestätigend zu. Der herrliche, überzeugende »Consensus sapientium«! *Augustin* hat der alten Ur-Tatsache die edelste Form gegeben: »Zu Dir hast Du uns geschaffen, und unser Herz ist voll Unruhe, bis es wieder ruht in Dir.« — [6] ..., die bald verschwinden und die Wüste dann nur noch grauenhafter erscheinen lassen! — [7] ... übrigens nach den Forschungen der Nervenärzte sehr bezeichnenderweise fast eine reine Alkoholkrankheit. In deutschen Zusammenstellungen läßt sich in 45 Prozent und in Schweizer Zusammenstellungen gar in 80 Prozent von Epilepsie-Fällen der ursächliche Zusammenhang mit dem Alkoholgenuß der Eltern nachweisen.

FREMDWORTERKLÄRUNG

1) Absorption = Aufsaugung.
2) Abstinentia est species evacuationis. Wörtlich = Die Enthaltsamkeit ist eine Art Entleerung. Sinngemäß = Das Fasten ist eine Ausscheidungskur.
3) Abstinentia totum corpus aequaliter purgat = Die Enthaltsamkeit (das Fasten) reinigt den ganzen Körper gleichmäßig.
4) Abundant = überfließend, überströmend, überreich.
5) Azeton = Brenzessiggeist.
6) Adipositas = Fettleibigkeit.
7) Afferens = zuführend.
8) Aggregate = dazu Gehöriges.
9) Akne = Talgdrüsen-Entzündung.
10) Albumen = Eiweiß.
11) Alkalität = Basen-Gehalt (chemisches Gegenteil von Säuregehalt).
12) Allergie = Andere, nicht sein sollende Reaktion.
13) Analogie = Entsprechung.
14) Anamnese = Krankheits-Vorgeschichte.
15) Anaphylaktisch = durch gleichsinnige wiederholte Serumbehandlung gegen *diesen* Stoff überempfindlich.
16) Angina pectoris = Herzangst.
17) Anima humana naturaliter christiania = die Menschenseele von Natur eine Christin.
18) Anthropoiden = Menschenaffen.
19) Antidyscrasicum = Mittel gegen schlechte Blutmischung.
20) Anurie = Aufhören jeglicher Harnabsonderung.
21) Apoplexie = Schlaganfall.
22) Arcanum = geheimnisvolle Wunderarznei.
23) Arteriosklerose = Verhärtung der Schlagadern.
24) Arthritiden = Gelenkentzündungen.
25) Arthritis urica = Harnsäure-Gicht.
26) Arthropathia = chronisches Gelenkleiden.
27) Askariden = Spulwürmer.
28) Assimilierbar = zum Aufbau verwendbar.
29) Ätiologie = Lehre von den Krankheitsursachen.
30) Atonisch = schlaff.
31) Axonaler Kationen-Transport = Transport der pos. geladenen Ionen auf dem Wege über den Achsenzylinder des Nerven.
32) Bakterizid = bakterientötend, keimtötend.
33) Bauch-Plethora = krankhafte Fülle in den Blutgefäßen des Bauches.
34) Bhagavadgita = Gesang des Heiligen (brahmanisch).
35) Bradykardie = breiter, langsamer Pulsschlag.
36) Carnivoren = Fleischfresser.
37) Carotis = Halsschlagader.
38) Cito, tuto et jucunde = schnell, sicher und angenehm.
39) Coli-Cystitis = Blasenentzündung durch den Coli-Bazillus.
40) Coli-Pyelitis = Nierenbeckenentzündung durch den Coli-Bazillus.
41) Colitis = Dickdarmentzündung.
42) Colloid-Knoten = Knoten mit leimähnlichem Inhalt.
43) Comment rejeunir notre organisme et le renouveler = Wie wir unseren Körper verjüngen und erneuern.

44) Cyanotisch = bläulich.
45) Derivate = Abkömmlinge.
46) Dermatologisch = die Lehre von der Haut und ihren Erkrankungen betreffend.
47) Désintoxication organique = Entgiftung der Organe.
48) Diathese = Krankheitsanlage.
49) Difficile est, satiram non scribere = Es ist schwer, nicht darüber ein Spottgedicht zu schreiben.
50) Dilatation = Erweiterung.
51) Duodenalsonde = Sonde, die bis in den Zwölffingerdarm geführt wird.
52) Dysbakterie = Mißverhältnisse unter der Bakterienflora, gestörte Bakterienflora (meist des Darmes).
53) Dyspepsie = krankhaft gestörte Verdauung.
54) Efferens = herausführend.
55) Elektiv = (auswählend), an ein bestimmtes Organ sich wendend.
56) Empirie = Erfahrung.
57) Encephalitis = Gehirn-Entzündung.
58) Endokrin = hormonal, einsondernd.
59) Entelechie = Werdeziel, Urbild.
60) Enteritiden = Darmkatarrhe.
61) Epigastrium = Magengrubengegend.
62) Epithel = Zelloberhaut, oberflächliche Zellschicht.
63) Erythem = entzündliche Hautrötung.
64) Euphorie = gehobene Stimmung.
65) Exanthem = Hautausschlag.
66) Exogen = von außen her entstanden, von außen her bedingt.
67) Exsudat = Ausschwitzung (meist entzündlicher Art).
68) Extrakraniell = außerhalb der Schädelhöhle.
69) Exzessiv = die Grenze überschreitend.
70) Fasting for the cure of disease = Fasten zum Zwecke der Krankheitsheilung.
71) Febrienti cibum ne offeras = Biete dem Fiebernden keine Speise an.
72) Ferment = Enzym, Wirkstoff. Eine Umwandlung bewirkende Substanz.
73) Foetor = Gestank.
74) Frugivoren = Fruchtesser.
75) Gastritiden = Magenkatarrhe.
76) Gastroduodenal = zum Magen und Zwölffingerdarm gehörend.
77) Gastroenteritiden = Magen-Darm-Katarrhe.
78) Gastro-Enterostomie = Operation: Verbindung zwischen Magen und Darm unter Umgehung des Pförtners.
79) Glaukom = grüner Star.
80) Glykogen = die in der Leber gespeicherte Zuckerart.
81) Haematemesis = Bluterbrechen.
82) Haruspex = Weissager, Gaukler.
83) Heliozentrisches System = Lehrgebäude mit der Sonne als Mittelpunkt der Planetenwelt.
84) Herbivoren = Gras- und Krautfresser.
85) Humoral-Pathologie = die Lehre von den aus schlechter Säftemischung entstehenden Krankheiten.
86) Hyperacid = übersauer.
87) Hypertrophieren = übermäßig wachsen.
88) Hypertrophisch = übermäßig vergrößert.
89) Hypnoticum = Schlafmittel.
90) Hypophyse = Hirnanhang.
91) Hypovitaminose = Krankheit durch Vitaminmangel.
92) Ikterische Skleren = von Gelbsucht verfärbte Lederhaut der Augen.
93) Imagination = bildhafte Vorstellung (Einbilde-Fähigkeit).

94) Inanition = Entleerung, Entkräftung durch übermäßige Ausscheidungen.
95) Inanitions-Kuren = Entleerungs-, Entspeicherungskuren.
96) Indikanurie = Stoff im Harn, der Fäulnis im Darm anzeigt.
97) Indikan-Reaktion = Nachweis von I. (s. dies) im Harn.
98) Integrations-Stufe = höhere Vervollkommnungsstufe.
99) Intestinal-Traktus = Verdauungsweg vom Munde bis zum Mastdarm.
100) Intuition = Innere Schau.
101) Isotonie = Gleichstellung im Salzgehalt.
102) Jejunium a vespera ad vesperam = Nahrungsenthaltung vom Abend bis zum nächsten Abend.
103) Kapillarität = Zustand der feinen Gewebs-Haargefäße.
104) Katalysator = Umwandlung bewirkende Substanz.
105) Katharsis = Reinigung.
106) Kollabiert = zusammengefallen, erschlafft.
107) Kollateralen = Nebenkreislauf.
108) Kolloidal = leimähnlich, schwer oder gar nicht auflösbar.
109) Komponente = Anteil.
110) Laktovegetarisch = pflanzlich nebst etwas Milchprodukten.
111) Leberechinococcus = Hundewurm, der in der Leber Blasen bildet.
112) Leptosom = zart und schlank von Körperbau.
113) Letal = tödlich.
114) Lipoid = fettähnlich.
115) Magnum Opus = das große Werk.
116) Mechanotherapie = Krankenheilung mittels Maschinen.
117) Medulla oblongata = das verlängerte Mark (oberster Teil des Rückenmarkes).
118) Mesenchym = Bindegewebe.
119) Misoneismus = Ablehnung jedes Neuen.
120) Metanoia = Umdenken, Umkehr, Buße.
121) Moles inagitata = unbewegte Masse.
122) Monoman = besessen von nur einer Idee.
123) Morbum nutris, non aegrotum = Die Krankheit nährst du, nicht den Kranken.
124) Mucoidsubstanz = schleimähnlicher Stoff.
125) Myocard = Herzmuskel.
126) „Myself" = „Ich" (betont).
127) Nekromant = Totenbeschwörer.
128) Nephritiker = Nierenentzündungskranker.
129) Nephrosklerose = Schrumpfniere.
130) Noxen = Schädlichkeiten.
131) Numinosum = zu verehrend Heiliges, Göttliches.
132) Obliterierter Canalis craniopharingeus = zugewachsener Verbindungskanal zwischen Rachenraum und Schädel-Innerem.
133) Obstipation = Stuhlverstopfung.
134) Omnadin = ein Medikament zur Erzeugung einer Art von Heilfieber.
135) Omnipotent = allmächtig.
136) Organelektiv = ein bestimmtes Organ sich aussuchend.
137) Organotrop = an ein bestimmtes Organ sich wendend.
138) Ovulum = Eichen (winziges Ei).
139) Oxalate = oxalsaure Steine.
140) Paradentose = chronischer Krankheitsprozeß der Zahnumgebung.
141) Parasympathikus = Teil des vegetativen Nervensystems.
142) Parenchym = Drüsenfleisch, Zellengewebe.

143) Perityphlitis = Blinddarm-entzündung.

144) Phlebitis, Phlebitiden = Venen-Entzündung, Venen-Entzündungen.

145) Physiologie = Lehre von der Einrichtung und der Lebenserscheinung, den Funktionen des menschlichen Körpers und der tierischen Welt überhaupt.

146) Plethora abdominalis = Überfüllung der Bauchblutgefäße.

147) Pleuritis = Rippenfellentzündung.

148) Pluriglandulär = von mehreren innersekretorischen (Einsonderungs)-Drüsen ausgehend.

149) Pneuma = Atem, Hauch, im höheren Sinne: Geist.

150) Potenz = Kraft, die vorhanden und erst bei gebotener Möglichkeit wirksam wird.
Potenz: in der homöopathischen Arzneimittellehre gebraucht und s c h l e c h t übersetzt mit „Verdünnung".

151) Praecancerose = Zustand vor dem Krebsleiden, Krebsbereitschaft.

152) Prädilektionsstelle = Lieblingsstelle.

153) Primaten = Menschenaffen.

154) Primum movens = erster Anstoß (wörtlich: Das erste Bewegende).

155) Priorität = Vorzug, Erfinder-Vorrecht.

156) Prophylaxe = Vorbeugung.

157) Protoplasma = der Zellteil im Organismus, in dem die Lebensvorgänge ablaufen.

158) Psoriasis = Schuppenflechte.

159) Psoriasis geographica = landkartenähnliche Schuppenflechte.

160) Psoriasis nummulata = münzenförmige Schuppenflechte.

161) Psychagogie = Seelenführung.

162) Psychokinesis = Bewegung und Beeinflussung von Gegenständen durch die Kraft der Gedanken.

163) Pylorus = Magen-Pförtner.

164) Quod erat demonstrandum = was zu beweisen war.

165) Rekonvaleszenz = Wieder-Genesungszustand, Erholungszustand nach Krankheit.

166) Resorption = Wiederaufsaugung.

167) Restitutio ad integrum = Wiederherstellung bis zur Unversehrtheit.

168) Rezidivierend = rückfällig.

169) Rhagadenähnlich = mit Einrissen, Schrunden.

170) Rhinitis vasomotorica = Art nervösen Schnupfens.

171) Rhinogene Reflexstörungen = von der Nase ausgehende Störungen, die über eine zentralnervöse Schaltstelle gehen.

172) Schamanismus = Religionsform, in der Dämonen und Geister beschworen werden.

173) Schizothyme Symptome = Schlank, angeregt, feinsinnig, idealistisch (nach Kretschmer).

174) Sedativum = Beruhigungsmittel.

175) Sit venia verbo = wenn das Wort gestattet ist.

176) Somatisch = körperlich.

177) Stimulierend = anregend.

178) Stenokardie = Zustand durch Herzkranzarterienverengung.

179) Stenokardiker = Mensch mit Herzkranzarterienverengung.

180) Sternum = Brustbein.

181) Struma = Kropf.

182) Substernale Struma = Kropf, der unter das Brustbein reicht.

183) Sympathosen = Krankheiten des sympathischen Nervengeflechts.

184) Symptom = Erscheinung, Zeichen (z. B. einer Krankheit).

185) Telekinese = Bewegung von Gegenständen durch magische Kräfte.
186) Tingierend = färbend.
187) Thrombo-Phlebitiden = Venen-Entzündungen mit Verstopfung der Venen.
188) Thrombophlebitis = Entzündung und Verstopfung der Blutadern.
189) Thyreogen = von der Schilddrüsen-absonderung herrührend.
190) Tonsillen = Mandeln.
191) Tonus-Zentrum = Stelle im Zwischenhirn, von wo aus die Spannung der Gewebe reguliert wird.
192) Toxikologisch = die Lehre von den Giften betreffend.
193) Transparenz = Durchscheinen, Durchsichtigkeit.
194) Transsudationsstrom = ohne Entzündung aus- und übertretendes Blutwasser.
195) Traumen = Verletzungen.
196) Trachea = Luftröhre.
197) Tumor = Geschwulst.
198) Ulcera cruris = Unterschenkelgeschwüre.
199) Ulcus pepticum = Magengeschwür durch Selbstverdauung einer Magenwandstelle.
200) Ultimum refugium = letzte Zuflucht.
201) Unio mystica = mystische Vereinigung mit der Gottheit.
202) Urate = harnsaure Salze.
203) Urticaria = Nesselsucht.
204) Vacuolenbildung = Bildung kleiner Hohlräume.
205) Vagotoniker = Mensch mit erregtem Vagusnerven, dem Gegenspieler des Sympathikus (Eingeweide-Nerven).
206) Vasomotorisch = die Blutgefäßweite ändernd.
207) Virtutem largiris et praemia = Tugend verleihst du und Belohnungen.
208) Virus = winzige, nur im Elektronenmikroskop sichtbare Krankheitserreger.
209) Vis formativa = Formkraft.
210) Vis medicatrix naturae = Heilkraft der Natur.
211) Viskosität = Klebrigkeit.
212) World's work is done by its invalids = Das Werk der Welt wird von ihren Invaliden geschafft.
213) Xantoprotein - Reaktion = Spezifischer Nachweis gewisser Eiweiß-Spaltprodukte während des Fastens.

LITERATURVERZEICHNIS

Ergänzungsarbeiten des Verfassers zum Themenkreis dieses Buches

(für Zwecke des kurzen und raschen Überblicks)

1. »Verfahren und Ergebnisse der Fastenbehandlung«, Sonderabdruck aus »Die natürliche Heilweise im Rahmen der Gesamt-Medizin«, herausgegeben von Prof. Dr. *C. Adam*, Verlag Gustav Fischer, Jena 1938
2. »Über das Wesen, die Methode und die Wirkung des Heilfastens«, Hippokrates 1939, Heft 5
3. »Über Wirkung und Anwendungsbreite des Heilfastens«, Wiener med. Wschr. 1940, Heft 27
4. »Fasten bei Herdinfektionen«, Hippokrates 1942, Heft 12

Weitere Fastenliteratur

Arbesmann, P. R.: Das Fasten bei den Griechen und Römern, Verlag Alfred Töpelmann, Gießen 1929

Benedict, Francis: A study of prolonged fasting, Carnegie-Institution of Washington 1915

Bertholet, Edouard: Le retour à la santé et à la vie saine par le Jeûne, Henri Held, Imprimeur-Editeur, Lausanne 1923

Buchinger, O.: Führung und Fasten, Verlag J. F. Steinkopf, Stuttgart

Buchinger, O. jun.: Die Heilfastenkur, ihre Geschichte, Bedeutung und Praxis, geänderter Nachdruck aus Hippokrates 1949, Heft 17

— : Gesundwerden, Gesundbleiben durch die Heilfastenkur, Bruno-Wilkens-Verlag, Hannover

Eisenberg, W.: Blutdruck und Fasten, Hippokrates, 6. J., Heft 16

— : Der Fastenführer, 2. Aufl., Karl-F. Haug-Verlag, Berlin 1939

— : Grenzen und Klippen des Fastens, Münch. med. Wschr. 1935, Heft 36

— : Über die Bedeutung des Kochsalzes bei Fastenkuren, Dtsch. Ztschr. für Homöopathie 1937, Heft 8 und 9

— : Fasten und Hautkrankheiten, Fortschr. der Med. 1935, Heft 36

— : Die Bedeutung des Fastens in der Asthmabehandlung, Fortschr. der Med. 1935, S. 389

Fritsche, Herbert: Christliche Heilkunst, Verlag Leonhard Friedrich, Bad Pyrmont

— : Hahnemann und die Seinen, Hippokrates 1942, Heft 29

— : Die Kardinalfrage der Heilkunst, Hippokrates 1942, Heft 38

— : Hygiene und biologische Heilkunst in Indien, Hippokrates 1942, Heft 48

— : Ernährung und Diät in Indien, Hippokrates 1942, Heft 47

— : Diät und Fasten bei Paracelsus und Ulrich v. Hutten, Hippokrates 1943, Heft 49 und 50

Günther, Hans: Hunger- und Durstkuren, Verlag S. Hirzel, Leipzig 1930

Haagen, M. v.: Diätkuren – Wunderkuren, Verlag J. F. Steinkopf, Stuttgart 1939

Hof, Erwin: Die Operation ohne Messer, Buchdruckerei J. Tomka, München

Hoffmann, Friedrich: Wie man manche schwere Krankheit durch Mäßigkeit und Fasten kurieren kann, 1719, neu herausgegeben von Dr. med. Kapferer, Meiningen, erschienen im Jungborn-Verlag, Bad Harzburg 1926

Just, Rudolf: Fasten und Fastenkuren, Jungborn-Verlag, Bad Harzburg 1929

— : Das Fasten nach den Jungborn-Grundsätzen und das Morgenfasten, Jungborn-Verlag, Bad Harzburg 1922

Lindner, Georg: Die Fastenkur, Verlag Karl Neuwihler, Bad Wörishofen 1921

— : Die Elitekur für Ungeheilte, im Selbstverlag, München 1928

Kapferer, Richard: Fastenkuren – Wunderkuren, Verlag Fr. Paul Lorenz, Freiburg i. Br. 1922

Mayer, A.: Hungerkuren – Wunderkuren, Verlag Julius Werner, Leipzig

Möller, Siegfried: Das Fasten als Heil- und Verjüngungsmittel

— : Ernährungskuren und ihre *Erfolge?* Verlag Akademische Buchhandlung R. Max Lippold, Leipzig 1918

Morgulis, Sergius: Hunger und Unterernährung, Verlag J. Springer, Berlin 1923
Pezold, Fritz: Die wunderwirkende Fastenkur, Falken-Verlag, Berlin-Schildow
Riedlin, G.: Fastenkuren und Lebenskraft, Verlag Fr. Paul Lorenz. Freiburg i. Br.
— : Fasten als Heilmittel
— : Die große Useputzete, Verlag Johannes Baum, Pfullingen/Württ.
Saller, K.: Stoffwechseluntersuchungen an Fastenpatienten, Hippokrates 1940, Heft 48/49
— : Über die Körpertemperatur beim Fasten, Hippokrates 1939, Heft 37
Scheele, Helmut: Das Heilfasten in elektrokardiographischer Kontrolle. Zur biologischen Therapie der Herzkrankheiten. Die Heilkunst 1951, Heft 1
Schenck, E. G., und *Bentz, W.:* Durst- und Fastenkuren, Hippokrates-Verlag, Stuttgart 1940
— und *Meyer, H. E.:* Das Fasten, Hippokrates-Verlag, Stuttgart 1938
Schümmer, Johannes: Die altchristliche Fastenpraxis, Verlag Aschendorffsche Verlagsbuchhandlung, Münster i. W. 1933
Segesser, Friedrich v.: Die Hungerkuren, Verlag Holze und Pahl, Dresden 1914
— : Das Fasten als Heilmethode, 3. Aufl., Verlag Emil Pahl, Dresden 1928
Stahn, H. O.: Der Einfluß von Fastenkuren auf die Blutkörperchen-Senkungsgeschwindigkeit, das Blutbild, den Blutzucker und den Reststickstoff, Hippokrates 1938, Heft 41
— : Fasten, Rödermethode und Fokalinfektion, Hippokrates 1938, S. 257
— : Zur Entstehung organischer Befunde auf seelischer Grundlage, Hippokrates 1938, Heft 20
— : Studien zum Fastenproblem, Ztschr. für ärztl. Fortbildung 1938, S. 605
— : Über Fastenkuren und ihre klinischen Ergebnisse, Die technische Assistentin 1940, Heft 2

Nachtrag zum Literaturverzeichnis

Becker, V.: Pathologie der Fettsucht, Ärztl. Prax. 68/68
Buchinger, O., jun.: Das Verhalten des Herzens im Fasten, Vortrag vor Zentr. Verb. d. Ärzte f. Naturheilverfahren vom 19. 3. 1959 in Pyrmont
— : Herdgeschehen, Fastenkur und Homöopathie, Vortrag vor Deutschen Zentralverein Homöop. Ärzte v. 28. 8. 61
— : Geistige Vertiefung und relig. Verwirklichung durch Fasten, Turm-Verlag, Bietigheim 1967
— : Das Heilende Fasten. ML-Verlag, Hamburg 1961
— : Über Moderne Fastenkuren. Turm-Verlag, Bietigheim 1970, ein Kongreßvortrag, in sechs Sprachen übersetzt
Fahrner, H.: Indikation und Gegenindikation der Fastentherapie bei Coronarsklerose, Therapie-Woche 6, 20, 240 (1970)
Heun, E.: Zur Anthropologie des Fastens, Thorrad.-Ther. 11/61
— : Regenerationsprobl. i. Spiegel v. Hungern und Fasten i. Diaita 2/59
— : Instinkt und Ernährung, Thorrad.-Ther. 1/62
— : Hungern und Fasten in Die Medizinische 16/59 S. 804 f
— : Nahrungsenthaltung b. d. Naturvölkern, Thorrad.-Ther. 2/6

Heyden-Stucky in Schweizer. Med. Wschr. 9/67 S. 78 ref. Selecta 13/6
Ivànyi, I.: Fettsucht, Ärztl. Prax. 61/68
Lützner, H.: Heilfasten gegen Infarktgefährdung, Phys. Med. u. Rehab. 5/1969
— : Übergewicht und Saluretika, Ärztl. Prax. 46/69
Müller-Seydlitz u. a.: Untersuchungen über die Substratversorgung des menschl. Herzens in Abhängigkeit von der Nahrungsaufnahme, Materia Medica Nordm. 22/5 vom Mai 1970

Veröffentlichungen aus der II. Med. Universitäts- u. Poliklinik Hamburg-Eppendorf

Baumann, J., H. Jungmann, K. D. Voigt: Der Einfluß systemat. Nahrungskarenz und -zufuhr auf die 17-OH-Corticosteroidausscheidung von Normalpersonen. Klin. Wschr. 44/66
Blümel, P. M., H. Jungmann: Untersuchungen über Blutveränderungen bei absoluter Nahrungskarenz (Fasten) kombiniert mit Übungstherapie, Med. Welt 20/1969
Blümel, P. M.: Blutgerinnungsstudien bei freiwilliger, befristeter absoluter Nahrungskarenz, Dissertation 1968
Buchwald, K. P.: Kreislaufveränderungen bei absoluter Nahrungskarenz, Dissertation Hamburg 1968
Gadermann, E., H. Jungmann: Der Kreislauf bei freiwilliger befristeter Nahrungskarenz und bei Anorexia nervosa, Med. Klinik 61/1966
Jungmann, H., E. Gadermann: Unschädliches Fasten. Frankf. Allg. Zeitung v. 17. 12. 1969
Kretzer, D.: Empirische Untersuchung einzelner Persönlichkeitsmerkmale im Verlaufe einer Fastenkur, Dissertation 1968
Koch, G.: Das Verhalten des Blutzuckers und der Ketonkörper bei absoluter Nahrungskarenz, Dissertation 1968
Roederer, J.: Untersuchungen über den Einfluß der befristeten absoluten Nahrungskarenz auf das Arteriensystem, Dissertation 1968
Schürmann, G., D. Osterwald: Untersuchungen zur orthostatischen Kreislaufregulation bei absoluter Nahrungskarenz, Dissertation 1969
Voigt, K. D., M. Apostolakis, H. Jungmann: Stoffwechsel- und Kreislaufstudien bei absoluter Nahrungskarenz, Klin. Wschr. 45/6
Voigt, K. D., M. Apostolakis: Einfluß einer 20tägigen Nahrungskarenz auf Substrate des Kohlenhydrat- und Fettstoffwechsel und auf Enzymaktivitäten im Blut, Klin. Wschr. 47/69
Willig, R. P.: Der Einfluß freiwilliger absoluter Nahrungskarenz auf die körperliche Leistungsfähigkeit, Dissertation 1968

Namenverzeichnis